Gesundheitsverhalten bei vererbbarem Darmkrebs HNPCC
(Hereditary Non-Polyposis Colorectal Cancer)

BEITRÄGE ZUR SOZIALPSYCHOLOGIE

Herausgegeben von
Helmut E. Lück und Rudolf Miller

Band 8

PETER LANG
Frankfurt am Main · Berlin · Bern · Bruxelles · New York · Oxford · Wien

Sybille Höwer

Gesundheitsverhalten bei vererbbarem Darmkrebs HNPCC (Hereditary Non-Polyposis Colorectal Cancer)

Unter besonderer Berücksichtigung
von Kontroll- und Kompetenzüberzeugungen

Eine sozialpsychologische Studie im Rahmen
des von der Deutschen Krebshilfe geförderten
Forschungsprojekts „Familiärer Darmkrebs"

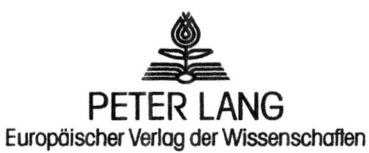

PETER LANG
Europäischer Verlag der Wissenschaften

Bibliografische Information Der Deutschen Bibliothek
Die Deutsche Bibliothek verzeichnet diese Publikation in der
Deutschen Nationalbibliografie; detaillierte bibliografische
Daten sind im Internet über <http://dnb.ddb.de> abrufbar.

Zugl.: Hagen, FernUniv., Diss., 2005

D 708
ISSN 1436-1868
ISBN 3-631-53862-6

© Peter Lang GmbH
Europäischer Verlag der Wissenschaften
Frankfurt am Main 2005
Alle Rechte vorbehalten.

Das Werk einschließlich aller seiner Teile ist urheberrechtlich
geschützt. Jede Verwertung außerhalb der engen Grenzen des
Urheberrechtsgesetzes ist ohne Zustimmung des Verlages
unzulässig und strafbar. Das gilt insbesondere für
Vervielfältigungen, Übersetzungen, Mikroverfilmungen und die
Einspeicherung und Verarbeitung in elektronischen Systemen.

www.peterlang.de

Vorwort des Herausgebers

Frau Höwer legt eine Arbeit vor, in die ihre Erfahrungen einfließen, die sie als Psychologin am Universitätsklinikum Düsseldorf bei der Betreuung und wissenschaftlichen Begleitung von Personen gesammelt hat, die sich für eine klinisch/humangenetische Beratung bei vererbbarem Darmkrebs interessieren. Im Mittelpunkt der Studie steht die Frage, ob und in welchem Umfang ein Beratungsgespräch das Gesundheitsverhalten derjenigen Patienten verändern kann, die aufgrund der umfassenden Untersuchungen zu einer Hochrisikofamilie zählen. HNPCC ist lebensbedrohlich mit tödlichem Ausgang, wenn nicht rechtzeitig dagegen gehandelt wird. Die Untersuchung gewinnt ihren Stellenwert dadurch, dass es bisher kaum vergleichbare empirische Studien gibt. Bisher publizierte Arbeiten untersuchen aus medizinischer Sicht überwiegend Aspekte der genetischen Veranlagung dieser Erkrankung oder aus psychologischer Sicht die Bewältigungsstrategien betroffener Patienten.

Die vorliegende Arbeit hat auf eine theoretisch anspruchsvolle und methodisch kompetente Weise am Beispiel des Umgangs mit Ratsuchenden bei vererbbarem Darmkrebs (HNPCC) die nach wie vor fehlende Verzahnung von schulmedizinischer Praxis und psychologischen Erkenntnissen herausgearbeitet. Die Ergebnisse verdeutlichen: nur die Berücksichtigung intrapsychischer und sozialer Bedingungsfaktoren kann dazu führen, dass medizinisch-naturwissenschaftliches Wissen den Ratsuchenden „erreicht", ins Bewusstsein eindringt und letztlich handlungsrelevant wird. Aus diesem Grund wird ein plausibles Modell der Vorsorge- und Früherkennung entworfen, um unter Einbezug der selbstbezogenen Kognitionen Kontroll- und Kompetenzüberzeugung eine höhere Praxisrelevanz zu erreichen. Wirkelemente dieses Modells sind das verhaltenstheoretisch orientierte Beratungsgespräch als interdisziplinäre Gesundheitsberatung, der Ratsuchende sowie dessen Selbstwirksamkeit. Im Sinne der Salutogenese wird ein Handlungsmodell für Gesundheitsverhalten entworfen, das sowohl bereits erkrankte als auch gesunde Menschen berücksichtigt und sich von der vorherrschenden pathogenetischen Tradition abhebt. „Was nicht richtig verstanden wird, kann auch nicht adäquat weitergeleitet werden". D.h., möglicher Weise liegen die Hemmfaktoren für eine optimale Wirkung der herkömmlichen Beratung nicht nur in den Handlungsmustern und Kontrollkompetenzen der Individuen, sondern auch in der Art der medizinischen Beratung. Bei dem herkömmlichen Beratungsmodell wird in der Regel davon ausgegangen, dass das Wissen um das erhöhte Risiko dazu führt, dass die Ratsuchenden alles unternehmen, das Risiko zu mindern. Diese zum Teil fehlerhafte Grundannahme einer dem Individuum innewohnenden Rationalität lässt den Ratsuchenden nach der Beratung dann mit seinen emotional bedingten Handlungsbarrieren allein.

Der von Frau Höwer zitierte und von Medizinern offenbar häufig verwendete Satz „Sie brauchen keine Angst zu haben" verschärft daher eher die Angstsituation der Ratsuchenden und dient eben genau nicht der Stärkung individueller Ressourcen.

Rudolf Miller
Hagen, im April 2005

Inhaltsverzeichnis

1	Einleitung	15
1.1	Gegenstand und Ziel der Studie	17
2	Familiärer Darmkrebs – HNPCC (Hereditary Non-Polyposis Colorectal Cancer)	19
2.1	Das Krankheitsbild HNPCC	19
2.2	Genetische Grundlagen von HNPCC und ihre Folgen	20
3	Gesundheit als Forschungsthema	22
3.1	Gesundheitspsychologie	22
3.1.1	Prävention und Gesundheitsförderung	24
3.2	Gesundheit – ein schillernder Begriff	27
3.2.1	Das Modell der Salutogenese	35
3.2.2	Subjektive Theorien über Gesundheit	40
3.2.2.1	Gesundheitsbewusstsein	41
3.2.2.2	Soziale Repräsentationen von Gesundheitsvorstellungen	43
4	Gesundheitsverhalten – allgemeine Aspekte	45
4.1	Gesundheitsbezogene Kognitionen	45
4.1.1	Risikowahrnehmung	45
4.1.2	Kontrollüberzeugungen	47
4.1.3	Kompetenzüberzeugungen – Selbstwirksamkeit	48
4.2	Gesundheitsverhalten – theoretische Hintergründe	50
4.2.1	Handlungstheoretische Erklärungsansätze	55
4.3	Modelle des Gesundheitsverhaltens	59
4.3.1	Modelle der Analyse und Vorhersage von Gesundheitsverhalten	59
4.3.1.1	Modell gesundheitlicher Überzeugungen – Health Belief Model	59
4.3.2	Modelle der Veränderung von Gesundheits- und Risikoverhalten	62
4.3.2.1	Intentionsmodelle	62
4.3.2.1.1	Theorie der Handlungsveranlassung – Theory of Reasoned Action	63
4.3.2.1.2	Theorie des geplanten Verhaltens – Theory of Planned Behavior	65
4.3.2.2	Prozessmodelle	67
4.3.2.2.1	Theorie der Schutzmotivation – Protection Motivation Theory	67
4.3.2.2.2	Sozial-kognitives Prozessmodell gesundheitlichen Handelns	70
4.4	Gesundheitsverhalten bei familiärem Darmkrebs (HNPCC)	74
4.4.1	HNPCC-Beratungsgespräch als Gesundheitsberatung	75
4.4.2	Vorsorge- und Früherkennungsmaßnahmen bei HNPCC	76
4.4.2.1	Modell der Vorsorge und Früherkennung bei HNPCC	77

5		Handlungstheoretisches Partialmodell der Persönlichkeit	80
5.1		Handlungstheoretische Aspekte	81
5.1.1		Erwartungs-wert-theoretische Aspekte	81
5.2		Persönlichkeitspsychologische Aspekte	82
5.3		Differenziertes Erwartungs-Wert-Modell	85
5.3.1		Kontrollüberzeugungen	89
5.3.2		Selbstkonzept eigener Fähigkeiten	91
6		Zusammenfassung	93
7		Untersuchungsziel	98
7.1		Leitfragen	98
7.2		Methoden	99
7.2.1		Instrumente	100
7.2.1.1		Patientenbogen- PAT	100
7.2.1.2		Fragebogen zum Vorsorge- und Früherkennungsverhalten – FVF	101
7.2.1.3		Fragebogen zu Kompetenz- und Kontrollüberzeugungen – FKK	101
7.3		Beschreibung der Stichprobe	106
7.4		Untersuchungsdesign	108
8		Ergebnisse	109
8.1		Vorsorge und Früherkennung	109
8.1.1		Vorsorge und Früherkennung vor Beratung	110
8.1.2		Vorsorge und Früherkennung nach Beratung	111
8.1.3		Analyse des FVF	112
8.1.4		Zusammenfassung und Interpretation	117
8.2		Einfluss der Beratung	119
8.2.1		Veränderung des Vorsorge- und Früherkennungsverhaltens	119
8.2.2		Gesundheitsbezogene Veränderungen	120
8.2.3		Zusammenfassung und Interpretation	122
8.2.4		Gründe für und gegen Vorsorge- und Früherkennungsmaßnahmen	123
8.2.4.1		Interpretation	124
8.3		Einfluss von Kompetenz- und Kontrollüberzeugungen	124
8.3.1		Vergleich der Patienten und Risikopersonen mit der Normierungsstichprobe zum Messzeitpunkt t1	124
8.3.2		Kompetenz- und Kontrollüberzeugungen der Stichprobe zum Messzeitpunkt t1	128
8.3.3		Vergleich der Patienten und Risikopersonen mit der Normierungsstichprobe zum Messzeitpunkt t2	129
8.3.4		Kompetenz- und Kontrollüberzeugungen der Stichprobe zum Messzeitpunkt t2	131
8.3.5		FKK-Skalen und FVF	132

8.3.6	Vergleich der Kompetenz- und Kontrollüberzeugungen von Messzeitpunkt t1 und t2	134
8.3.7	Zusammenhänge zwischen Kompetenz- und Kontrollüberzeugungen und Vorsorge- und Früherkennungsverhalten	135
8.3.8	Zusammenfassung und Interpretation	139
8.4	Dropout-Analyse	141
8.4.1	Soziodemographische Merkmale	143
8.4.2	Subjektive Einschätzung der körperlichen, seelischen und sozialen Beeinträchtigung	143
8.4.3	Medikamenteneinnahme, Arztbesuche und Krankenhausaufenthalte	145
8.4.4	Vergleich der Kompetenz- und Kontrollüberzeugungen der Dropout-Gruppe mit der Normierungsstichprobe zum Messzeitpunkt t1	146
8.4.5	Kompetenz- und Kontrollüberzeugungen der Dropout-Gruppe	148
8.4.6	Vergleich der Kompetenz- und Kontrollüberzeugungen der Teilnehmer- und Dropout-Gruppe	149
8.4.7	Zusammenfassung und Interpretation	152
9	Zusammenfassung, Diskussion und Ausblick	154
9.1	Zusammenfassung	154
9.2	Kritische Reflexion der Methodik	157
9.2.1	Kritische Anmerkungen zum Fragebogen zum Vorsorge- und Früherkennungsverhalten (FVF)	158
9.2.2	Kritische Anmerkungen zum Fragebogen zu Kompetenz- und Kontrollüberzeugungen (FKK)	158
9.2.3	Kritische Anmerkungen zur Stichprobe	159
9.2.4	Kritische Anmerkungen zum Untersuchungsdesign	160
9.3	Bezug zu den in Kapitel 3 bis 5 vorgestellten Theorien und Modellen	161
9.4	Empfehlungen für die humangenetisch/klinische Beratung	163
10	Literatur	167
11	Anhang: Items der vier Primärskalen des FKK	175

Verzeichnis der Abbildungen und Tabellen

Abbildungen

Abb. 1	Modell gesundheitlicher Überzeugungen	61
Abb. 2	Theory of reasoned action	63
Abb. 3	Theory of planned behavior	66
Abb. 4	Theorie der Schutzmotivation	68
Abb. 5	Das sozial-kognitive Prozessmodell gesundheitlichen Handelns	71
Abb. 6	Modell der Vorsorge und Früherkennung bei HNPCC	78
Abb. 7	Handlungstheoretisches Partialmodell der Persönlichkeit	80
Abb. 8	Differenziertes Erwartungs-Wert-Modell	86
Abb. 9	Differenziertes Erwartungs-Wert-Modell mit zugeordneten persönlichkeitspsychologischen Konstrukten	88
Abb. 10	Untersuchungsdesign	108
Abb. 11	Darstellung des FVF nach Häufigkeiten der Antworten in Prozenten	109
Abb. 12	FVF – Vergleich Patienten und Risikopersonen	110
Abb. 13	FVF – Vergleich Patienten und Risikopersonen vor Beratung	111
Abb. 14	FVF – Vergleich Patienten und Risikopersonen nach Beratung (1)	112
Abb. 15	FVF – Vergleich Patienten und Risikopersonen nach Beratung (2)	120
Abb. 16	T-Werte der FKK-Skalen zum Messzeitpunkt t1	125
Abb. 17	T-Werte der FKK-Skalen zum Messzeitpunkt t2	129
Abb. 18	T-Werte der FKK-Skalen zum Messzeitpunkt t1	146

Tabellen

Tab. 1	Vorsorge- und Früherkennungsprogramm bei HNPCC	77
Tab. 2	Interpretationen der FKK-Skalen	104
Tab. 3	Soziodemographische Merkmale der Patienten	106
Tab. 4	Soziodemographische Merkmale der Risikopersonen	107
Tab. 5	SPSS-Ausdruck: Klassifizierungstabelle	113
Tab. 6	SPSS-Ausdruck: binäre logistische Regression – Variablen: FVF_Arzt, FVF_Medi, Fam_Bela	113
Tab. 7	SPSS-Ausdruck: Klassifizierungstabelle	114
Tab. 8	SPSS-Ausdruck: binäre logistische Regression – Variablen: FVF_Arzt, FVF_Medi, Fam_Bela, Alter und Geschlecht	114
Tab. 9	SPSS-Ausdruck: Klassifizierungstabelle	114
Tab. 10	SPSS-Ausdruck: binäre logistische Regression – Variablen: A_U_Haus, A_Kolosk, A_Ent_Po, A_Ultra, A_Urin, A_Spezi vor Beratung	115
Tab. 11	SPSS-Ausdruck: Klassifizierungstabelle	115

Tab. 12	SPSS-Ausdruck: binäre logistische Regression – Variablen: A_U_Haus, A_Kolosk, A_Ent_Po, A_Ultra, A_Urin, A_Spezi vor Beratung, Alter und Geschlecht	116
Tab. 13	SPSS-Ausdruck: Klassifizierungstabelle	116
Tab. 14	SPSS-Ausdruck: binäre logistische Regression – Variablen: B_U_Haus, B_Kolosk, B_Ent_Po, B_Ultra, B_Urin, B_Spezi nach Beratung	116
Tab. 15	SPSS-Ausdruck: Klassifizierungstabelle	117
Tab. 16	SPSS-Ausdruck: binäre logistische Regression – Variablen: B_U_Haus, B_Kolosk, B_Ent_Po, B_Ultra, B_Urin, B_Spezi nach Beratung, Alter und Geschlecht	117
Tab. 17	SPSS-Ausdruck: Mittelwerte für die Anzahl der Untersuchungen vor und nach Beratung	119
Tab. 18	SPSS-Ausdruck: Multivariate Tests	120
Tab. 19	SPSS-Ausdruck: Gesamtscore der Veränderungen durch Beratung	121
Tab. 20	SPSS-Ausdruck: Kreuztabelle Status * Gesamtscore-Veränderung	121
Tab. 21	SPSS-Ausdruck: Mittelwerte der Gesamtscore-Veränderung für Rp und Pat getrennt	122
Tab. 22	Skalenmittelwerte der Normierungsstichprobe	126
Tab. 23	SPSS-Ausdruck: Mittelwerte - Gruppenstatistik, FKK-Skalen zu t1	126
Tab. 24	T-Test mit der Risikopersonengruppe mit entsprechenden Testwerten der Normierungsstichprobe zu t1	127
Tab. 25	T-Test mit der Patientengruppe mit entsprechenden Testwerten der Normierungsstichprobe zu t1	127
Tab. 26	SPSS-Ausdruck: T-Test bei unabhängigen Stichproben, FKK-Skalen zu t1	128
Tab. 27	SPSS-Ausdruck: Mittelwerte – Gruppenstatistik, FKK-Skalen zu t2	130
Tab. 28	T-Test mit der Risikopersonengruppe mit entsprechenden Testwerten der Normierungsstichprobe zu t2	130
Tab. 29	T-Test mit der Patientengruppe mit entsprechenden Testwerten der Normierungsstichprobe zu t2	131
Tab. 30	SPSS-Ausdruck: T-Test bei unabhängigen Stichproben, FKK-Skalen zu t2	131
Tab. 31	SPSS-Ausdruck: T-Test bei gepaarten Stichproben/Patienten, FKK-Skalen zu t1 und t2	134
Tab. 32	SPSS-Ausdruck: T-Test bei gepaarten Stichproben/Risikopersonen, FKK-Skalen zu t1 und t2	134
Tab. 33	Korrelation: Anzahl der Untersuchungen vor und nach Beratung; FKK-Skalen zu t1	136
Tab. 34	Vergleich Mittelwerte FKK-Skalen mit Anzahl der Untersuchungen vor und nach Beratung zu t1	137

Tab. 35	Korrelation: Gesamtscore Anzahl der Untersuchungen vor Beratung, FKK-Skalen zu t2	138
Tab. 36	Vergleich Mittelwerte FKK-Skalen mit Gesamtscore der Veränderungen und mit Anzahl der Untersuchungen vor und nach Beratung zu t2	139
Tab. 37	Soziodemographische Merkmale der Patienten/n.teilg.	142
Tab. 38	Soziodemographische Merkmale der Risikopersonen/n.teilg.	142
Tab. 39	Subjektive Einschätzung der körperlichen, seelischen und sozialen Beeinträchtigung	143
Tab. 40	Subjektive Einschätzung der Patienten	144
Tab. 41	Subjektive Einschätzung der Risikopersonen	145
Tab. 42	SPSS-Ausdruck: Mittelwerte – Gruppenstatistik, FKK-Skalen zu t1	147
Tab. 43	T-Test mit der Risikopersonengruppe/n.teilg. mit entsprechenden Testwerten der Normierungsstichprobe zu t1	148
Tab. 44	T-Test mit der Patientengruppe/n.teilg. mit entsprechenden Testwerten der Normierungsstichprobe zu t1	148
Tab. 45	SPSS-Ausdruck: T-Test bei unabhängigen Stichproben, FKK-Skalen zu t1	149
Tab. 46	SPSS-Ausdruck: Gruppenstatistik – Mittelwerte, FKK-Skalen für Risikopersonen der Teilnehmer- und Dropout-Gruppe zu t1	150
Tab. 47	SPSS-Ausdruck: T-Test bei unabhängigen Stichproben, FKK-Skalen für Risikopersonen der Teilnehmer- und Dropout-Gruppe	150
Tab. 48	SPSS-Ausdruck: Gruppenstatistik – Mittelwerte, FKK-Skalen für Patienten der Teilnehmer- und Dropout-Gruppe zu t1	151
Tab. 49	SPSS-Ausdruck: T-Test bei unabhängigen Stichproben, FKK-Skalen für Patienten der Teilnehmer – und Dropout-Gruppe zu t1	151

1 Einleitung

Im Rahmen des Forschungsprojektes „Familiärer Darmkrebs" (HNPCC – Hereditary Non-Polyposis Colorectal Cancer), das seit 1999 bundesweit in fünf Zentren/Universitätskliniken von der Deutschen Krebshilfe gefördert wird, besteht meine Aufgabe als Psychologin am Universitätsklinikum Düsseldorf darin, diejenigen Personen zu betreuen und wissenschaftlich zu begleiten, die sich für eine klinisch/humangenetische Beratung hinsichtlich vererbbaren Darmkrebs interessieren und sich zu einem Beratungsgespräch anmelden. Ein zentraler Aspekt dieses Projektes stellt dieses Beratungsgespräch dar, das als eine Form der Gesundheitsberatung mit drei Fachdisziplinen (Chirurgie, Humangenetik und Psychologie/Psychosomatik) betrachtet werden kann. Die Ratsuchenden melden sich telefonisch an und bekommen einen Termin, zu dem sie alleine oder aber auch mit ihren Partnern, Familienangehörigen etc. kommen können. Die Gründe für das Aufsuchen der Beratung liegen zum einen bei niedergelassenen Hausärzten, die über diese Erkrankung Bescheid wissen, zum anderen bei den Medien wie z.B. Tagespresse und Internet, die regelmäßig über diese Institution informieren. Aber auch die Ratsuchenden selbst, die durch die Häufung von Krebserkrankungen in ihrer Familie besorgt sind, suchen aus eigener Initiative die Beratungssprechstunde auf.
Die Bezeichnung HNPCC – vererbbarer nicht-polypöser Dickdarmkrebs – ist etwas irreführend. Eigentlich stimmt nur der Begriff „vererbbar". HNPCC entsteht auch aus Polypen, ihre Anzahl ist jedoch begrenzt im Gegensatz zu einer anderen Darmerkrankung, der Familiären Adenomatösen Polyposis (FAP), die durch eine Unmenge von Polypen, einem sogenannten Polypenrasen gekennzeichnet ist. Des weiteren handelt es sich bei HNPCC um ein Syndrom, das zwar hauptsächlich den Dickdarm, aber bei Frauen auch die Gebärmutter befallen kann. Andere assoziierte Organe wie Magen, Harnwege, Dünndarm etc. können ebenfalls, allerdings zu einem niedrigeren Prozentsatz betroffen sein. Das HNPCC-Syndrom bezieht sich demzufolge auf eine Reihe ganz bestimmter Organe. Dies ist deswegen von Bedeutung, weil viele Ratsuchende sich für die Beratung anmelden wollen, da in ihren Familien vermehrt Krebserkrankungen vorgekommen sind, die jedoch bei näherer Betrachtung nicht zu diesem HNPCC-Syndrom zählen. Dieser Tatbestand ist dadurch zu erklären, dass für Laien Krebs gleich Krebs ist.
In dem Beratungsgespräch erfahren die Ratsuchenden, ob sie zu einer Hochrisikofamilie für familiären Darmkrebs gehören oder ob ihr Risiko dem der Normalbevölkerung entspricht. Falls sie zu einer Risikofamilie gehören, was sich anhand des Stammbaums feststellen lässt, werden sie nicht mehr als Ratsuchende, sondern als Risikopersonen bezeichnet. Voraussetzung ist jedoch, dass sie noch nicht von dieser Krankheit betroffen sind. Die meisten Patienten und Risikopersonen wissen zwar um ihr familiäres Risiko, aber nicht unbedingt um die

Folgen, die damit verbunden sind. Im Beratungsgespräch werden sie eingehend über diese Folgen informiert. Zu diesen Informationen zählen die genetischen Hintergründe mit der damit verbundenen Erkrankungswahrscheinlichkeit, die Möglichkeiten einer genetischen Testung bei Patienten bzw. einer prädiktiven Diagnostik bei Risikopersonen und die Maßnahmen, die ergriffen werden können, damit die Krebserkrankung erst gar nicht zum Ausbruch kommt oder ein weiterer Ausbruch der Krankheit verhindert werden kann. Wie bereits oben erwähnt, ist das familiäre Risiko in der Familie vielen Ratsuchenden bekannt, nicht bekannt ist jedoch der Umfang der Vorsorgeuntersuchungen. Das führt dazu, dass doch die meisten Patienten und Risikopersonen sehr überrascht sind, wenn sie erfahren, dass sie ihr ganzes Leben lang Vorsorge betreiben sollten.

Es gibt bereits eine große Anzahl von Untersuchungen im Rahmen der Brustkrebs-Forschung, die sich mit dem Aspekt der genetischen Veranlagung dieser Erkrankung, mit der Bewältigung eines positiven Testresultats, d.h. die Person ist Anlageträgerin, auseinandersetzen. Bei diesen Untersuchungen liegt der Fokus besonders auf der psychischen Befindlichkeit vor und nach der genetischen Testung, wobei Angst und Depression im Vordergrund stehen. Weitere Studien befassen sich im wesentlichen mit der Bewältigung einer solchen Erkrankung (vgl. Taylor, Lichtman & Wood, 1984; Baum, Friedman & Zakowski, 1997; Faller, 1997; Henderson & Maguire, 1998; Shaw & Bassi, 2001; Worringen & Faller, 2003; Keller & Jost, 2003) und mit dem Umgang der Vorsorge in Form der Mammographie (Schwartz et al., 1999).

Hinsichtlich des vererbbaren Darmkrebs (HNPCC) gibt es dagegen nur relativ wenig Untersuchungen, die sich entweder mit den psychosozialen Auswirkungen der Erkrankung oder der genetischen Testung auseinandersetzen (Reeve, Owens & Winship, 2000).

Dies bedeutet, dass sich auch in diesem Bereich die Forschungsarbeiten hauptsächlich auf den Umgang mit der molekulargenetischen Untersuchung und den psychologischen Auswirkungen der Untersuchungsergebnisse beschränken (vgl. Keller, 2000; Giardiello, F.M., 1997; Lerman et al., 1999). Der Grund für die Auseinandersetzung mit der molekulargenetischen Untersuchung liegt darin, dass sie erstens einen immensen Einschnitt im Leben der Betroffenen bedeuten und zweitens die Dauer einer genetischen Testung sich über einen langen Zeitraum von über einem Jahr erstrecken kann. Wie vielfach von den Betroffenen angenommen, handelt es sich bei der prädiktiven Diagnostik nicht um eine bloße Blutuntersuchung wie beim Hausarzt, bei der nach ein paar Tagen das Ergebnis vorliegt. Diese Verfahren sind technisch so aufwendig und komplex, dass eine entsprechende Zeitdauer dafür in Anspruch genommen wird. So gibt es z.B. Hochrisikofamilien, die nach drei Jahren immer noch auf ihr Testergebnis warten. In dieser Wartezeit ist es aber unbedingt notwendig, nicht erst auf das Testergebnis zu warten, sondern die empfohlenen Vorsorgeuntersuchungen sobald wie möglich durchführen zu lassen.

1.1 Gegenstand und Ziel der Studie

Meines Wissens liegt bisher keine Untersuchung vor, die sich mit der Inanspruchnahme der Vorsorge- und Früherkennungsmaßnahmen als Gesundheitsverhalten im Sinne einer Prävention beschäftigt. Wenn sich im Beratungsgespräch herausstellt, dass es sich bei den Ratsuchenden aufgrund der Konstellation des Familienstammbaums um eine Hochrisikofamilie handelt, wird diesen Familienangehörigen ein intensives Vorsorgeprogramm empfohlen, das sie umgehend in Anspruch nehmen sollten. Folglich ist von fundamentaler Bedeutung, ob diese Personen auch tatsächlich die ihnen empfohlenen Vorsorgeuntersuchungen durchführen lassen, d.h. ob sie aufgrund der Beratung ihr Gesundheitsverhalten verändern bzw. erweitern oder nicht.

Aus diesem Grund soll sich diese Studie mit dem Thema des Vorsorge- und Früherkennungsverhalten bei einer erblichen Krebserkrankung des Dickdarms befassen. Im Mittelpunkt der Arbeit steht dabei die Frage, inwieweit eine Beratung bzw. ein Beratungsgespräch das Gesundheitsverhalten verändern kann.

Da in den allgemeinen Modellen zum Gesundheitsverhalten das Konzept der Selbstwirksamkeit laut Schwarzer (1989) einen entscheidenden Faktor bei der Veränderung von Gesundheitsverhalten darstellt, soll in dieser Arbeit herausgefunden werden, ob dieses Konzept ebenfalls eine bedeutsame Rolle bei einer vererbbaren Krebserkrankung spielt.

Weil erbliche Erkrankungen im Sinne einer retrospektiven Kausalattribution internal attribuiert werden, ist es zusätzlich von Interesse, welche Auswirkungen das Konstrukt der Kontrollüberzeugungen als prospektive Attribution auf das Gesundheitsverhalten haben, obwohl laut Bengel, Strittmatter und Willmann (2001) Kontrollüberzeugungen nicht die Vorhersagekraft für Gesundheitsverhalten wie ursprünglich angenommen besitzen.

Hornung (1997) beschreibt z.B. einen Herzinfarktpatienten, der seinen Infarkt in Zusammenhang mit einer ererbten Disposition und somit die Ursache für seine Erkrankung in seiner Person sieht. Rehabilitations- und Präventionsprogramme, die ihn vor einem neuen Infarkt schützen sollen, greifen nicht, da der Patient die Ursache seiner Erkrankung genetisch bedingt, also internal attribuiert. Ob diese Einstellung auch für Patienten und Risikopersonen mit HNPCC zutrifft oder ob sie trotz der internalen Attribuierung davon überzeugt sind, selber etwas gegen diese Erkrankung tun zu können und sich nicht dem Schicksal überlassen, ist nachstehend zu hinterfragen.

Um zu klären, um was für eine Krankheit es sich bei HNPCC eigentlich handelt, soll an erster Stelle das Krankheitsbild vorgestellt werden, ebenso die damit verbundenen Probleme bezüglich genetischer Aspekte.

Wer sich wissenschaftlich mit dem Thema Gesundheit, Gesundheitsverhalten und Prävention beschäftigt, kommt nicht umhin, einige Begrifflichkeiten zu klären und entsprechende theoretischen Modelle und Konzepte zu diesem Themenbereich vorzustellen. Die theoretischen Hintergründe der beiden selbstbezogenen Kognitionen Kontroll- und Kompetenzüberzeugungen werden näher erläutert, wobei der Begriff der Kompetenzüberzeugungen bzw. -erwartungen synonym mit Selbstwirksamkeit verwendet wird.

Auf das handlungstheoretische Partialmodell der Persönlichkeit von Krampen (2000), das die Grundlage der empirischen Untersuchung in Form des Fragebogen zu Kompetenz- und Kontrollüberzeugungen bildet, wird detaillierter eingegangen. Ebenso auf einen eigens für das Gesundheitsverhalten bei HNPCC entwickelten Fragebogen, der Items zum Vorsorgeverhalten vor und nach Beratung sowie Fragen zu Ernährung, Sport etc. umfasst. Soziodemographische Daten wie Alter, Geschlecht etc. wurden durch einen sogenannten Patientenbogen erfasst.

Daran anschließend folgt der empirische Teil mit den Fragestellungen und der Vorstellung der Ergebnisse, um als Abschluss diese Ergebnisse im letzten Kapitel der Arbeit zusammenzufassen und zu diskutieren.

2 Familiärer Darmkrebs – HNPCC (Hereditary Non-Polyposis Colorectal Cancer)

2.1 Das Krankheitsbild HNPCC

Bei HNPCC handelt es sich um eine Krebserkrankung des Dickdarms und anderer assoziierter Organe (ableitende Harnwege, Dünndarm, Endometrium, Magen, Haut), die auf einem autosomal-dominanten Erbgang beruht. Die erste HNPCC-Familie wurde von Warthin im Jahre 1913 beschrieben. In den 60er Jahren berichtete Henry Lynch, nach dem das Syndrom auch benannt ist, über die weitere Krankheitsgeschichte der Familie G. (Möslein, 2001).
Im allgemeinen handelt es sich bei Darmkrebs um eine „Alterskrankheit", die nach dem 60. Lebensjahr gehäuft auftritt. Im Falle des familiären Darmkrebs liegt das Erkrankungsalter allerdings bereits vor dem 50. Lebensjahr. Die Krankheit wird zu 50% vererbt und hat eine Penetranz von 60 - 80%. D.h. eine Person, die die Anlage zu dieser Erkrankung trägt, muss nicht unweigerlich an ihr erkranken, kann sie aber trotzdem an ihre Nachkommen vererben. Alle Personen, die in einer Familie prinzipiell als Anlageträger in Frage kommen, werden als Risikopersonen bezeichnet.
Die Diagnose HNPCC wird nach eingehender Prüfung des Familienstammbaums durch die Vertreter der Humangenetik und Chirurgie aufgrund bestimmter klinischer Kriterien, den sogenannten Amsterdam- und Bethesda-Kriterien gestellt (Vasen, Watson, Mecklin & Lynch, 1999; Raedle et al., 2001):

Amsterdam-Kriterien I:
- Mindestens drei Familienangehörige mit histologisch gesichertem kolorektalem Karzinom, wobei ein Angehöriger mit den beiden anderen erstgradig verwandt sein muss; FAP (Familiäre Adenomatöse Polyposis, Polyposis coli) muss ausgeschlossen sein.
- Wenigstens zwei aufeinanderfolgende Generationen sind betroffen.
- Bei mindestens einem Patienten muss die Diagnosestellung vor dem 50. Lebensjahr erfolgen.

Amsterdam-Kriterien II (revidiert):
- Mindestens drei Familienangehörige mit histologisch gesichertem kolorektalem Karzinom oder einem Karzinom des Endometriums, Dünndarms oder Urothels (ableitende Harnwege/Nierenbecken), wobei ein Angehöriger mit den beiden anderen erstgradig verwandt sein muss; FAP muss ausgeschlossen sein.
- Wenigstens zwei aufeinanderfolgende Generationen sind betroffen.
- Bei mindestens einem Patienten Diagnosestellung vor dem 50. Lebensjahr.

Bethesda-Kriterien:
Diese Kriterien definieren den Personenkreis, deren Tumoren auf das Vorliegen einer genomischen Instabilität (Mikrosatelliten-Instabilität) untersucht werden sollen.
- Personen mit positiver Familienanamese entsprechend den Amsterdam-Kriterien I oder II.
- Personen mit synchronen oder metachronen kolorektalen Karzinomen oder HNPCC-assoziierten Tumor-Erkrankungen (Endometrium, Ovarien, Magen, Gallengang, Dünndarm, Urothel).
- Personen mit kolorektalem Karzinom und einem erstgradig Verwandten mit kolorektalem Karzinom und/oder HNPCC-assoziierter Tumorerkrankung (einer davon vor dem 45. Lebensjahr) und/oder kolorektalem Adenom vor dem 40. Lebensjahr.
- Personen mit Kolon- /oder Endometriumkarzinom vor dem 45. Lebensjahr.
- Personen mit rechtsseitigem, histologisch undifferenziertem kolorektalem Karzinom vor dem 45. Lebensjahr.
- Personen mit kolorektalem Karzinom vom Siegelring-Zell-Typ vor dem 45. Lebensjahr.
- Personen mit Adenom vor dem 40. Lebensjahr.

2.2   Genetische Grundlagen von HNPCC und ihre Folgen

Die genetischen Grundlagen für familiären Dickdarmkrebs sind heute im Kern bekannt; man hat nunmehr fünf Gene bzw. Erbanlagen gefunden, deren Veränderungen zu dieser Veranlagung führen. Bei den Genen handelt es sich um sogenannte Reparaturgene, die bei der Zellteilung Lesefehler korrigieren. Kommt es zu einer Veränderung im Erbgut, geht die Reparatureigenschaft der Zelle verloren und es kommt zu Fehlregulationen bei der Zellteilung. Bei einem Teil der Familien kann mit den heute zur Verfügung stehenden Methoden die der Erkrankung zugrunde liegende Keimbahnmutation in einem der verantwortlichen Gene identifiziert werden. Dies bietet die Möglichkeit, bei Patienten mit einem auffälligen Stammbaum und somit der Verdachtsdiagnose HNPCC dies auch molekulargenetisch durch eine Blutabnahme und –untersuchung nachzuweisen. Ist dieser Nachweis gelungen, kann den Familienangehörigen eine prädiktive Diagnostik angeboten werden, wobei allerdings nur in 30 – 70 % der Fälle eine solche Mutation nachgewiesen werden kann (Mangold, Friedl & Propping, 2001).
Ein wichtiger Aspekt ist, dass eine solche genetische Testung nur an einer bereits erkrankten Person durchgeführt werden und die Blutuntersuchung bis zu einem Jahr dauern kann.
Die prädiktive Diagnose und das Testergebnis können einen wesentlichen Einfluss auf die gesamte Lebensplanung der Risikopersonen nehmen, zumal sie

zum Zeitpunkt der Testung nicht krank sind und sich dementsprechend auch nicht krank fühlen. Ein positives Ergebnis, d.h. eine Risikoperson stellt sich als Anlageträger heraus, bedeutet nicht, wie bereits erwähnt, dass sie schon erkrankt ist oder erkranken wird. Das Risiko einer Erkrankung ist aber um ein Vielfaches erhöht, gemessen an der Erkrankungswahrscheinlichkeit einer Person aus der Normalbevölkerung, bei der keine genetische Belastung vorliegt.

Bei einem negativen Ergebnis, d.h. wenn sich bei der genetischen Testung herausstellt, dass eine nach den klinischen Kriterien als Risikoperson eingestufte Person kein Anlageträger ist, kann diese Person aus dem empfohlenen Vorsorge- und Früherkennungsprogramm entlassen werden. Ein weiteres gravierendes Problem entsteht, wenn zwar aufgrund des Familienstammbaums der Verdacht für HNPCC besteht, aber keine Person mehr zur Verfügung steht, um eine genetische Testung durchzuführen. Dies ist z.B. dann der Fall, wenn alle an Krebs erkrankten Personen bereits gestorben sind, wenn das entsprechende Gen nicht nachgewiesen werden kann oder wenn die erkrankte Person sich weigert, sich einer genetischen Untersuchung zu unterziehen. Diesen Familienangehörigen muss eine lebenslange Vorsorge empfohlen werden, da sie ohne diese Genanalyse nicht als Anlageträger bzw. Nicht-Anlageträger identifiziert werden können.

Prävention in Form von Vorsorge und Früherkennung nimmt deshalb bei dieser Erkrankung einen hohen Stellenwert ein, um die Gesundheit der Patienten und Risikopersonen nicht unnötig aufs Spiel zu setzen.

3 Gesundheit als Forschungsthema

Beschäftigt man sich wissenschaftlich mit dem Thema Gesundheit respektive Gesundheitsverhalten, bewegt man sich in einem Forschungsbereich, der explizit diese Thematik zum Gegenstand seiner wissenschaftlichen Auseinandersetzungen macht. Bei diesem Forschungsbereich handelt es sich um die Gesundheitspsychologie.

3.1 Gesundheitspsychologie

Die Gesundheitspsychologie ist eine relativ junge Disziplin, die im Jahre 1978 mit der Gründung der Division „Health Psychology" durch die American Psychological Association (APA) etabliert wurde.
Im deutschsprachigen Raum spielte die Gesundheitspsychologie bis in die Mitte der 80er Jahre eine eher untergeordnete Rolle, was sich aber in den letzten Jahren wesentlich änderte. Im Jahre 1993 erschien als Periodicum die „Zeitschrift für Gesundheitspsychologie", die entsprechende Forschungsthemen veröffentlichte. Deutschsprachige Lehrbücher zum Thema Gesundheitspsychologie kamen auf den Markt (z.B. Rüdiger, Nöldner, Haug & Kopp, 1989; Schwarzer, 1990; Schmidt & Schwenkmezger, 1992), und es bildete sich innerhalb der Deutschen Gesellschaft für Psychologen (DGP) die Fachgruppe Gesundheitspsychologie. Der Grund dafür war der Wechsel von einem rein biomedizinischen Modell innerhalb der Medizin zu einem biopsychosozialen Modell, das die Bedeutung des menschlichen Verhaltens hinsichtlich Gesundheitsförderung und -prävention sowie Krankheitsverhütung und -bewältigung hervorhob.
Allerdings weisen Stone, Cohen und Adler (1979) darauf hin, dass sich die Psychologie als Fachgebiet bereits länger als andere Sozial- und Verhaltenswissenschaften im Gesundheitswesen engagiert hat, was jedoch nirgends genau belegt ist. Aber es können drei Hauptgebiete skizziert werden, in denen Psychologen schon sehr lange tätig waren, ohne dass ihre Tätigkeit als Teil einer neuer Teildisziplin, geschweige denn als Teil der Gesundheitspsychologie verstanden wurde. Diese Tätigkeiten umfassten zum einen die Erforschung psychologischer Aspekte im Gesundheitssystem, die Anwendung von psychologischen Konzepten und Kenntnissen bei Problemen, die im Gesundheitssystem auftraten und den Unterricht für Nicht-Psychologen, die im Gesundheitssystem arbeiteten und mit psychologischen Vorgängen nicht vertraut waren.
Da die Gesundheitspsychologie als Disziplin ihren Ursprung in den USA hat, verfasste Matarazzo (1980) für den anglo-amerikanischen Sprachraum folgende Definition.

> *„Health psychology* is the aggregate of the specific educational, scientific, and professional contributions of the discipline of psychology to the promotion and maintenance of health, the prevention and treatment of illness,

and the identification of etiologic and diagnostic correlates of health, illness, and related dysfunction" (S.815, Hervorheb.i.Orig.).
Diese Definition ist deshalb von Bedeutung, weil sich eine Reihe von Gesundheitspsychologen auch im deutschen Sprachraum daran orientierten und sie übernommen haben. Allerdings konnten sich einige Autoren mit dieser Begriffsbestimmung nicht ganz einverstanden erklären und schlugen deshalb eigene Termini vor, die entweder den Themenbereich der Gesundheitspsychologie stark einschränken (vgl. Vogt, 1993) oder ihn breiter anlegen (vgl. Schwarzer, 1997).
Gesundheitspsychologie befasst sich folglich mit dem Studium der Anwendung der Theorien und Modelle der Psychologie auf Fragen der Gesundheit, einschließlich der Bereiche Prävention, Diagnostik, Therapie und Ätiologie, vor allem unter dem Aspekt gesundheitsrelevanten Verhaltens. Sie ist eine Disziplin, die insbesondere verhaltensmedizinische, medizinpsychologische, psychosomatische, sozial-, allgemein- und persönlichkeitspsychologische Dimensionen zusammenfasst und auf die Bereiche Gesundheit und Krankheit fokussiert, wobei folgende Themenbereiche die Schwerpunkte bilden (vgl. Weitkunat, Haisch & Kessler, 1997; Nöldner, 1989; Taylor, 1990):
- Gesundheitsförderung und -erhaltung,
- Krankheitsverhütung und -behandlung,
- Erfassung und Erklärung von Risikoverhaltensweisen,
- Diagnosestellung und Ursachenbestimmung von gesundheitlichen Störungen,
- Rehabilitationsmaßnahmen und -möglichkeiten und
- Verbesserung des öffentlichen Gesundheitssystems.

Gesundheitspsychologische Modelle und Konzepte bilden den Rahmen für die Erklärung von Gesundheitsverhalten im allgemeinen, von der Rolle, die Stress bei Krankheit und Krankheitsverhalten spielt, von den Vorstellungen, die die Menschen über ihre Gesundheit haben. Des weiteren bieten sie eine Erklärung für die verschiedenen Bewältigungsstrategien im Krankheitsfalle an. Diese theoretischen Konzepte und Modelle sind deshalb so bedeutsam, da sie lange Zeit in der traditionellen wie auch praktischen Medizin fehlten und immer noch nicht präsent sind. Auf diesen Umstand weist Taylor (1990) mit einem Beispiel hin: Viele Ärzte haben große Schwierigkeiten zu verstehen, warum 93 % ihrer Patienten (S. 40) bestimmte Anordnungen in Bezug auf eine medikamentöse Behandlung nicht einhalten. Hier können sozialpsychologische Modelle dieses Patientenverhalten nicht nur deuten und erklären, sondern auch Lösungen und Verbesserungen vorschlagen. Allerdings gibt es dabei einen Wermutstropfen. Effektive Gesundheitsprogramme und Interventionsmaßnahmen stellen zwar ein wichtiges Ziel der Gesundheitspsychologie dar, ihre tatsächliche Umsetzung in die Praxis wird aber durch den Kosten-Nutzen-Faktor beeinflusst.
Obwohl Deutschland „eines der besten Gesundheitssysteme der Welt" hat (Haisch, Kessler & Weikunat, 1997b, S. 15), machen sich in letzter Zeit die

Grenzen der Finanzierbarkeit bemerkbar, da das gesundheitspolitische Bild von Rationalisierungs- und Sparkonzepten geprägt wird.
Gesundheitspsychologie ist eine Disziplin, die sich mit den unterschiedlichsten Themen und Problemen hinsichtlich Gesundheit, aber auch Krankheit auseinandersetzt, wobei der Fokus jedoch auf Gesundheitsförderung und Prävention liegt. Grenzen werden gesundheitspsychologischen Programmen dadurch gesetzt, dass kein Geld zur Verfügung steht, so dass letztendlich an Präventions- und Rehabilitationsmaßnahmen gespart werden muss. Aus diesem Grund ist es besonders wichtig, dass entsprechende Studien und Forschungsvorhaben theoretische Konzepte erarbeiten und überprüfen. Dadurch wird auf die Notwendigkeit hingewiesen, diese Konzepte nicht nur an dafür eigens rekrutierten Personen anzuwenden, sondern sie für alle davon betroffenen Personen innerhalb der Gesamtbevölkerung geltend zu machen.
Im Rahmen dieser Arbeit ist besonders der Teilbereich der Gesundheitspsychologie von Bedeutung, der sich vor allen Dingen mit dem Thema der Prävention und Gesundheitsförderung auseinandersetzt. Allerdings herrscht zum Teil Uneinigkeit darüber, was unter diesem Begriff zu verstehen ist, auf welche Personengruppen er abzielt oder ob er für einen Terminus steht, der sich mit der Förderung von Gesundheit im allgemeinen auseinandersetzt.

3.1.1   Prävention und Gesundheitsförderung

Die Ottawa-Charta (1986) sieht Gesundheitsförderung als „ein sozialökologisches Gesundheits- und Präventionsmodell" (Bengel et al., S.19), wobei Gesundheit nicht als Ziel, sondern als Mittel bezeichnet wird, das Menschen in die Lage versetzen soll, ihr Leben sowohl auf individueller als auch auf sozialer Ebene positiv und selbstbestimmt zu gestalten. Dies impliziert, dass präventive Maßnahmen nicht vom professionellen medizinischen System verordnet werden, sondern dass sich die Menschen eigenverantwortlich um ihre Gesundheit kümmern und ihr Gesundheitsverhalten dementsprechend darauf ausrichten.
Laaser und Hurrelmann (1998) unterscheiden strikt zwischen den beiden Begriffen.
„*Gesundheitsförderung* bezeichnet alle vorbeugenden Aktivitäten und Maßnahmen, die die gesundheitsrelevanten Lebensbedingungen und Lebensweisen von Menschen zu beeinflussen suchen" (S. 395, Hervorheb.i.Orig.).
„*Prävention* bezeichnet alle Interventionshandlungen, die sich auf Risikogruppen mit klar erwartbaren, erkennbaren oder bereits im Ansatz eingetretenen Anzeichen von Störungen und Krankheiten richten" (S.395, Hervorheb.i.Orig.).
Folglich liegt der wesentliche Unterschied zwischen den beiden Begriffen darin, dass Gesundheitsförderung für alle Menschen, besonders für die gesunde Bevölkerung gedacht ist, wohingegen Präventionsmaßnahmen ausschließlich für Risikogruppen vorgesehen sind. Demnach ist Prävention ein Teil der Gesundheits-

förderung. Den Programmen der Gesundheitsförderung und demzufolge auch der Prävention liegen zwei theoretische Traditionen zugrunde: verhaltenstheoretische und ökologische Aspekte. Die verhaltenstheoretischen Ansätze gehen davon aus, dass Gesundheitsverhalten allein durch das Wissen und die Überzeugung beeinflusst wird, die ein Individuum über Gesundheit und die Möglichkeit einer Verhinderung von Krankheiten hat. Diesem Verhalten liegt die sozialpsychologische Theorie des intentionalen Handelns zugrunde, nach der jedes Verhalten, sei es gesundheitsschädlich oder –förderlich, auf einer vorsätzlichen Absicht beruht. Um z.B. gesundheitsförderliches Verhalten zu erreichen, gilt es, die gesundheitsschädlichen Einstellungen und Überzeugungen zu verändern. Allerdings beruht diese Theorie auf der Rationalität menschlichen Verhaltens und ist deshalb nur zum Teil realistisch, da alleinige Aufklärung und Informationen über bestimmte Krankheiten nicht ausreichen, um Einstellungen und Verhaltensweisen zu verändern. Nicht nur kognitive, sondern auch emotionale und motivationale Aspekte sind für präventives Verhalten verantwortlich.

„Die Entscheidung für eine bestimmte Verhaltensweise oder die Korrektur einer bisher gepflegten Verhaltensweise muss demnach die aktuelle individuelle Motivationslage berücksichtigen" (Laaser & Hurrelmann, 1998, S. 399).

Die ökologischen Ansätze gehen davon aus, dass eine Wechselwirkung zwischen sozialen und ökologischen Umweltfaktoren sowie körperlichen, psychischen und sozialen Gesundheitsbeeinträchtigungen bzw. den Risiko- und Schutzfaktoren und den jeweiligen individuellen Ressourcen besteht. Somit stellt diese Theorierichtung besonders die Umweltbedingungen, die für die gesundheitliche Entwicklung notwendig sind, in den Vordergrund und ergänzt demnach die verhaltenstheoretischen Ansätze.

Haisch, Weitkunat und Kessler (1997a) unterscheiden zwischen Primär- und Sekundärprävention. Unter Primärprävention verstehen sie, dass das Auftreten von Krankheiten überhaupt verhindert wird, was besonders für chronische Erkrankungen, deren Behandlung oftmals schwierig und sehr kostspielig ist, von Bedeutung ist. Primärprävention hat aber ihrer Ansicht nach so gut wie keinen Erfolg und das Risikoverhalten der Patienten wird dadurch kaum beeinflusst. Das Angebot spezieller Vorsorgeuntersuchungen (Gesundheits-Check-Up beim Hausarzt, regelmäßige Zahnkontrolle beim Zahnarzt) wird nicht wahrgenommen und viele Ärzte zeigen an dieser Form der Gesundheitsförderung kein Interesse mehr. Bei der Sekundärprävention geht es darum, eingetretene Gesundheitsgefährdungen abzubauen. Aber auch hier zeichnen sich keine besonders bemerkenswerte Erfolge ab. So wird die Non-Compliance Rate von Diabetikern, obwohl sie über ihre Erkrankung und ihr Risiko informiert, aufgeklärt und geschult wurden, von ihren Hausärzten ständig betreut werden und der Leidensdruck groß ist, auf über 90% geschätzt. Die Gründe für das oben genannte Fehlschlagen von Präventionsmaßnahmen sind in dem Umstand zu sehen, dass Präventionsprogramme allein an den Verstand der Betroffenen appellieren. „Der Risiko-

träger wird demzufolge – etwas übertrieben – als rationaler Verarbeiter von Information gesehen" (S.116).
Emotionale Faktoren des Risikoverhaltens werden vollständig vernachlässigt. Rauchen entspannt, Alkoholkonsum macht gesellig etc. Viele Präventionsprogramme nehmen zwar auf das biopsychosoziale Modell von Gesundheit Bezug, aber bei der Umsetzung in die Praxis fehlt die Einbeziehung emotionaler und sozialer Faktoren. Allerdings weisen die Autoren darauf hin, dass ein Ernstnehmen dieses Modells darauf hinauslaufen müsste, für jeden einzelnen Menschen sein eigenes biopsychosoziales Modell zu entwickeln. Die Erstellung individueller biopsychosozialer Modelle ist deshalb von fundamentaler Bedeutung, da erst die Kenntnis über die individuellen Schranken hinsichtlich gesundheitsbezogenen Verhaltens dazu führt, dass langfristig Präventionsprogramme Erfolg haben können. „...daß also *individuelle biopsychosoziale Modelle gesundheitsriskanten Verhaltens* zu erstellen sind, bevor man erfolgreich Prävention betreiben kann" (S.116, Hervorheb.i.Orig.).
Dies hat natürlich zur Folge, dass auch bei bevölkerungsbezogenen Interventionen erst die biologischen, psychologischen und sozialen Faktoren gemeinsam mit den Patienten erörtert werden müssen. In der Praxis sieht es allerdings so aus, dass Präventionsmaßnahmen sich immer noch am Risikofaktorenmodell, das in den 50er Jahren zur Erforschung koronarer Herzerkrankungen entwickelt wurde, orientieren (Bengel et al., 2001). Das heißt, es wurde über die verschiedenen Risikofaktoren wie Rauchen, Bewegungsmangel, Übergewicht etc. informiert, ein dringlicher Appell zur Vermeidung dieser Risikofaktoren in Form von bildlichen Darstellungen von Raucherbeinen, Lungenkrebs etc. gerichtet und gehofft, dadurch eine entsprechende Verhaltensänderung zu erzielen. Die Praxis hat aber gezeigt, dass selbst abschreckende Bilder keinerlei bzw. nur einen kurzzeitigen Effekt auf das Raucherverhalten haben.
Bei Krebserkrankungen kommt der Prävention eine besondere Rolle zu. Krebserkrankungen sind in den entwickelten Industrienationen nach den Herz-Kreislauf-Erkrankungen die zweithäufigste Todesursache. Allen Krebserkrankungen ist gemeinsam, dass sie durch ein unkontrolliertes Zellwachstum gekennzeichnet sind, wobei sich die malignen Zellen mittels Blutbahn oder Lymphsystem über den ganzen Körper in andere Organe verbreiten und dort Metastasen bilden können. Krebserkrankungen hat es schon immer gegeben. Genauere Daten standen aber erst zur Verfügung, als die medizinische Diagnostik sich als zuverlässig entwickelte und die medizinische Epidemiologie in der Lage war, die notwendige Datengrundlage zu schaffen (Schwarzer, 1996).
„Mit dem Anstieg der allgemeinen Lebenserwartung stieg in den entwickelten Industrienationen die Krebsmortalität von der neunten auf die zweithäufigste Todesursache an" (Maschewsky-Schneider, 1997, S. 303).
Inzwischen sind viele Risikofaktoren für bestimmte Krebserkrankungen bekannt, wie z.B. Rauchen, Alkohol und falsche Ernährung. Studien haben erge-

ben, dass mindestens ein Viertel aller Krebserkrankungen durch entsprechende Vorsorge- und Früherkennungsmaßnahmen rechtzeitig erkannt und verhindert werden kann. In den vergangenen Jahren wurden in Deutschland zwar Präventionsprogramme für Herz-Kreislauf-Erkrankungen entwickelt, in Bezug auf Krebserkrankungen hinkt Deutschland hinter der internationalen Entwicklung zurück.

Seit den 80er Jahre wird vermehrt nach den Ursachen von Krebserkrankungen geforscht, es gibt Studien zur Ernährung, zur Chemoprävention und seit kurzem die Suche nach genetischen Markern zur Früherkennung von Krankheitsrisiken.

Die Bekämpfung der Krebserkrankung besteht in erster Linie in der Primärprävention (siehe oben), der Früherkennung und der Verbesserung von diagnostischen und therapeutischen Verfahren. Allerdings führen Früherkennungsmaßnahmen zu einem scheinbaren Ansteigen der Morbiditätsrate, da mehr Erkrankungen zu einem früheren Zeitpunkt entdeckt werden (Maschewsky-Schneider, 1997).

Bei Krebserkrankungen spielt demzufolge auf der einen Seite die Primärprävention für Risikopersonen eine Rolle, insofern dass es bei dieser Personengruppe erst gar nicht zum Ausbruch einer Krebserkrankung kommt. Auf der anderen Seite sollen Maßnahmen einer Sekundärprävention bei bereits Erkrankten verhindern, dass die Krebserkrankung weiter fortschreitet bzw. in Form eines Rezidivs erneut ausbricht. Für die Risikopersonen bedeuten entsprechende Präventionsprogramme eine reine Vorsorge, wohingegen man im Falle der bereits an Krebs Erkrankten von Nachsorge spricht. Diese Nachsorge ist für die meisten Krebserkrankungen nach Ablauf von fünf Jahren abgeschlossen. Der Patient gilt als geheilt, wenn es in der Zwischenzeit zu keinen Rezidiven gekommen ist.

Bevor jedoch auf diese Thematik detaillierter eingegangen und dargestellt wird, was Prävention im Falle von HNPCC bedeutet, ist es wichtig, zuallererst die Frage nach der Bedeutung von Gesundheit im allgemeinen zu stellen. Was verstehen Menschen in ihrem Alltag darunter und wie geht die Wissenschaft mit diesem Begriff um, um forschungsmethodisch dieses Thema bearbeiten zu können?

3.2 Gesundheit – ein schillernder Begriff

Im Alltag werden wir tagtäglich mit dem Begriff Gesundheit konfrontiert. Wir müssen permanent etwas für unsere Gesundheit tun. Dinge, die uns gut tun und die wir eventuell gerne machen, sind aber nicht unbedingt gesundheitsförderlich. Eine wichtige Rolle bei diesem Thema übernehmen die Medien, die uns mit Berichten und Sendungen zu Gesundheitsthemen bombardieren, wie z.B. die Sendung „Rundum gesund", ein Magazin, das wöchentlich im WDR ausgestrahlt wird. Es stellt sich die Frage, was Gesundheit eigentlich bedeutet, wann man sich gesund fühlt und ob Gesundheit ein Zustand ist, den jedermann ohne weiteres erreichen kann. Des weiteren ist von Bedeutung, ob man den Begriff Gesundheit, um damit wissenschaftlich arbeiten zu können, angemessen operationalisieren kann.

Nach seinen etymologischen Ursprüngen bedeutet der Begriff Gesundheit „mächtig und stark".

Bereits im Jahre 1941 beschäftigte sich der berühmte Medizinhistoriker Henry Sigerist mit dem Thema Gesundheit und definierte diesen Begriff wie folgt: „Health is... not simply the absence of disease: it is something positive, a joyful attitude toward life and a cheerful acceptance of the responsibilities that life puts upon the individual" (1941, S. 100).

Diese Definition wurde ein paar Jahre später, nämlich 1946, von der World Health Organization aufgenommen, so dass Gesundheit als Zustand eines vollständigen körperlichen und sozialen Wohlbefindens, der nicht nur durch die Abwesenheit von Krankheit und Gebrechen bestimmt ist, bezeichnet werden kann (WHO, 1946).

1978 wurde auf der Konferenz von Alma-Ata das Konzept „Gesundheit für alle" als ein Ziel erarbeitet, das für alle Menschen weltweit Bedingungen schafft, während des gesamten Lebens eine bestmögliche Gesundheit zu erreichen und aufrecht erhalten zu können. 1995 wurde dieses Ziel „Gesundheit für alle" erneuert und 1998 als neue Weltgesundheitsdeklaration verabschiedet, um die globalen Veränderungen zu beschleunigen und um sicher zu stellen, dass Individuen, Länder und Regierungen vorbereitet sind, den Anforderungen des 21. Jahrhunderts zu begegnen (WHO, 1995, 1998). Diese Definition von Gesundheit versucht sich vom medizinischen Krankheitsmodell zu lösen, indem sie auf die anwachsenden Kosten in den Gesundheitssystemen der Industrieländer verweist, denen keinerlei Verbesserungen in der gemeindenahen primären Grundversorgung hinsichtlich Sterblichkeits- und Krankheitsquoten gegenüber stehen. Ebenso wird auf die gewaltigen Unterschiede zwischen einzelnen Bevölkerungsschichten angesichts des Gesundheitszustandes und der Gesundheitsversorgung aufmerksam gemacht. Im Gegensatz zur medizinischen Vorstellung umfasst der hier proklamierte Gesundheitsbegriff das Wohlbefinden in jeder Lebenslage. Selbstverantwortung und Selbstbestimmung gelten als wichtige Faktoren einer gesunden Persönlichkeitsentwicklung. Gesundheit ist sowohl eine individuelle als auch eine kollektive Angelegenheit, die mit den jeweiligen Wertvorstellungen eng verbunden ist.

Diese Definition der WHO stieß auf einige Kritik, so dass nachfolgend die Meinungen verschiedener Autoren skizziert werden sollen, die sich explizit mit dem Thema Gesundheit auseinandergesetzt haben.

Aufgrund der Tatsache, dass kein Mensch perfekt ist und niemand ein Leben ohne Krankheiten führen kann, muss laut Stone, Cohen und Adler (1979) Gesundheit als ein komplexer und dynamischer, deshalb nicht messbarer Zustand

eines sich ständig verändernden Organismus betrachtet werden. „Thus, we arrive at a modern definition of health that recognizes it as an unmeasurable state of a complex, continuously adapting organism" (a.a.O., S. 9).
Engel (1979) versucht Gesundheit zu definieren, indem er postuliert, dass es niemals klare Grenzen zwischen den beiden Begriffen Gesundheit und Krankheit geben wird, „.....denn sie werden durch kulturelle, soziale und psychologische Erwägungen verwischt" (S.75).
V. Troschke (1998) weist darauf hin, dass in Wissenschaftskreisen keinerlei Einigkeit darüber herrscht, wie eine zutreffende und allumfassende Definition von Gesundheit und Krankheit lauten könnte und begründet seine Meinung gesellschaftspolitisch.

„Es ist charakteristisch für unsere pluralistische Gesellschaft Ende des 20. Jahrhunderts, daß keine Einigkeit über eine allgemein verbindliche Definition von Gesundheit und Krankheit besteht. Je nach Interessenlage und Betrachtungsweise stehen entweder der medizinische, der gesellschaftliche oder der religiös-kulturelle Aspekt im Vordergrund" (S. 372).

Der medizinische Aspekt sieht Gesundheit als „statistische Norm im Vergleich von Organstrukturen und deren Funktionen" (S. 372), wobei Krankheit als Abweichung von der Norm verstanden wird. Bei der gesellschaftlichen Perspektive bezieht sich v. Troschke auf Parsons (1975, 1978). Parsons definiert Gesundheit als die Fähigkeit eines Individuums, seine Rolle und Aufgaben innerhalb der Gesellschaft voll und ganz wahrzunehmen. Krankheit bezeichnet er als von der Norm abweichendes Verhalten, das die Unmöglichkeit eines Individuums herausstellt, sich in das Zusammenleben mit anderen auf familiärer und beruflicher Ebene zu integrieren. „Illness we may speak of as, at least in one primary aspect, an impairment of the person's integration in solidary relationships with others, in family, job, and many other contexts" (Parsons, 1978, S.67). Was Gesundheit anbelangt, ist es laut Parsons aber nicht akzeptabel, diesen Begriff mit allgemeinem Wohlbefinden gleich zu setzen. „It is unacceptable to identify health with well-being in general" (1978, S. 71). Als dritten Aspekt führt v. Troschke (1998) die religiöse Perspektive an, nach der Gesundheit als Ausdruck von gottgefälligem Verhalten und Krankheit als Bestrafung durch eine höhere Macht für normübertretendes Verhalten interpretiert wird.
Überla und Weitkunat (1997) bezeichnen Gesundheit als ein privates und öffentliches Gut. Der Einzelne ist nicht völlig frei im Umgang mit seiner Gesundheit, sondern wird durch die Gesellschaft bzw. die Maßnahmen, die die Gesundheit auch beeinträchtigen können, beeinflusst.
Nach Sangha (1997) ist ein Gesundheitsbegriff, der sich allein auf die Abwesenheit von Krankheit stützt, heutzutage nicht mehr gültig, da chronische Erkrankungen wie Krebs, Diabetes etc. für 75 % der Todesfälle in den westlichen Industrieländern verantwortlich sind. Die Medizin und ihre Nachbardisziplinen haben zwar beachtliche Fortschritte durch frühere Diagnosen, bessere Behand-

lungsmöglichkeiten etc. gemacht. Die medizinische Versorgung tritt aber erst in Kraft, wenn pathologische Veränderungen beginnen, deren Ursprung etliche Jahre vor Ausbruch der Erkrankung liegen können, wenn der Mensch beginnt, sich krank zu fühlen und den Arzt aufsucht. Das biomedizinische Krankheitsmodell bildet nach Meinung des Autors nach wie vor die Grundlage unseres heutigen Gesundheitssystems und basiert, wie bereits erwähnt, auf einer naturwissenschaftlichen Sichtweise unserer Welt und auf einer alleinigen Konzentration auf den menschlichen Körper.

„Gesundheit lässt sich nicht auf das biomedizinische Modell reduzieren, sondern beinhaltet weitere Determinanten wie Genetik, Gesundheitsverhalten einschließlich Ernährung, Tabakgebrauch und Alkoholabusus oder körperliche Fitness sowie soziale Charakteristika, in denen das Leben stattfindet" (S. 101).

Hurrelmann (1991) weist darauf hin, dass Gesundheit kein passiver Zustand ist, wie ihn die klassischen medizinischen Vorstellungen postulieren. Für ihn handelt es sich dabei um einen aktiven Prozess, der die „Herstellung und Erhaltung der sozialen, psychischen und körperlichen Aktionsfähigkeit eines Menschen" (S.17) zum Ziel hat.

Gesundheit wird zwar als Teil der individuellen Lebensgeschichte betrachtet. Aber auch Hurrelmann betont die gesellschaftlichen Verhältnisse und die Umwelt, denen sich das Individuum je nach Belastungen anpassen muss und die zu der individuellen Lebensgeschichte gehören.

„Gesundheit ist nur möglich, wenn eine Person konstruktiv Sozialbeziehungen aufbauen kann, sozial integriert ist, die eigene Lebensgestaltung an die wechselhaften Belastungen des Lebensumfeldes anpassen kann, dabei individuelle Selbstbestimmung sichern und den Einklang mit den biogenetischen, physiologischen und körperlichen Möglichkeiten herstellen kann" (S.17).

Strittmatter (1995) betrachtet Gesundheit als multidimensionales Konstrukt, von dem es ihrer Meinung nach jedoch keine einheitliche Definition gibt. Allerdings existieren nach Meinung der Autorin einige Überschneidungen, deren Richtung und Ausprägung je nach dem jeweiligen zugrundegelegten Gesundheitsmodell verschieden ausgeprägt sein können. Die Schwere der Symptomatik steht nicht mehr so sehr im Mittelpunkt, sondern die soziale und subjektive Einschätzung einer Erkrankung.

„Gesundheit wird nicht nur über Beeinträchtigungen, sondern auch über positive Befindlichkeiten auf psychischer, sozialer und körperlicher Ebene determiniert.... Personen mit physischen Schäden können unter psychologischen Gesichtspunkten als gesund betrachtet werden, wenn es ihnen gelingt, trotz oder mit ihrer Erkrankung, Zufriedenheit und Wohlbefinden zu erleben und sich Genuß- und Leistungsfähigkeit zu erhalten" (S.29).

Allerdings kritisiert die Autorin den wissenschaftlichen bzw. forschungsmethodischen Umgang mit dem Thema Gesundheit. Bei den meisten Instrumenten zur Messung von Gesundheit handelt es sich um Krankheits- und Beschwerdeinventare, die ihrer Meinung nach auf ein immer noch vorherrschendes biomedizinisches Krankheitsmodell im Umgang mit dem Gesundheitsbegriff hinweisen.
Für Faltermeier (1994) ist im Zusammenhang mit Gesundheit von Bedeutung, was der Mann von der Straße unter Gesundheit versteht, wie er im Alltag mit seiner Gesundheit umgeht und was er für sie tut. Gesundheit ist ein alltägliches Thema und ein Begriff, der im Alltag häufig verwendet wird, wohingegen er in Wissenschaft und Forschung eher gemieden wird. Der Grund dafür mag in der Schwierigkeit der Definition liegen. Aber auch die Wissenschaften kommen nach Faltermeier nicht um den Begriff herum. Wissenschaft und Forschung beschäftigen sich mit der Gesundheit der Bevölkerung, mit Gesundheitsforschung, Gesundheitspolitik, Gesundheitssystem etc. Trotz dieser vielen zusammengesetzten Gesundheitsbegriffe dreht es sich doch im wesentlichen nicht eigentlich um Gesundheit, sondern um verschiedene Krankheiten: Gesundheit spürt und fühlt man nicht. Nur wenn wir krank sind, spüren wir das auch und fühlen uns unwohl. Gesundheit ist nicht nur ein individuelles, sondern auch ein gesellschaftliches Problem. Dies zeigt sich deutlich an den Schwächen des medizinischen Systems. Obwohl es einige spektakuläre Erfolge in der medizinischen Behandlung von Krankheiten gibt, produzieren Krankheiten und ihre Behandlung immer höhere Kosten, ohne dass sich ein langfristiger Erfolg einstellt. Zivilisationskrankheiten wie Herz-Kreislauf-Erkrankungen, Diabetes, Allergien, Suchtkrankheiten etc. nehmen weiterhin in erschreckendem Maße zu. Weil sie häufig chronisch verlaufen und eine Heilung kaum möglich ist, muss nach Meinung des Autors nach Wegen gesucht werden, das Entstehen solcher Krankheiten zu vermeiden, da sie im wesentlichen durch den modernen Lebensstil und die Lebensbedingungen verursacht werden. Faltermeier sieht in entsprechenden Präventionsmaßnahmen und -programmen einen Lösungsweg, der aber lange Zeit im medizinischen System vernachlässigt wurde.
Diese Vernachlässigung führte zu Phasen, in denen das medizinische System von der Öffentlichkeit aufs heftigste kritisiert wurde, besonders hinsichtlich der rein naturwissenschaftlichen Orientierung, der einseitig kurativen technologischen Richtung, die letztendlich eine Entmündigung der Patienten bedeutet. In den letzten Jahren zeigt sich allerdings in gesundheitspolitischen Diskussionen, dass es nicht nur um die Vermeidung von Krankheiten gehen kann, sondern dass die Bevölkerung für die verschiedensten Präventionsprogramme motiviert werden sollte.
Der Autor ist der Überzeugung, dass eine Definition von Gesundheit nicht objektiv erfolgen kann, sondern immer gebunden ist an die verschiedenen Denkrichtungen, u.a. biomedizinischer, systemtheoretischer und handlungstheoretischer Art. Gesundheit beruht vor allen Dingen auf der Selbstwahrnehmung des

Individuums als Teil seiner Identität. Im Gegensatz zu Krankheit fällt Gesundheit wie bereits oben erwähnt nicht auf, ist nicht sichtbar und zu erkennen. Gesundheit ist nicht statisch, sondern findet in einem permanenten sozialen Prozess statt. Der Mensch agiert und reagiert mit und auf seine Umwelt, muss sich ständig neuen Anforderungen anpassen, wodurch sowohl er als auch seine Umwelt sich verändern. Gesundheit ist nach Meinung des Autors auch kein Prozess, der nur das Individuum betrifft. Die Interaktionen mit der Umwelt spielen eine ebenso wichtige Rolle, so dass man von Gesundheit auch als von einer sozialen Kategorie sprechen muss.

Einstellungen zur und Vorstellungen von Gesundheit entstehen darüber hinaus im gesellschaftlichen und historischen Zusammenhang und bilden demzufolge die Kultur einer Epoche. Somit stellt der Gesundheitsbegriff immer eine „bestimmte individuelle und soziale **Konstruktion der Wirklichkeit**" dar (Faltermeier, 1994, S. 55, Hervorheb.i.Orig.). Gesundheit bedeutet aber auch, ein bestimmtes Handlungspotential zu haben, was nicht gleichzusetzen ist mit Leistungsfähigkeit, sondern auch Erlebnisfähigkeit mit einschließt. Wie ein Mensch mit diesem Potential umgeht und es einsetzt, hängt letztendlich von seinen persönlichen Vorstellungen und Werten ab.

Für Flick (1997) handelt es sich bei dem Begriff Gesundheit um jeweils sehr unterschiedliche subjektive Definitionen, die besonders durch die Merkmale Geschlecht, Alter und dem augenblicklichen Gesundheitszustand beeinflusst werden. Die Definition der WHO hat seiner Meinung nach eine reine Orientierungsfunktion, da sie Gesundheit als einen Idealzustand beschreibt, der für keinen Menschen zutrifft. Er schlägt deshalb zur Unterscheidung von Vorstellungen über Gesundheit vier Ansätze vor:

a) Gesundheits- und Krankheitsschemata: In den achtziger Jahren wurden in der amerikanischen Kognitionspsychologie mentale Repräsentationen von Krankheit und Gesundheit untersucht, wobei zwar ein Basismodell der Krankheitspräsentation erarbeitet, aber das entsprechende Modell für Gesundheit nicht entwickelt wurde. „Gesundheit wird hier vor allem als Abwesenheit von Krankheit oder in Bezug auf Krankheit zum Thema" (S.192).

b) Subjektive Theorien über Gesundheit (siehe Kap. 3.2.2).

c) Kulturelle Modelle von Gesundheit: Voraussetzungen für kulturelle Modelle von Gesundheit sind das Vorherrschen bestimmter typischer Vorstellungen von Gesundheit in einer Kultur.

d) Soziale Repräsentationen von Gesundheit (siehe Kapitel 3.2.2.2).

Flick schlägt einen integrativen Ansatz vor, der die oben genannten Modelle von Gesundheitsvorstellungen integriert. Dabei sollen folgende Fragestellungen im Vordergrund stehen: Geht es um eine allgemeine Analyse von Gesundheitsvorstellungen im Sinne mentaler Repräsentationen? Steht das Individuum mit seinem gesundheitsbezogenen Handeln im Vordergrund? Oder handelt es sich um Präventionsprogramme, die für eine breitere Bevölkerungsschicht entwickelt werden sollen? Dies bedeutet, dass mentale Schemata eine universelle Gültigkeit anstreben und kulturelle Modelle die Unterschiede zwischen den verschiedenen Kulturen aufzeigen. Soziale Repräsentationen machen auf die sozialen Unterschiede bezüglich Gesundheit und Krankheit innerhalb einer Gesellschaft aufmerksam. Subjektive Gesundheitstheorien sind die Grundlage dafür, wie das Individuum sich mit seiner Gesundheit und dem entsprechenden Verhalten auseinandersetzt.

Udris, Kraft, Muheim, Mussmann und Rimann (1992) haben das Thema Gesundheit unter arbeits- und organisationspsychologischen Gesichtspunkten untersucht. Sie kommen aber zu dem allgemeinen Schluss, dass es sich bei Gesundheit um ein dynamisches und lebendiges Bild handelt, für deren Erhaltung das Individuum im Rahmen seiner ihm durch seine Umwelt vorgegebenen Möglichkeiten eigenverantwortlich handeln muss. Bei Gesundheit handelt es sich um eine körperliche, soziale und kognitiv-emotionale Fähigkeit, Ziele zu setzen, eigene Kompetenzen richtig einzuschätzen und einzusetzen. Folglich ist Gesundheit ein „komplexes, mehrdimensionales, ganzheitliches, dynamisches und prozessuales Konzept, während die Auffassung von Gesundheit als statischer Zustand immer mehr abgelehnt wird" (S.87).

Im Forschungsprojekt SALUTE, das sich mit personalen und organisationalen Ressourcen der Salutogenese auf der Grundlage der Integration von gesundheits-, arbeits- und organisationspsychologischen Konzepten auseinandersetzt, wird Gesundheit deshalb nicht als statischer Zustand, sondern als ein dynamisches Gleichgewicht „zwischen den (physischen, psychischen und sozialen) Ressourcen und Schutz- bzw. Abwehrfunktionen des Organismus einerseits und den potentiell krankmachenden Einflüssen der (physikalischen, biologischen und sozialen) Umwelt andererseits" (S.90) angesehen.

Bei den gesundheitsfördernden personalen Ressourcen handelt es sich zum einen um situationsabhängige bzw. habitualisierte, aber trotzdem flexible Handlungsmuster, zum anderen um kognitive Überzeugungen im Sinne von belief systems, die differentialdiagnostisch als Persönlichkeitskonstrukte bezeichnet werden. Organisatorische Ressourcen haben dagegen mit der Arbeitsumwelt und der Struktur von Organisationen zu tun, die die Rahmenbedingungen für ein angenehmeres Arbeitsklima schaffen können.

Mussmann, Kraft, Thalmann und Muheim (1993) erarbeiteten im Verlauf dieses Forschungsprojektes drei hypothetische Gesundheitsmuster bzw. eine „personorientierte Gesundheitstypologie" (S.29).
- Der Normalgesunde, der nicht viel unternimmt, um gesund zu bleiben,
- der präventiv Gesunde, der aktiv etwas für seine Gesundheit tut und gesundheitliche Risikofaktoren möglichst vermeidet und
- der Gesunde nach Lebenskrisen, der bereits schwerste Lebenskrisen bewältigt hat und somit seinem Leben einen neuen Sinn gibt.

Sowohl bei der Beschreibung von Alltagskonzepten über Gesundheit und Krankheit als auch über Gesundheits- und Krankheitsverhalten liegen Daten vor, die physische, psychische und soziale Elemente enthalten bzw. physische, psychische und sozial orientierte Verhaltensweisen beschreiben. Mehr als die Hälfte der Befragten verfügt über ein umfassendes Gesundheitsverständnis und ist sich auch dem Zusammenwirken dieser drei Gesundheitsmuster durchaus bewusst. „Somit geht das Alltagsverständnis von Gesundheit beim Großteil unserer Befragten über die Annahme hinaus, dass sich Gesundheit mit der Abwesenheit von Krankheit erklären lässt" (S.29).

Für Bengel et al. (2001) scheint eine Definition von Gesundheit auf den ersten Blick einfach zu sein. Gesundheit bedeutet die Abwesenheit von Beschwerden und allgemeines Wohlbefinden. Krankheit hingegen impliziert Beschwerden, Schmerzen und körperliche und soziale Einschränkungen. Allerdings haben Untersuchungen und Umfragen nach Meinung der Autoren ergeben, dass Menschen ganz unterschiedliche Vorstellungen von Gesundheit und Krankheit haben. Für die einen ist Gesundheit gleichzusetzen mit Wohlbefinden und Glück, für die anderen mit Fehlen von körperlichen Beschwerden. Es gibt Menschen, die trotz eines physischen Leidens mit ihrem Leben zufrieden sind und sich wohlfühlen. Diese Sichtweise wird von der biomedizinischen Seite vollständig vernachlässigt, da innerhalb des medizinischen Systems die Definition von Gesundheit eine Negativbestimmung ist, die nur durch die Abwesenheit von Beschwerden und Symptomen erklärt wird.

Nach Bengel und Belz-Merk (1997) herrschen jedoch individuelle und subjektive Vorstellungen über Gesundheit vor, die im Laufe des Lebens durch Sozialisation und gesellschaftliche Gegebenheiten geprägt wurden. Die subjektive Wahrnehmung von Ressourcen zur Bewältigung von Belastungen spielt eine wesentliche Rolle für die Einschätzung der eigenen Befindlichkeit und des sich daraus ergebenden gesundheitsrelevanten Verhaltens. Da Gesundheit als ein mehrdimensionales Konstrukt beschrieben werden muss, stehen sich im medizinischen Versorgungssystem eine subjektive und objektive Definition gegenüber. Bei der subjektiven Einschätzung beurteilt das Individuum seinen Gesundheitszustand selbst. Im Sinne der objektiven Definition wird diese Einschätzung von einem Vertreter des medizinischen Systems durch die Arzt-Patient-Interaktion vorgenommen.

Zusammenfassend lässt sich sagen, dass die oben zitierten Autoren Gesundheit nicht als statischen und passiven Zustand sehen, der noch dazu laut Definition der WHO einen Idealzustand beschreibt, sondern sie alle betonen die aktive Rolle des Individuums. Jeder Mensch beurteilt subjektiv seine Gesundheit anders. Auf der anderen Seite darf das Individuum jedoch nicht völlig losgelöst vom sozialen Kontext gesehen werden. Auch die gesellschaftlichen Zusammenhänge sind von Bedeutung, ohne die das Thema Gesundheit, aber auch Krankheit nicht gesehen werden kann. Allerdings wurde deutlich, dass es eine klare und ver-

ständliche Definition und damit eine wissenschaftlichen Ansprüchen genügende Operationalisierung von Gesundheit nicht gibt. Wir haben es folglich mit einem sehr schwammigen Begriff zu tun, was aber nicht daran hindern soll, ihn wissenschaftlich näher zu beleuchten.
Die nachfolgende Definition bezieht meiner Meinung nach die oben ausgeführten Aspekte mit ein.
„In diesem Sinne ist die Gesundheit als ein wesentlicher Bestandteil des alltäglichen Lebens zu verstehen und nicht als vorrangiges Lebensziel. Gesundheit steht für ein positives Konzept, das die Bedeutung sozialer und individueller Ressourcen für die Gesundheit ebenso betont wie die körperlichen Fähigkeiten" (Ottawa-Charta, 1986, 1999).
Im Rahmen dieser Arbeit ist zu hinterfragen, ob für HNPCC-Patienten und ihre Familienangehörigen diese Definition ebenfalls Gültigkeit hat. Wird durch das Beratungsgespräch ein Vorsorge- und Früherkennungsverhalten vermittelt, das auf dieser Definition basiert? Obwohl eine Operationalisierung von Gesundheit im streng wissenschaftlichen Sinne nicht möglich ist, wird anschließend ein Ansatz vorgestellt, der versucht, die oben dargestellten Sichtweisen in einem Modell zu integrieren, um das gesundheitliche Befinden einer Person zu beschreiben, zu analysieren, zu erklären oder vorherzusagen.

3.2.1 Das Modell der Salutogenese

Antonovsky (1979, 1987) selbst hat keine eigene Definition von Gesundheit formuliert. Der Autor war nicht an der Erklärung von Gesundheit als absolutem oder idealistischem Konzept interessiert, da seiner Meinung nach ein solches Konzept nicht dem tatsächlichen Leben entspricht.
Das biopsychosoziale Modell von Antonovsky entwickelte sich aus der Kritik an biomedizinischen Modellen, die auf Krankheit fokussieren. Allerdings interessierte Antonovsky nicht nur die Fragestellung, wie manche Menschen trotz der vielfältigen Belastungen und negativen Einflüsse gesund bleiben, sondern auch wie sie es schaffen, sich von ihren zum Teil schweren Erkrankungen zu erholen. Besonders in den Industrieländern ist ein großer Teil der Bevölkerung trotz des hohen Lebensstandards und guter medizinischer Versorgung, aber aufgrund der Zunahme an Viren, Umweltgiften und psychosozialen Stressoren krank.
Da der im Gesundheitsbereich bisher vorherrschende pathogenetische Ansatz, der die Ätiologie von Krankheiten erklärt, durch eine salutogenetische Herangehensweise ergänzt werden sollte, konzipierte er ein entsprechendes theoretisches Modell der Salutogenese. Der Begriff der Salutogenese, der eigentlich ein Neologismus ist, steht in deutlichem Gegensatz zum Begriff der Pathogenese und eröffnet damit völlig neue Perspektiven für die Gesundheitsforschung.

Nach Antonovsky bedeutet Salutogenese nicht unweigerlich das genaue Gegenteil von Pathogenese in dem Sinne, dass es bei der Aufrechterhaltung und Entstehung von Gesundheit um einen Idealzustand geht. Salutogenese impliziert, dass alle Menschen gleichzeitig mehr oder weniger gesund oder krank sind, wobei sich ein Mensch niemals an den beiden äußeren Endpunkten der Pole befinden kann. Dies bedeutet, dass ein Mensch nach Antonovsky nie völlig gesund bzw. krank ist und somit ein kranker Mensch auch noch gesunde Anteile hat und umgekehrt. „It was clear to me that all of us, as long as we are alive, are in part healthy and in part sick, that is, we are somewhere on the breakdown continuum" (1979, S.5). Deshalb sind Gesundheit und Krankheit seiner Ansicht nach keine distinkten Zustände, sondern die beiden Endpunkte einer kontinuierlichen Verteilung. Als Anhaltspunkte für die Lokalisation eines Individuums auf diesem sogenannten Gesundheits-Krankheits-Kontinuum (Health-Ease-Disease- oder HEDE-continuum) dienen folgende drei Faktoren:
1. Das Ausmaß an Schmerzen bzw. die funktionellen Beeinträchtigungen der alltäglichen Aktivitäten,
2. die Prognose durch Experten, wie z.B. durch Ärzte oder Psychologen und
3. die Notwendigkeit präventiver oder kurativer Maßnahmen.

Antonovsky sieht den Menschen nicht losgelöst von seinen Lebensbedingungen und seiner sozialen Umwelt. Seine Vorstellungen von Gesundheit basieren auf systemtheoretischen Überlegungen, nach denen Gesundheit kein normaler, passiver Gleichgewichtszustand ist. Bei Gesundheit handelt es sich um ein labiles, aktives und sich selbst regulierendes Ereignis. Das Grundprinzip der menschlichen Existenz ist nicht Gleichgewicht und Gesundheit, sondern Ungleichheit und Krankheit. Dies impliziert, dass Gesundheit nicht einfach entsteht, sondern immer wieder neu erschaffen und aufgebaut werden muss. Der Verlust von Gesundheit ist demzufolge ein natürlicher und selbstverständlicher Prozess.
Aus diesem Grund sollten sich nach Meinung des Autors Pathogenese und Salutogenese bezüglich ihrer Fragestellungen ergänzen. Krankmachende Einflüsse werden nicht mehr bekämpft, vielmehr werden die jeweiligen Ressourcen gestärkt. Nicht nur das Individuum für sich, sondern die entsprechende Lebensgeschichte und das gesamte System, in dem das Individuum lebt, werden mit berücksichtigt. Konsequenterweise ändert sich die Sichtweise auch in Bezug auf den kranken Menschen. Er wird nicht mehr nur nach seinen Schwächen und Defiziten beurteilt, sondern es stellt sich die Frage nach seinen gesundheitlichen Stärken und Ressourcen und der Möglichkeit der angemessenen Verbesserung. Auf diese Weise trifft man auf eine ganzheitliche Sichtweise des kranken Menschen und reduziert ihn nicht nur auf seine Störungen.
Nachfolgend soll auf die wesentlichen Kernstücke des salutogenetischen Modells eingegangen werden: das Kohärenzgefühl oder der Kohärenzsinn (sense of coherence) - hier gibt es keine einheitliche Übersetzung, so dass „sense of coherence" in der Literatur sowohl mit Kohärenzsinn als auch mit Kohärenzgefühl

übersetzt wird (Anmerk. d. A.) - und die generalisierten Widerstandsressourcen (generalized resistance resources).
Das Kohärenzgefühl setzt sich aus drei Komponenten zusammen:
1. Das Gefühl von Verstehbarkeit (sense of comprehensibility), eine kognitive Verarbeitungsstrategie, die dazu dient, auch unbekannte Reize als geordnete und strukturierte Informationen zu verarbeiten. Das Individuum wird nicht mit völlig unerklärlichen und chaotischen Reizen konfrontiert.
2. Das Gefühl von Handhabbarkeit (sense of manageability), eine kognitiv-emotionale Verarbeitungsstrategie, die dadurch gekennzeichnet ist, dass ein Individuum die Überzeugung vertritt, es gibt für alle Dinge eine Lösung.
3. Das Gefühl von Sinnhaftigkeit (sense of meaningfulness), eine motivationale Komponente, die für Antonovsky die wichtigste der drei Dimensionen darstellt. Ohne Sinnhaftigkeit in der Bedeutung, das ganze Leben sei ein einziges Mühsal, kann es zu keinem stark ausgeprägten Kohärenzgefühl kommen, auch wenn die Werte der ersten beiden Komponenten hoch sind.

„The *sense of coherence* is a global orientation that expresses the extent to which one has a pervasive, enduring though dynamic feeling of confidence that one's internal and external environments are predictable and there is a high probability that things will work out as well as can reasonably be expected" (1979,S.123, Hervorheb.i.Orig.).

Das Kohärenzgefühl mit seinen oben genannten Komponenten kann laut Antonovsky auf unterschiedliche Art und Weise auf die Gesundheit eines Menschen wirken. Erstens kann es auf verschiedene Systeme des Organismus wie Zentralnervensystem, Hormon- und Immunsystem sowie auf kognitive Prozesse einwirken und sie direkt beeinflussen. Zweitens stellt es vorhandene Ressourcen zur Verfügung oder aktiviert sie. Und drittens ist es dafür verantwortlich, dass Menschen mit einem ausgeprägten Kohärenzgefühl sich häufiger und gezielter für gesundheitsförderliche Verhaltensweisen entscheiden.

Das Kohärenzgefühl ist deswegen für Antonovsky von großer Bedeutung, da es unter gleichen äußeren Bedingungen (außer Krieg, Hungersnot etc.) Unterschiede im Gesundheitszustand verschiedener Menschen gibt. Bei ungefähr gleichen Lebensumständen müssen die individuellen kognitiven, emotionalen und motivationalen Einstellungen in Bezug auf die Herausbildung von entsprechenden Ressourcen unterschiedlich sein. Ein Mensch ist um so gesünder bzw. wird im Krankheitsfall um so schneller wieder gesund, je stärker dieses Kohärenzgefühl ausgeprägt ist. Obwohl das Kohärenzgefühl relativ stabil ist, wird es doch im Laufe des Lebens mit neuen Erfahrungen konfrontiert und beeinflusst. Es entwickelt sich im Verlauf von Kindheit und Jugend und ist laut Antonovsky mit ungefähr 30 Jahren ausgebildet und relativ stabil. Besonders in der Kindheit und Jugendzeit wird es von den gemachten Erfahrungen und Erlebnissen beeinflusst, wohingegen eine Veränderung des Kohärenzgefühls im Erwachsenenalter eher selten ist. Es sei denn, eine drastische Veränderung der persönlichen, sozialen und kulturellen Bedingungen führt zu einer gleichzeitigen Veränderungen der bisherigen Ressourcen und Handlungsmöglichkeiten.

Allerdings kritisiert Antonovsky, dass in dem besonderen kulturellen Kontext, in dem das Konzept entwickelt wurde, das Kohärenzgefühl oft gleich gesetzt mit Kontrolle bzw. mit dem Konzept des internen locus of control in Verbindung gebracht wird. Diese Gleichsetzung ist seiner Meinung nach auf einen kulturellen Bias zurückzuführen. Aus diesem Grund wird sein Konzept des öfteren falsch interpretiert. „A sense of coherence, as I trust has become clear, does not at all imply that one is in control. It does involve one as a participant in the processes shaping one's destiny as well as one's daily experience" (1979, S.128).

Das Kohärenzgefühl als ein Meilenstein des salutogenetischen Modells kann selbstverständlich nicht völlig losgelöst vom anderen Kernstück, den generalisierten Widerstandsressourcen betrachtet werden. Es gibt einen unmittelbaren Zusammenhang zwischen den beiden Komponenten. Nach Antonovsky hängt die Stärke des Kohärenzgefühls vor allen Dingen von den gesellschaftlichen Bedingungen im Sinne von generalisierten Widerstandsressourcen ab. „The central thesis of the salutogenic model is that a strong SOC is crucial to successful coping with the ubiquitous stressors of living and hence to health maintenance" (1987, S. 164).

Da Antonovsky von Ressourcen und nicht von Stressoren spricht, liegt ein Hauptaspekt des salutogenetischen Modells auf der Konzentrierung auf Bewältigungsressourcen und nicht auf Stressoren. Stressoren sind nach Meinung des Autors nicht unweigerlich gesundheitsschädlich, sondern sie können sogar je nach Art des Stressors und der entsprechenden Bewältigungsstrategie auch gesundheitsfördernd sein. Demzufolge bewirken Stressoren einen Spannungszustand, der je nach dem Vorhandensein der individuellen Widerstandsressourcen neutrale, krankheits-, aber auch gesundheitsfördernde Folgen haben kann. Solche Widerstandsressourcen können körperlicher, materieller, biochemischer, kognitiver, emotionaler, sozialer oder kultureller Art sein. Sie können aber auch Werte und Haltungen betreffen.

Die individuellen Widerstandsressourcen entscheiden darüber, ob sich diese Belastungen in mehr oder weniger starken Symptomen äußern. Antonovsky bezeichnet sie als die Fähigkeiten eines Menschen, mit diesen Belastungen zurechtzukommen, um die individuelle Entwicklung nicht zu gefährden. Die wichtigste Fähigkeit besteht allerdings darin, sich mit diesen Belastungen erst gar nicht auseinander zu setzen und ihnen durch präventive Verhaltensweisen wie entsprechendes Gesundheitsverhalten, d.h. das Ergreifen von Vorsorgemaßnahmen vorzubeugen. Besonders wirksam sind diese Widerstandsressourcen dann, wenn sie sich auf einen bisher positiven Lebenslauf und einen ausgeprägten Kohärenzsinn beziehen.

Generalisierte Widerstandsressourcen können in jeder Situation aktiv werden und prägen zum einen die Lebenserfahrungen eines Individuums. Zum anderen können sie aktiviert werden, sollte es zu einem Spannungszustand in Form von Stressoren als generalisierte Widerstandsdefizite kommen. „But in any case, chronic resources or chronic stressors, built into the life situation of the person, are generalized and long-lasting. They are the primary determinants of one's SOC level" (1987, S.29). Um seine Theorie empirisch zu überprüfen, entwickelte Antonovsky die SOC-Skala (SOC= Sence of coherence). Eine deutschsprachige Version liegt zwar vor, ist aber bis heute noch nicht standardisiert und normiert worden. Laut Bengel et al. (2001) wurde diese Skala für viele Fragestellungen herangezogen und die Ergebnisse zeigen, dass die Zusammenhänge zwischen SOC und psychischer Gesundheit hoch sind, ein Zusammenhang zwischen körperlicher Gesundheit und SOC allerdings nicht so eindeutig ist.

Nach Meinung der Autoren stellt der Einfluss des Kohärenzgefühl auf das Gesundheitsverhalten für Antonovsky kein zentrales Thema dar. Eine Kausalität zwischen SOC, gesundheitsrelevanten Verhaltensweisen und Gesundheit wird vermutet. Die wenigen Studien zu dieser Fragestellung konnten aber dafür keine eindeutigen Beweise liefern. So liefert die SOC-Skala nur ein Gesamtbild, eine getrennte Beurteilung ihrer drei Dimensionen Verstehbarkeit, Handhabbarkeit und Sinnhaftigkeit ist nicht möglich. „Die Befundlage ist also insgesamt widersprüchlich; bisher kann nicht davon ausgegangen werden, daß Kohärenzgefühl ein guter Prädiktor gesundheitsrelevanter Verhaltensweisen ist" (2001, S. 50). Deshalb sehen die Autoren das salutogenetische Modell im Rahmen eines theoretischen Modells für Präventionsmaßnahmen als Meta-Theorie, die die theoriearmen Präventionsansätze durch ihr ressourcenorientiertes und kompetenzsteigerndes Konzept stützt. Sie betonen, dass besonders Antonovsky darauf hinweist, dass sich das Kohärenzgefühl im Erwachsenenalter nur schwer verändern lässt. Demzufolge ist auch dem Erfolg von Präventionsmaßnahmen Grenzen gesetzt sind, es sei denn, es handelt sich um eine langfristige Begleitung bzw. Interventionen im Sinne einer „Psychotherapeutisierung" (S.70).

Zusammenfassend lässt sich das salutogenetische Modell von Antonovsky als ein sehr komplexes Konzept beurteilen, das aber gerade wegen seiner Komplexität nur schwer empirisch zu überprüfen ist. Einige der Modellkomponenten weisen Ähnlichkeit zu anderen psychologischen Konstrukten wie Selbstwirksamkeit/Kompetenzüberzeugungen und Kontrollüberzeugungen auf; eine entsprechende Operationalisierung fehlt. Besonders in den USA, die in gesundheitswissenschaftlicher Forschung federführend sind, wurde das Modell von wissenschaftlicher Seite nicht besonders beachtet, so dass es nur wenige Studien zu diesem Thema gibt.

Jedoch muss betont werden, dass es Antonovsky mit diesem Modell gelungen ist, eine erste gesundheitspsychologische Konzeption zu erarbeiten, bei der es ihm darum ging, zu erklären und zu analysieren, warum Menschen trotz zahlreicher Belastungen gesund bleiben.

Im Rahmen dieser Arbeit ist besonders der Aspekt der salutogenetischen Sichtweise interessant. Es handelt sich bei der Untersuchungsgruppe zwar auf der einen Seite um bereits erkrankte Personen. Auf der anderen Seite werden aber auch Risikopersonen als „gesunde Menschen" untersucht, die durch die Beratung mit einer Situation konfrontiert werden, die sie durch ihre Genetik bedingt zu Menschen mit einer pathogenen Erbanlage macht. Für viele Ratsuchende ist dies gleichbedeutend mit Krankheit. Deshalb soll das salutogenetische Modell von Antonovsky dazu benutzt werden, das Beratungsgespräch als Gesundheitsberatung kritisch zu hinterfragen. Auf diesen Aspekt wird im letzten Teil der Arbeit näher eingegangen werden.

Welche subjektiven Vorstellungen haben Menschen im Alltag von ihrer Gesundheit? Wie wird Gesundheit überhaupt erlebt? Mit diesen Fragen beschäftigen sich sogenannte Laien-, Alltags- oder subjektiven Theorien. Allerdings handelt es sich ausschließlich um sehr komplexe Vorstellungen kognitiv-emotionaler Inhalte und Strukturen, so dass sie nachstehend nur ansatzweise dargestellt werden können.

3.2.2 Subjektive Theorien über Gesundheit

Die Ethnologie und besonders die „Medical Anthropology" als angloamerikanische und die Ethnomedizin als deutschsprachige Teildisziplin beschäftigten sich als erste sozialwissenschaftliche Fächer mit subjektiven Vorstellungen von Gesundheit und Krankheit. In nicht-industrialisierten Ländern handelt es sich bei den Vorstellungen von Gesundheit hauptsächlich um Gleichgewichtstheorien, „d.h. Gesundheit wird als eine ausgewogene Beziehung zwischen Menschen, Mensch und Natur sowie Mensch und übernatürlicher Welt aufgefaßt" (Bengel & Belz-Merk, 1997, S.25). Im Vergleich zur Soziologie und Ethnologie hat sich die Psychologie erst später mit den subjektiven Vorstellungen von Gesundheit und Krankheit auseinandergesetzt.
Besonders Faltermeier (1991, 1994) hat sich mit dem Thema der subjektiven Theorien von Gesundheit und Krankheit, insbesondere hinsichtlich Krebs- und Herzerkrankungen beschäftigt, wobei er die subjektiven Vorstellungen von Gesundheit in Bezug auf das Gesundheitshandeln im Alltag untersuchte. In diesem Zusammenhang erarbeitete er zehn verschiedene Typen von Gesundheitsvorstellungen:
1. Gesundheit als Schicksal,
2. Gesundheit als Folge von biologischen Vorgängen,
3. Gesundheit als Konsequenz von Umwelteinflüssen,
4. Gesundheit und Risikofaktoren,
5. Ernährungstheorie der Gesundheit,
6. Bewegungstheorie der Gesundheit,

7. Gesundheit als Folge von Arbeitsüberlastungen,
8. Regenerationstheorie,
9. Bewältigungstheorie und
10. psychosomatische Theorie der Gesundheit.

Subjektive Theorien über Gesundheit können nach Faltermeier als Ergebnis von Sozialisationsprozessen gesehen werden. Dies erklärt, warum sich die Forschung bis jetzt hauptsächlich auf die Faktoren von sozialer Schicht, Geschlecht und Alter gestützt hat. Besonders der Faktor der sozialen Schicht weist einen hohen politischen bzw. gesundheitspolitischen Stellenwert auf und wird hinsichtlich sozialer Ungleichheit im Gesundheitszustand der unteren sozialen Schichten sehr heftig und kontrovers diskutiert. Der Autor weist darauf hin, dass in den unteren Schichten im Gegensatz zu den mittleren und höheren Schichten, die eher positive und durch psychologisch orientierte Konzepte geprägte Vorstellungen von Gesundheit zeigen, tatsächlich eine funktionale und negative Vorstellung von Gesundheit vorherrscht. Subjektive Theorien spielen bei präventivem Gesundheitsverhalten eine beachtenswerte Rolle, die leider nach Faltermeier noch viel zu selten beachtet werden. Dies führt letztendlich dazu, dass Vorsorge- und Präventionsmaßnahmen nicht greifen, da sie die alltäglichen Gesundheits- und Krankheitsvorstellungen und den psychosozialen Hintergrund von Laien außer Acht lassen. Allerdings lassen sich subjektive Gesundheitstheorien nicht unbedingt auf die Allgemeinheit anwenden, da, „subjektive Theorien in ihrer Komplexität nur am Einzelfall darzustellen" sind (S.212).

3.2.2.1 Gesundheitsbewusstsein

Besonders Faltermeier (1991) hat sich im Zusammenhang mit subjektiven Vorstellungen von Gesundheit und Gesundheitsverhalten für den Begriff Gesundheitsbewusstsein stark gemacht, um der Komplexität an kognitiven, aber auch emotionalen Faktoren gerecht zu werden. Seiner Meinung nach beachten die meisten subjektiven Theorien nur die kognitive Dimension und sind für einen Laien oftmals schwer verständlich. Bei Gesundheitsbewusstsein handelt es sich jedoch nicht nur um ein individuelles, sondern auch um ein soziales und deshalb kollektives Erscheinungsbild. Gesundheitsbewusstsein beruht deshalb auf Ressourcen, auf Lebenserfahrungen, Ich-Identität, effektiven Bewältigungsstrategien im Krankheitsfall und vor allem auf einer präventiven Gesundheitsorientierung. Es handelt sich folglich
> um „...ein komplexes Aggregat von subjektiven Vorstellungen von der eigenen Gesundheit, die kognitive, emotionale und motivationale Momente beinhalten, die sich auf das eigene Selbst (als Person, Körper) und das Verhältnis zur sozialen und materiellen Umwelt beziehen, die sich in ständiger biographischer Entwicklung befinden und sozial abgestimmt werden" (S.163).

Gesundheitsbewusstsein ist nach Meinung des Autors ein Konstrukt, das aus folgenden Komponenten besteht: Die subjektive Bedeutung von Gesundheit, ihre jeweilige Stellung im Leben eines Menschen, die Bedingungen, die Gesundheit beeinflussen, die Wahrnehmung des Körpers mit seinen Beschwerden, die Wahrnehmungen von Gesundheitsrisiken in der Umwelt und im eigenen Verhalten. Die entsprechenden Ressourcen in der Umwelt und im individuellen Verhalten, das subjektive Konzept von Krankheit und die Definitionen von Gesundheit im sozialen Kontext sind in dieses Konstrukt mit integriert. Menschen setzen sich sehr bewusst für ihre Gesundheit ein, was bereits positive Auswirkungen haben kann. Für eine präventive Gesundheitsorientierung und eine bewusste Gesunderhaltung spielen kognitive, emotionale und soziale Ressourcen eine wesentliche Rolle, die näher untersucht werden müssten. Gesundheit ist aktiv und gezielt durch eine **„Konstruktion des Selbst"** herzustellen (1994, S. 158, Hervorheb.i.Orig.)

Um Gesundheitsbewusstsein empirisch zu überprüfen, führte Faltermeier folgende Untersuchung durch: In einer quantitativ angelegten Vorstudie mit 85 Probanden (Krankenschwestern, Studenten und Managern) setzte der Autor einen Gesundheitsfragebogen ein, der inhaltsanalytisch ausgewertet wurde. In der qualitativen Hauptstudie mit insgesamt 40 jungen Erwachsenen und Erwachsenen mittleren Alters fanden Interviews statt, die die Ergebnisse der Fragebogenstudie bestätigten und noch weiter differenzierten. Als ein interessantes Teilergebnis stellte sich heraus, dass hauptsächlich nur die Berufsgruppe der Ärzte und das männliche Geschlecht Gesundheit als reine Abwesenheit von Krankheit beschrieben, während die anderen Personengruppen Fitness und psychisches Wohlbefinden mit Gesundheit als gleichwertig einstuften. Folgende Komponenten kristallisierten sich im Laufe dieser Studie heraus:
- Die biographische (evaluative, motivationale) Komponente, die den individuellen Stellenwert von Gesundheit im Augenblick und im gesamten Lebenslauf beinhaltet.
- Die kognitive und emotionale Komponente, die die subjektiven Vorstellungen von Gesundheit und Krankheit beschreibt.
- Die selbstreflexive Komponente, bei der es um die Wahrnehmung des eigenen Körpers, der eventuell auftretenden Beschwerden und den Umgang mit diesen Beschwerden geht.
- Die Person-Umwelt-Komponente, die die Wahrnehmung von Risiken und Belastungen, sowie von Ressourcen behandelt.

Diese vier Dimensionen sind in den subjektiven Vorstellungen eines Individuums verankert. Sie sind aber keineswegs nur ein kognitives Erscheinungsbild, das sich allein durch Befragungen erforschen lässt. Deshalb wird die biographische Entwicklung, soziale und kulturelle Zusammenhänge, das Körperselbst, die Lebensweise sowie Handlungsentwürfe eines Individuums mit berücksichtigt.

Kritisch anzumerken bleibt allerdings, dass sich Faltermeier nicht stringent an einem positiven Gesundheitsbegriff orientiert, sondern die Befragung nach der Gesundheitsbiographie der Probanden eindeutig nur bisherige Krankheitserfahrungen erfasst. Eine detaillierte Beschreibung dieser Studie findet sich bei Faltermeier (1991).

3.2.2.2 Soziale Repräsentationen von Gesundheitsvorstellungen

Auf soziale Repräsentationen von subjektiven Gesundheitsvorstellung bzw. auf die ihnen zugrunde liegende Untersuchung von Herzlich (1973) soll kurz eingegangen werden, da diese Vorstellungen unter soziologisch-sozialpsychologischer Perspektive betrachtet werden und in manchen Punkten Parallelen zum Modell der Salutogenese von Antonosky aufweisen. Allerdings konzentrierte sich Herzlich in ihrer Studie nicht nur allein auf den Gesundheitsbegriff, sondern bezieht den Krankheitsbegriff mit in ihre Untersuchungen ein.

Die Studie basiert auf der Theorie der sozialen Repräsentationen des französischen Soziologen Durkheim (1967) und der Einführung des Begriffs in die französische Sozialpsychologie durch Moscovici (1961). Dieser forderte, dass die Psychologie immer das Verhältnis des Individuums zur Gesellschaft im Mittelpunkt sehen sollte. Herzlich führte eine Interviewstudie mit 80 Personen aus der französischen Mittelschicht durch, die durch ihre Komplexität in Bezug auf Theorie und Methodik besticht und deshalb hier nur ansatzweise beschrieben werden kann. Die Studie sah qualitative Intensivinterviews vor, um die jeweiligen Vorstellungen von Krankheit und Gesundheit zu hinterfragen. Ein Ergebnis der Untersuchung war, dass Gesundheit und Krankheit sich nicht gegenseitig ausschließen, da die meisten Untersuchungsteilnehmer sich weder eindeutig gesund oder krank fühlten. Eine Person kann krank sein, sich aber trotzdem gesund fühlen bzw. gesund sein und sich krank fühlen. Diese Meinung hat auch Antonovsky in seinen theoretischen Überlegungen zur Salutogenese vertreten.

Auf der Basis dieser Untersuchung postulierte Herzlich drei Typen sozialer Repräsentationen von Krankheit (S. 105ff):
- Krankheit als Destruktion (illness as destructive),
- Krankheit als Befreiung und (illness as liberator),
- Krankheit als Aufgabe (illness as an occupation).

Demgegenüber entwickelte sie drei Dimensionen sozialer Repräsentationen von Gesundheit:
1. Gesundheit als Vakuum, d.h. Gesundheit wird nur negativ durch die Abwesenheit von Krankheit gekennzeichnet (health-in-a-vacuum).
2. Das Reservoir an Gesundheit betont besonders die Ressourcen, die Gesundheit bei der Bewältigung von Belastungen und Risiken bietet. Demzufolge ist ein Mensch mehr oder weniger gesund und sein Reservoir an Gesundheit kann im Laufe des Lebens zu- oder abnehmen. Die Lebens-

weise und besonders die Kindheit spielen dabei eine wichtige Rolle (reserve of health).
Auch hier zeigt sich wieder eine Parallele zum salutogenetischen Modell von Antonovsky, der die Kindheit und Jugend als wichtige Meilensteine in der Entwicklung eines starken Kohärenzgefühls sieht.
3. Gesundheit als Gleichgewicht bezeichnet eine persönliche Erfahrung, einen Wert, dessen Erreichen eher selten ist. Diese Dimension beinhaltet das körperliche und psychische Wohlbefinden in Verbindung mit der Gesamtheit individueller Erfahrungen (equilibrium) (1973, S. 55).

Der Grundstock für Gesundheit wird in den jeweiligen individuellen Ressourcen gesehen, wohingegen Krankheit als durch die Gesellschaft und Umwelt verursacht erlebt wird. „While illness appears as the result of a process of interaction or conflict, health is immediately given. To put it in an extreme form, it might be said that health has no genesis while illness has" (1973, S.48). Die Vorstellungen von Gesundheit und Krankheit sind somit sozial erzeugt, da sich in ihnen die gesellschaftlichen und kulturellen Strukturen widerspiegeln.

Zusammenfassend lässt sich auch für die subjektiven Theorien oder auch Alltagstheorien über Gesundheit feststellen, dass sich nicht nur die individuelle Sichtweise in diesen Theorien niederschlägt. Soziale, biografische und kulturelle Aspekte spielen auch eine Rolle, was besonders durch die sozialen Repräsentationen von Gesundheitsvorstellungen betont wird.

4 Gesundheitsverhalten – allgemeine Aspekte

4.1 Gesundheitsbezogene Kognitionen

Das vorige Kapitel beschäftigte sich mit Kognitionen, die Gesundheit, Vorstellungen über Gesundheit und die Auseinandersetzung mit Gesundheit und Krankheit thematisierten. In diesem Abschnitt geht es darum, diejenigen Kognitionen näher zu beleuchten, die Einfluss auf das Gesundheitsverhalten haben, da alle Ansätze, die sich mit Gesundheitsverhalten auseinandersetzen, vor dieses Verhalten Kognitionen in Form von Kenntnissen, Einstellungen, Erwartungen und Bewertungen setzen. Nach heutigem Wissensstand gehen diese Kognitionen dem gesundheitsförderlichen oder –schädigenden Handeln voraus. Inwieweit Gedanken bzw. Kognitionen einen direkten Einfluss auf die Gesundheit haben, steht noch am Anfang von Theorieentwicklung und Forschung. Allerdings wird davon ausgegangen, dass Kognitionen eine indirekte Wirkung haben, dergestalt dass sie das Verhalten bestimmen und dieses wiederum Folgen für die Gesundheit hat. Wichtige Kognitionen sind in diesem Zusammenhang Risikowahrnehmung, Kontroll- und Kompetenzüberzeugungen, auf die im Folgenden näher eingegangen wird.

4.1.1 Risikowahrnehmung

Im Hinblick auf präventives Verhalten ist die Bedeutung der subjektiven Risikowahrnehmung von großer Bedeutung. Der Handelnde entscheidet sich entweder für oder gegen ein solches Verhalten. Im Falle des in dieser Arbeit im Mittelpunkt stehenden vererbbaren Darmkrebs ist es fundamental wichtig, dass die Betroffenen über ihr eigenes Risiko Bescheid wissen und es auch wahrnehmen. Allerdings ist die Erforschung der Risikowahrnehmung ein bis jetzt noch vernachlässigtes Gebiet, das sich bisher nur wenig mit Gesundheitsfragen beschäftigt hat. Eine weitere Kognition, der Optimismus steht nicht nur in einem engen Zusammenhang mit der Risikowahrnehmung, sondern scheint die Wahrnehmung eines eigenen Risikos direkt zu beeinflussen
Menschen neigen dazu, ihr Risiko verzerrt wahrzunehmen. Untersuchungen zeigen, dass Menschen, die ihr Risiko unrealistisch einschätzen, einen eher übertriebenen Glauben an ihre Fähigkeiten haben, Kontrolle über ihr Leben auszuüben und dem ganzen Leben optimistischer gegenüber stehen, eher psychisch gesund sind als z.B. depressive Menschen (Faltermeier, 1994).
Schwarzer und Renner (1997) sehen die Wahrnehmung eines Risikos bzw. das Erleben persönlicher Verwundbarkeit als Ausgangspunkt für die Motivation präventiven Gesundheitsverhaltens. Die Wahrnehmung des Risikos ergibt sich dabei als Funktion der wahrgenommenen Bedeutsamkeit einer Situation und deren wahrgenommene Eintrittswahrscheinlichkeit. Sowohl die Bedeutsamkeit als

auch die Eintrittswahrscheinlichkeit unterliegen jedoch einer verzerrten Wahrnehmung, so dass besonders dramatische Ereignisse in ihrer Häufigkeit überschätzt und weniger dramatische unterschätzt werden. Wird ein riskantes Ereignis zur Routine, dann wird die damit verbundene Gefahr um so geringer eingeschätzt, je weniger dieses Ereignis auftritt.
Diese Verzerrung wird als optimistischer Fehlschluss, unrealistischer oder defensiver Optimismus bezeichnet (Weinstein, 1980; Schwarzer, 1994). Es wird zur Kenntnis genommen, dass ein negatives Ereignis jeden treffen kann, nur einen selbst nicht. Im Zusammenhang mit diversen Untersuchungen (Studie 1 mit 258 Collegestudenten, Studie 2 mit 120 Studentinnen eines Einführungskurses in Psychologie) kam Weinstein (1982) zu dem Ergebnis, dass zwar rein kognitive Faktoren Ursache des optimistischen Fehlschlusses sein können, dass aber andererseits die Beteiligung motivationaler Faktoren nicht ausgeschlossen werden kann. In einer weiteren Studie mit 100 Collegestudenten stellte er fest, dass es sich bei dem unrealistischen Optimismus nicht nur um eine Abwehrstrategie zur Angstreduktion handelt, sondern dass dieser dazu dienen kann, das Selbstwertgefühl zu steigern. Allerdings handelt es sich bei der Stichprobe um junge und gesunde Probanden. Eine Generalisierung ist nach Ansicht des Autors für andere Gruppen deswegen nur mit Vorsicht in Erwägung zu ziehen, da Optimismus von Faktoren wie Alter, sozioökonomischer Hintergrund und Gesundheitszustand mit beeinflusst werden kann.
Schwarzer und Renner (1997) postulieren, dass die Einschätzungen für eine gesundheitliche Gefährdung um so optimistischer ausfallen, je weniger man dem Risikostereotyp ähnlich ist. Dies bedeutet, dass durch soziale Vergleichsprozesse die Wahrscheinlichkeit für ein eigenes Risiko leicht unterschätzt wird. Man ist der Meinung, weniger verwundbar zu sein als andere Menschen. Dieser defensive Optimismus, der als Folge eines solchen sozialen Vergleichprozesses entsteht, ist die Hauptursache für die Unterlassung von gesundheitlichem Präventivverhalten. Informationen über Risiken führen zu keiner veränderten optimistischen Einschätzung der eigenen Gefährdung, wohingegen Erfahrungen und Beobachtungen aus dem persönlichen sozialen Umfeld hinsichtlich der zunehmenden Anzahl von Erkrankungen die optimistische Einstellung gegenüber der eigenen Gefährdung reduzieren.
Ein weiteres Konzept in Bezug auf Risikowahrnehmung beschreibt Schwarzer (1994) als funktionalen Optimismus, der dazu führt, dass die eigenen Handlungsmöglichkeiten angesichts von Gesundheitsrisiken leicht überschätzt werden. Hierunter fallen insbesondere der optimistische Erklärungsstil, der dispositionale Optimismus und die Selbstwirksamkeit bzw. Kompetenzüberzeugung. Funktionaler Optimismus kann nach Schwarzer eingeteilt werden in Handlungsüberzeugungen und Überzeugungen in persönliche Ressourcen, was den Handlungs-Ergebnis-Erwartungen und den Selbstwirksamkeitserwartungen sensu Bandura (1977a, 1977b, 1986) entspricht.

4.1.2 Kontrollüberzeugungen

Lange Zeit war das Konzept der Kontrollüberzeugungen der Spitzenreiter unter den gesundheitsbezogenen Kognitionen. Bei Kontrollüberzeugungen handelt es sich um situativ und zeitlich relativ stabile Überzeugungen eines Individuums, wie es durch eigenes Handeln Umweltereignisse beeinflussen kann. Mit dem Konstrukt der Kontrollüberzeugungen ist die Attributionstheorie eng verbunden. Auf die gesamten theoretischen Hintergründe der Attributionstheorie kann hier nicht weiter eingegangen werden. Diesbezüglich wird auf Weiner (1980, 1986, 1988) verwiesen. Allerdings muss in Verbindung sowohl mit dem Konzept der Kontrollüberzeugungen als auch mit dem nachstehenden Konzept der Kompetenzüberzeugung kurz auf eine wesentliche Kernaussage der Attributionstheorie eingegangen werden. Sie besagt, dass Menschen das grundlegende Bedürfnis haben, nach Ursachen besonders für negative oder unerwartete Ereignisse zu suchen. Es liegen vier Attributionsfaktoren vor, die sich wiederum durch drei Dimensionen charakterisieren lassen:
1. die Lokation der Kontrolle unterscheidet internale von externalen Ursachen,
2. die Stabilität differenziert zwischen variablen und stabilen Ursachen, und
3. die Kontrollierbarkeit macht Angaben über das Ausmaß der über ein Ereignis willentlichen Kontrolle einer Person.

Das Konzept des „locus of control of reinforcement" bzw. „locus of control" wurde von Rotter (1954, 1966, 1973, 1975) im Rahmen seiner sozialen Lerntheorie entwickelt. Dieses Konstrukt bezeichnet differentialpsychologisch gesehen generalisierte Erwartungen eines Individuums darüber, ob es durch sein Verhalten wichtige Ereignisse in seinem Leben und seiner Umgebung beeinflussen kann (internale Kontrolle) oder nicht (externale Kontrolle). Weiterhin können mit diesem Konstrukt Handlungssituationen beschrieben und analysiert werden, so dass dieser situative Ansatz mit dem Begriff der Kontrollierbarkeit von Situationen bezeichnet werden kann. Kontrollüberzeugungen werden hauptsächlich in der Sozialisation durch das Beobachtungs- und Modelllernen erworben. Demzufolge kommen genetischen und konstitutionellen Determinanten im allgemeinen nur eine geringe Bedeutung zu.

Um das Konstrukt der Kontrollüberzeugungen empirisch zu ermitteln, entwickelte Rotter den Fragebogen ROT-IE. Dieser Fragebogen lässt vermuten, dass es sich bei dem Konstrukt der Kontrollüberzeugungen um ein eindimensionales typologisches Persönlichkeitskonstrukt handelt mit den beiden Extremausprägungen des internalen versus externalen Individuums. Entsprechende faktorenanalytische Auswertungen konnten diese Vermutung allerdings nicht bestätigen, da sowohl externale wie auch internale Kontrollüberzeugungen auf verschiedenen Kausalfaktoren wie Umwelt, Schicksal, Zufall und Kognitionen wie Anstrengung, Lebenssituationen, Wahrnehmungen beruhen. Während die internale Kontrollüberzeugung relativ eindeutig zu sein scheint in dem Sinne, dass es an dem Menschen selbst liegt, können die externalen Kontrollüberzeugungen noch dahingehend unterteilt werden, dass auf der einen Seite andere Menschen oder aber auf der anderen Seite unpersönliche Mächte, das Schicksal oder Zufälle Kontrolle ausüben (Krampen, 1988).

Personen mit internaler Kontrollüberzeugung scheinen sehr viel angepasster auf gesundheitliche Probleme zu reagieren und sich mehr um ihre Gesundheit zu kümmern, da sie Gesundheit als von ihrem eigenen Verhalten abhängig sehen. Sie unterziehen sich folglich mehr Präventionsprogrammen und Vorsorgemaßnahmen als Personen mit externaler Kontrollüberzeugung. Forschungsergebnisse haben aber gezeigt, dass diese Zusammenhänge nicht so offensichtlich sind, so dass Kontrollüberzeugungen und Gesundheitsverhalten entweder nicht oder wenn, nur ganz schwach zusammenhängen (Mielke, 1982).

Auch Bengel et al. (2001) machen darauf aufmerksam, dass der heutige Forschungsstand zeigt, dass das Konzept der gesundheitsbezogenen Kontrollüberzeugungen doch nicht die Vorhersagekraft besitzt wie ursprünglich angenommen. Kontrollüberzeugungen sind zum einen als relativ stabile Attributionsstile im Sinne eines Persönlichkeitsmerkmals zu verstehen, auf der anderen Seite können sie aber auch als relativ flüchtige situationsspezifische Kognitionen eingeordnet werden.

4.1.3 Kompetenzüberzeugungen - Selbstwirksamkeit

Das Konzept der Kompetenzüberzeugungen/-erwartungen bzw. der Selbstwirksamkeit wurde von Bandura im Rahmen seiner sozialkognitiven Lerntheorie entwickelt, wobei zwischen zwei Wirksamkeitserwartungen, den Selbstwirksamkeitserwartungen (self-efficacy expectations) und den Konsequenzerwartungen (response outcome expectations) unterschieden wird (1977a, 1977b, 1986).

Konsequenzerwartungen sind Kognitionen, die sich auf die wahrgenommene Wirksamkeit, ein Ereignis herbeizuführen oder zu verhindern, richten. Selbstwirksamkeitserwartungen beziehen sich auf die subjektive Verfügbarkeit von Bewältigungshandlungen, die jedoch nicht mit den objektiven, tatsächlich zur Verfügung stehenden Handlungsressourcen übereinstimmen müssen. Da Selbstwirksamkeits- und Konsequenzerwartungen voneinander unabhängig sind, ist es möglich, dass eine Person zwar weiß, dass bestimmte Verhaltensweisen zu einem gewünschten Ergebnis führen, sich aber nicht in der Lage sieht, dieses Verhalten auch ausführen zu können.

Laut Bandura (1986) hängt die Selbstwirksamkeitserwartung mit einem asymmetrischen Attributionsmuster zusammen. Personen mit einer hohen Selbstwirksamkeitserwartung neigen dazu, Erfolg auf Begabung zu attribuieren, Misserfolg jedoch nicht auf Unfähigkeit, sondern auf eine Reihe anderer Faktoren. Personen mit niedriger Selbstwirksamkeitserwartung attribuieren ihren Misserfolg auf fehlende Begabung, ihren Erfolg dagegen nicht auf Begabung.

Bandura (1977a) unterscheidet drei Aspekte einer Selbstwirksamkeitserwartung:
1. Das Ausmaß oder Niveau (magnitude) beschreibt den Schwierigkeitsgrad einer Aufgabe, der sich eine Person mehr oder weniger gewachsen fühlt.
2. Der Allgemeinheitsgrad (generality) bezieht sich auf eine Vielzahl unterschiedlicher Situationen, wobei es z.B. in der Erwartung darum geht, ein Risikoverhalten unter Kontrolle bringen zu können.
3. Die Stärke (strength) gibt den Grad an, zu dem die Person sich sicher ist, tatsächlich über eine eigene Kompetenz zu verfügen.

Selbstwirksamkeitserwartungen können durch direkte, indirekte und symbolische Erfahrung sowie durch Erregungsfeedback erworben werden.

Direkte Erfahrungen kommen durch Situationen zustande, die eine Person erfolgreich meistert und dadurch den Zusammenhang zwischen dem persönlichen Aufwand und den Konsequenzen wahrnimmt und interpretiert. Indirekte oder stellvertretende Erfahrung geschieht durch die Beobachtung einer Person, die eine Aufgabe erfolgreich meistert, wobei die Ähnlichkeit mit der beobachteten Person mit ausschlaggebend ist.

„The greater the assumed similarity, the more persuasive are the models´ successes and failures. If people see the models as very different from themselves, their beliefs of personal efficacy are not much influenced by the models´ behavior and the results it produces" (Bandura, 1997, S. 87).

Selbstwirksamkeitserwartungen, die auf einer stellvertretenden Erfahrung beruhen, sind im allgemeinen schwächer ausgeprägt als solche, die auf eigenen Erfahrungen beruhen. Symbolische Erfahrungen entstehen durch die mitgeteilten Überzeugungen anderer, eine Aufgabe lösen zu können. Die sprachliche Überzeugung wird dabei auch durch eine Reihe anderer Faktoren wie die Glaubwürdigkeit, die soziale Bedeutung, eventuell der Expertenstatus der überzeugenden Person sowie die Qualität der Argumente mitbestimmt (Schwarzer, 1996).

Die Selbstwirksamkeitstheorie ist gekennzeichnet durch eine ausgeprägte Handlungsorientierung. Menschliches Verhalten wird durch Effizienz- und Ergebniserwartung bestimmt. Allerdings genügt die Antizipation eines positiven Ergebnisses keinesfalls, um Verhalten zu ändern. Die Person muss davon überzeugt sein, ein bestimmtes Verhalten auch tatsächlich ausführen zu können. Insofern bildet sich Selbstwirksamkeit durch Erfahrungen des Individuums mit Situationen aus, die erfolgreich bewältigt wurden, was dann wiederum zu angemessenen Bewältigungsstrategien führt.

Ursprünglich wurden Selbstwirksamkeitserwartungen von Bandura selbst als situationsabhängig und nicht als stabile Persönlichkeitsmerkmale verstanden. Neuere Überlegungen gehen in die Richtung, besonders generalisierte Selbstwirksamkeitserwartungen im Sinne einer Persönlichkeitseigenschaft zu sehen (Rotter & Hochreich, 1979, Rotter, 1982; Krampen, 1987, 2000).

Bandura, Taylor, Williams, Mefford und Barchas (1985) und Bandura (1997) fanden heraus, dass die wahrgenommene Selbstwirksamkeit sogar das physiolo-

gische System positiv beeinflussen kann. Ein Ergebnis der Studien war, dass bei Angstpatienten Selbstzweifel zu einem Anstieg der Katecholamine führten, wohingegen der allmählich angemessene Umgang mit der Angst ein Absinken dieses Spiegels zur Folge hatte.
Eine weitere Untersuchung von Bandura (1992) zeigte den Einfluss der Selbstwirksamkeit auf Blutdruck und Herzrate. Die Versuchspersonen gingen innerlich gelassen an Aufgaben heran, von denen sie mit Sicherheit überzeugt waren, sie auch ausführen zu können. Bei Aufgaben, bei denen sie Zweifel hatten, stiegen Herzrate und Blutdruck. Bandura (1997) weist darauf hin, dass die Überzeugung in die Wirksamkeit einer Präventivmaßnahme von der Überzeugung in die eigene Selbstwirksamkeit, diese Maßnahme auch konsequent durchzuführen, zu unterscheiden ist. Diese Tatsache wird seiner Meinung nach oft vernachlässigt. Deshalb haben Präventionsprogramme, die die Risikowahrnehmung durch das Betonen der Gefährlichkeit und der persönlichen Betroffenheit steigern wollen, nur sehr selten zur Folge, dass solche Präventionsmaßnahmen ergriffen werden. Demzufolge sollten Interventions- bzw. Präventionsprogramme, die das Gesundheitsverhalten verändern wollen, auf das Niveau der individuellen wahrgenommenen Selbstwirksamkeit zugeschnitten sein. „Interventions designed to get people to alter their health habits must be tailored to their level of perceived efficacy" (S.280).
Strittmatter (1995) sieht im Konzept der Selbstwirksamkeit einen wesentlichen Prädiktor und einen wichtigen Protektivfaktor für Verhaltensänderungen, was besonders gesundheitsrelevantes Verhalten anbelangt. Auch Schwarzer (1989, 1996, 1997) ist der Meinung, dass im Bereich des Gesundheitsverhaltens die Bedeutung der Selbstwirksamkeit als Prädiktor für gesundheitsrelevantes Verhalten zunimmt. Aus diesem Grund haben die meisten Modelle zum Gesundheitsverhalten die Variable der Selbstwirksamkeit als eine wichtige und einflussreiche Komponente, ohne die eine Erklärung und Vorhersage unmöglich ist, in ihre Theorie integriert.

4.2   Gesundheitsverhalten – theoretische Hintergründe

Bevor auf theoretische Modelle zum Gesundheitsverhalten eingegangen wird, folgt exemplarisch eine Darstellung einiger namhafter Autoren auf dem Gebiet der Gesundheitspsychologie, die erstens Untersuchungen zu diesem Thema durchgeführt und die sich zweitens mit Gesundheitsverhalten theoretisch auseinandergesetzt haben. Gesundheitsverhalten wird somit aus verschiedenen Blickwinkeln beleuchtet.
Am Anfang werden zwei Untersuchungen aus den 60er und 80er Jahren beschrieben. Bereits im Jahre 1954 beschäftigte sich der Amerikaner Koos mit dem Verhalten bezüglich Gesundheit und Krankheit. Er führte eine Untersuchung mit den Bewohnern von Regionville durch hinsichtlich ihrer Arztbesuche,

Krankenhausaufenthalte und der Inanspruchnahme nicht-medizinischer Fachleute wie Apotheker, um in Gesundheits- bzw. Krankheitsfragen beraten zu werden. Die Bevölkerung wurde in drei Klassen eingeteilt, Klasse 1 „the sucessfull people in Regionville" (S.8), Klasse 2 bestehend aus qualifizierten Arbeitskräften mit einem niedrigeren Einkommen und Klasse 3, die sich hauptsächlich aus unqualifizierten Arbeitskräften, die von ständiger Arbeitslosigkeit bedroht waren, zusammensetzte. Ein Ergebnis seiner Untersuchung war, dass Gesundheitsverhalten bzw. „health examination" (S.112) schichtabhängig war, so dass die Mitglieder der Klasse 1 sich mehr um ihre Gesundheit kümmerten als die anderen beiden Schichten. Allerdings sieht Koos „health examination" in diesem Zusammenhang als eine nicht unbedingt regelmäßige und durch eine medizinische Notwendigkeit begründete Untersuchung. „...health examination (1)....(1) Defined as an examination, periodic or not, which is not prompted by a medical condition" (1954, S. 112).

Harris und Guten (1979) führten eine Untersuchung zum gesundheitsförderlichen Verhalten (health-protective behavior, HPB) aus Laiensicht durch, die folgende Ergebnisse zu Tage brachte: Über 70% der Befragten verstanden unter gesundheitserhaltenem Verhalten Ernährungsgewohnheiten, während nur 18,8% darunter das Aufsuchen medizinischer Einrichtungen sahen. Die meisten betrachteten Gesundheitsverhalten als eine eher persönliche denn professionelle Angelegenheit. „...that most HPB does not require or involve contact with the formalized health care system, and that protecting one´s health is apparently a personal rather than a professional matter" (S.22). Die Autoren stießen auf ein sehr interessantes Ergebnis, dergestalt dass sich der Mensch in Eigenverantwortung um seine Gesundheit kümmert, sie als eine persönliche Angelegenheit betrachtet. Dies steht jedoch dem biomedizinischen Modell entgegen, das für sich den Anspruch erhebt, Gesundheit sei alleinige Sache der medizinischen Profession. Anhand einer Clusteranalyse ergaben sich fünf Dimensionen hinsichtlich Gesundheitsverhaltens. An erster Stelle standen Schlaf, Entspannung und gesunde Ernährung, gefolgt von Vorsorgeuntersuchungen beim Arzt sowie das Vermeiden von Rauchen und Alkohol. Das Cluster der Vorsorgeuntersuchungen unterschied sich insofern von den anderen, dass diejenigen Menschen, die regelmäßig zu Vorsorgeuntersuchungen gingen, sich in ihrem Alltag noch lange nicht besonders gesund verhielten. Regelmäßige Vorsorge hat folglich nichts mit Schlafgewohnheiten und Ernährungsverhalten zu tun.

Im Jahre 1966 wurde der Begriff des Gesundheitsverhalten als erstes von Kasl und Cobb definiert. Sie beschrieben Gesundheitsverhalten als jede Aktivität, die eine Person unternimmt, um gesund zu bleiben, um Krankheiten zu verhindern oder rechtzeitig zu erkennen. „*Health behavior* is any activity undertaken by a person believing himself to be healthy, for the purpose of preventing disease or detecting it in an asymptomatic stage." (S.246, Hervorheb.i.Orig.).

Auch Nöldner (1989) postuliert, dass zum Gesundheitsverhalten alle Maßnahmen gehören, die eine Person unternimmt, um ihre Gesundheit zu erhalten und zu fördern. Eine wesentliche Rolle spielt dabei seiner Meinung nach die Inanspruchnahme von Präventionsangeboten und individuelle, präventiv orientierte Verhaltensweisen, um Krankheiten frühzeitig zu erkennen. Auf die Frage, warum sich einige Menschen bezüglich ihrer Gesundheit präventiv verhalten, gibt der Autor sechs Gründe an:

1. Die betreffende Krankheit wird im allgemeinen als gefährlich eingestuft,
2. die Person sieht auch für sich eine Gefährdung,
3. die Person ist in der Lage, angemessen auf die entstehende Angst zu reagieren und sie zu bewältigen, ohne die Situation zu vermeiden,
4. die Person sieht sich in der Lage, durch ihr eigenes Verhalten nach Möglichkeiten der Krankheitsvermeidung zu suchen,
5. die psychischen Kosten und Nutzen werden wahrgenommen und der damit verbundene Aufwand an präventivem Verhalten wird als minimal eingestuft und
6. der Person stehen fachkundige Vertrauenspersonen zur Verfügung, die ihr in Fragen der Bewältigung und Prävention hilfreich zur Seite stehen.

Taylor (1990) fasst die Gründe und Voraussetzungen für Gesundheitsverhalten noch enger und nennt vier gesundheitsbezogene Kognitionen, die jedem Gesundheitsverhalten vorausgehen: (1) Das Vorliegen einer schwerwiegenden Gesundheitsbedrohung, (2) die subjektive Einschätzung einer hohen Verletzbarkeit, (3) der Glauben, selbst etwas gegen diese Bedrohung tun zu können und (4) das Einschätzen dieses Verhaltens als wirksame Maßnahme.

V. Troschke (1998) definiert Gesundheitsverhalten als Verhalten, das nach den jeweiligen medizinischen Erkenntnissen für die Gesundheit eines Individuums förderlich oder schädlich zu werten ist. Im Gegensatz dazu spricht er im Falle von Krankheitsverhalten von Verhaltensweisen, die mit individuellen Beschwerden und Befindlichkeitsstörungen, die als Krankheit angesehen werden, im Zusammenhang stehen. Weiterhin grenzt er von den beiden Begriffen - Gesundheits- versus Krankheitsverhalten - den Terminus des Krankenrollenverhaltens sensu Parsons ab, der das Verhalten eines Individuums in seiner Rolle als Kranker in Bezug auf die Selbst- und Fremdwahrnehmung widerspiegelt. Der Autor erarbeitete drei Erklärungsansätze für Gesundheitsverhalten, indem er Gesundheitsverhalten sowohl als psychologisches als auch als soziologisches und anthropologisches Modell sieht:

- Die Aufgabe der Psychologie besteht darin, Verhalten in Abhängigkeit von Einstellungen und Kenntnissen zu sehen. Daraus ergibt sich die Schlussfolgerung, dass richtiges Wissen und die richtigen Einstellungen auch das richtige Verhalten zur Folge haben. Dieser psychologische Erklärungsansatz besaß nach Meinung des Autors lange Zeit Gültigkeit für die Planung von Präventionsprogrammen in der Gesundheitserziehung und –aufklärung. Es wurde versucht, Wissen zu vermitteln, Einstellungen zu beeinflussen und entsprechendes Verhalten zu trainieren, um das gewünschte Gesundheitsverhalten zu erzielen. Leider waren diese Strategien in der Praxis ineffektiv, wodurch sich auch die Gültigkeit psychologischer Erklärungsansätze als unzureichend erwies.

- Beim soziologischen Erklärungsansatz ist das Gesundheitsverhalten abhängig von sozialen Lebensbedingungen und sozialen Normen. Empirische Untersuchungen zur sozialen Ungleichheit haben nachgewiesen, dass Gesundheitsverhalten von der Schichtzugehörigkeit abhängig ist, wobei die Zuordnung zu einer sozialen Schicht über die Kriterien der Schulbildung, des ausgeübten Berufes und des verfügbaren Einkommens empirisch ermittelt wurde. Ein Ergebnis derartiger Studien war, dass höhere Schulbildung und eine differenzierte Berufstätigkeit für ein aktives Gesundheitsverhalten sprachen. Der Vorteil der soziologischen Betrachtungsweise liegt nach Meinung von v. Troschke darin, dass sich die individuelle Verantwortung für gesundheitsrelevantes Verhalten im Zusammenhang mit den entsprechenden schicht- und gesellschaftsspezifischen Verhaltensspielräumen relativiert.

- Der anthropologische Erklärungsansatz geht davon aus, dass Gesundheitsverhalten als Konsequenz von kulturell vermittelten Wertesystemen zu verstehen ist.

V. Troschke hält die Gesundheitsdefinition der WHO, die Gesundheit als vollständiges körperliches, psychisches und soziales Wohlbefinden bezeichnet, für einen nicht gesunden Menschen nicht zutreffend. Gerade der Kampf gegen Beschwerden, Leiden etc. kann dem Leben einen entsprechenden Sinn geben und die Konfrontation mit Krankheit kann Menschen zu besonderen Leistungen befähigen. Krankheit ist für Betroffene nicht mehr nur mit Tod oder Heilung verbunden. Bei der Erkrankung kann es sich um einen dauerhaften Zustand handeln, mit dem man lernen muss zu leben.

Faltermeier (1991, 1994) kritisiert den Begriff des Gesundheitsverhaltens. Statt dessen verwendet er den Terminus Gesundheitshandeln. Gesundheit ist nicht nur ein Lebensziel, sondern eine fürs Leben wichtige Voraussetzung und gehört deshalb zum alltäglichen und sozialen Handeln dazu. Ob ein Mensch bewusst für seine Gesundheit etwas tut, hängt davon ob, wie wichtig ihm seine Gesundheit ist. Durch die schwere Krankheit eines Familienangehörigen oder Freundes kann das Thema Gesundheit für einen Menschen eine ganz andere Bedeutung bekommen, als für jemanden, der mit solchen Schicksalsschlägen nicht konfrontiert wird. Auf der anderen Seite kann Gesundheitsverhalten resp. -handeln auch bedeuten, dass ein Mensch überhaupt nichts für seine Gesundheit tut, sich sogar noch verschiedenen Risiken, seien sie in der Umwelt oder im eigenen Verhalten begründet, aussetzt (vgl. Faltermeier, 1991, 1994).

Allerdings weist der Autor darauf hin, dass sehr häufig der Begriff präventives Gesundheitsverhalten benutzt wird, um zu verdeutlichen, dass das Individuum noch keine Krankheitssymptome zeigt. In diesem Zusammenhang muss der Zusatz „präventiv" kritisiert werden, da er sich hauptsächlich auf spezifische Krankheiten bezieht und das Präventionsverständnis eher dem medizinischen bzw. pathogenetischen als dem salutogenetischen Modell entspricht. „Präventives Gesundheitsverhalten wird als Verhinderung einer Krankheit und nicht als Erhalt und Förderung von Gesundheit gesehen" (S.132). Dementsprechend wird präventives Gesundheitsverhalten explizit aus der Sicht der Experten bzw. der Ärzte und nicht aus der Perspektive der Laien definiert, so dass bestimmte Risikoverhaltensweisen und von Medizinern festgelegte Vorsorgeuntersuchungen für spezifische Krankheiten, die messbar und damit methodisch in den Griff zu bekommen sind, abgefragt werden.

Nach den eher sozialpsychologisch orientierten Definitionen von Gesundheitsverhalten soll eine Sichtweise vorgestellt werden, die aus dem Bereich der Lebensstilforschung kommt. Einschränkend muss erwähnt werden, dass dieser Ansatz des Gesundheitsverhaltens als soziales Handeln eher als Grundlage für die Entwicklung von bevölkerungs- anstatt von individuumzentrierten Konzepten zu sehen ist. Federführend auf diesem Gebiet ist Abel (1997), der in Anlehnung an ein soziologisches Verständnis von Verhalten im Rahmen sozialer Interaktionen Gesundheitsverhalten als gesundheitliches Handeln bezeichnet. Einerseits ist dieses Handeln durch die gesundheitsbewusste Lebensführung eines Individuums und andererseits durch dessen Einbindung in gesellschaftlich geprägte gesundheitsrelevante Lebensstile geprägt. Soziologische, psychologische und biologische Faktoren stehen bei diesem Ansatz in wechselseitigen Beziehungen und Abhängigkeiten zueinander.
Abel (1992) hat ein solches gesundheitsrelevantes Lebensstilkonzept, das auf der soziologischen Handlungstheorie beruht und einen Wissenschaftsansatz in Public Health darstellt, ausgearbeitet.
„Das Konzept des gesundheitsrelevanten Lebensstils umfasst die Dimensionen gesundheitsbezogener Verhaltensweisen, Einstellungen und dafür bedeutsame soziale Ressourcen. Gesundheitsrelevanter Lebensstil ist das Resultat komplexer Zusammenhänge zwischen diesen Dimensionen" (S.125).
Er verweist jedoch darauf, dass der Lebensstil nicht für alle Personen als identisch gelten kann. Er kann zwar als relativ stabil angesehen werden, verändert sich aber aufgrund der Wechselwirkungen zwischen den einzelnen Dimensionen im Laufe eines Lebens. Es gibt Parallelen zwischen dem soziologisch orientierten Lebensstilkonzept und gesundheitsbezogenen und auf personalen Ressourcen begründeten Verhaltensmodellen in der Gesundheitspsychologie. Das Lebensstilkonzept bezieht sich aber eher auf die Makroebene, wohingegen in der Gesundheitspsychologie zwischen der kognitiven, motorisch-behavioralen und physiologischen Ebene des Einzelnen unterschieden wird (Abel, 1997).

Auf eine andere Form des Gesundheitsverhaltens soll ebenfalls kurz eingegangen werden, obwohl sie in keinerlei Zusammenhang zu den bisher vorgestellten theoretischen Ausführungen steht. Wellness und Fitness sind Schlagworte, die in fast jedem Gesundheitsratgeber zu finden sind. Der Mensch wird hier als aktiv Handelnder betrachtet, der etwas für seine Gesundheit tun soll. Ganze Industriezweige haben diesen Boom für sich entdeckt, viele Urlaubsanbieter locken mit einem Wellness-Urlaub. Die Musikindustrie verkauft massenweise CDs mit Entspannungsmusik, Entspannungsgetränke sollen dem gestressten Menschen helfen, seine innere Ruhe zu finden. Entsprechende Fitness-Programme werden von immer mehr Arbeitgebern für ihre Mitarbeiter angeboten. Auf diese Weise soll die Arbeitskraft des Mitarbeiters erhalten bleiben, sein Gesundheitsverhalten verändert und gefördert werden. Das Universitätsklinikum Düsseldorf (2004) hat kürzlich für seine Angestellten eine kleine Broschüre zusammengestellt, die mehr Spaß und Wohlbefinden durch Bewegung proklamiert. Diverse Übungen und Trainingseinheiten, aber auch Ernährungsvorschläge sollen das Bewusstsein über und Interesse an der Gesundheit wecken.

Allerdings geht die Fitness-Welle noch einen Schritt weiter und spricht von einem bis ins hohe Alter durch und durch gesunden Menschen, wenn entsprechende Programme und Trainings regelmäßig durchgeführt werden. „Forever young", das Erfolgsprogramm des Gesundheitspapstes Dr. Strunz (2003) für körperliche und geistige Höchstleistung empfiehlt mit einem entsprechenden Lauftagebuch, sich jung zu laufen, sich jung zu essen und sich jung zu denken. Viele tausend Menschen sind von seinen Vorträgen und Seminaren begeistert und eifern ihm nach. Auf die Gefahren, die sich hinter einem solchen Programm verbergen, kann im Rahmen dieser Arbeit nicht eingegangen werden. Aber meiner Meinung nach ist nicht unter Gesundheitsverhalten zu verstehen, dass der Mensch versucht, in einer Art Jugendwahn, dem Alterungsprozess zu entgehen und dabei Gefahr läuft, durch übermäßige Trainings seine Gesundheit aufs Spiel zu setzen. Ob hier der Mensch und seine Gesundheit tatsächlich im Vordergrund stehen und inwieweit kommerzielle Interessen das Gesundheitsverhalten und – bewusstsein für sich ausnutzen, sei dahingestellt.

4.2.1 Handlungstheoretische Erklärungsansätze

Da das Konzept der Selbstwirksamkeit einen wesentlichen Teil dieser Arbeit darstellt und die Selbstwirksamkeitstheorie durch eine ausgeprägte Handlungsorientierung gekennzeichnet ist, soll näher auf handlungstheoretische Ansätze zum Gesundheitsverhalten eingegangen werden, zumal die meisten Modelle zum Gesundheitsverhalten Komponenten dieser Theorienfamilie beinhalten und voraussetzen.

Wenn man sich mit Handlungstheorie im allgemeinen beschäftigt, stellt man fest, dass dieser Begriff eine Bezeichnung für eine Vielzahl wissenschaftlicher

Konzepte darstellt, die erst durch ihre Spezifikationen fassbar gemacht werden können. Handlungstheorien, die das Individuum als bewusst handelndes Subjekt mit in die Analysen einbeziehen, stehen den behavioristischen Modellen gegenüber, die menschliches Verhalten als reine Reaktion auf bestimmte Ereignisse betrachten. Deshalb wurde bei der Gegenüberstellung von behavioristischer und kognitivistischer Forschung von der kognitiven Wende gesprochen. Allerdings ist laut Krampen (2000) diese Aussage nicht ganz korrekt, da bereits Ach, Lewin, Tolman und Rotter eine Forschung betrieben haben, die behavioristische und gestaltpsychologische Aspekte miteinander verknüpfte und somit die Grundlagen für eine kognitivistische Forschung legte.

Greif (1983) hat das Ziel und den Zweck der Handlungstheorie dahingehend beschrieben, dass es in der Handlungstheorie darum geht, „wie der Mensch in zielgerichteter, denkender und planender Auseinandersetzung mit seiner Umwelt handelnd seine Umgebungsbedingungen verändert und dabei gleichzeitig seine eigene Persönlichkeit entwickelt" (S.88).

Allmer (1989) versteht Gesundheitsverhalten in erster Linie als Handlungsintention. „Gesundheit als Handlungsintention meint erstrebenswerte, aber noch nicht realisierte, d.h. antizipierte Person-Umwelt-Bezüge, die durch den Einsatz bestimmter Verhaltensweisen verwirklicht werden sollen" (S.31). Da Gesundheit und gesundheitsbezogenes Handeln in Wechselbeziehung zwischen Person und Umwelt stehen, ist das Handeln mit der Absicht verbunden, etwas für die Gesundheit zu tun oder aber auch eine Handlung zu unterlassen. Deshalb muss zwischen kompensatorischer und präventiver Handlungsintention unterschieden werden. Bei der kompensatorischen Handlungsintention soll gesundheitsbeeinträchtigendes Verhalten reduziert oder abgebaut werden, wohingegen die präventive Handlungsintention darauf abzielt, gesundheitsförderliche Verhaltensweisen aufrecht zu erhalten oder zu stabilisieren.

„Die Bildung kompensatorischer Handlungsintentionen überwiegt eindeutig gegenüber der Bildung präventiver Handlungsintentionen, denn die meisten Menschen wollen erst dann etwas für die Gesundheit tun, wenn sie Beschwerden wahrnehmen" (Allmer, 1997, S.68).

Gesundheit ist deshalb beeinflussbar, dergestalt dass jeder Mensch aktiv auf seine Gesundheit einwirken kann. Gesundheit wird aber erst dann zur Handlungsintention, wenn der jetzige Gesundheitszustand als nicht mehr zufriedenstellend angesehen wird oder wenn er noch nicht erreicht wurde. Dementsprechend differenziert Allmer (1989) gesundheitsbezogene Handlungsintentionen folgendermaßen:

1. Gesundheit als Handlungsziel bedeutet, dass die Handlung durch ein Ergebnis, das erreicht werden soll, antizipiert wird.
2. Gesundheit als Handlungszweck meint, dass mit dem Ergebnis einer gesundheitsbezogenen Handlung Effekte angestrebt werden, die aber nicht notwendigerweise auftreten müssen.

3. Gesundheit als Handlungssinn weist auf die verinnerlichte gesellschaftliche Grundvorstellungen eines jeden Menschen hin, die dieser als für ihn bedeutsam und verbindlich erlebt.

„Gesundheitsrelevante Handlungen sind somit zielgerichtet, zweckbestimmt und sinngeleitet" (S.32).

Die Intentionsbildung zu einem bestimmten Gesundheitsverhalten wird einem subjektiven Bewertungsprozess unterzogen. Obwohl gesundheitsrelevante Handlungen zielgerichtet, zweckbestimmt und sinngeleitet sind, impliziert dies nicht, dass diese Intentionen immer gleichzeitig auf den oben genannten drei Ebenen bewusst repräsentiert sind. Auf die Phase der Handlungsintention folgt die Phase der Intentionsbildung, die Phase der Absichtsbildung, der Vorsatzbildung, der Intentionsinitiierung, der Intentionsbeibehaltung und der Intentionsbeendigung (zum Ablauf der einzelnen Phasen vgl. Heckhausen, 1985).

Eine wichtige Rolle spielt hierbei die Intentionskalkulation, bei der die in Frage kommenden Intentionen je nach subjektiver Bedeutsamkeit gegeneinander abgewogen und eingeschätzt werden. Dabei ist es nicht wichtig, ob eine Einschätzung an eine Realisierung des Verhaltens gebunden ist. Es geht allein um den Wunsch eines Individuums, an seinem Gesundheitsverhalten etwas zu verändern. Wichtig ist dabei allerdings nach Meinung des Autors, inwieweit eine Person normativ davon überzeugt ist, gesund zu sein und wie sie die eigene Bedrohung und Anfälligkeit gegenüber Krankheiten einschätzt (vgl. Becker, 1974; Fishbein & Ajzen, 1975; Rogers, 1975).

Verschiedene Handlungsintentionen zur Verfügung zu haben, bedeutet aber noch nicht, eine dieser Handlungen auch in die Tat umzusetzen. An erster Stelle steht der Vorsatz, eine dieser Intentionen zu verwirklichen. Nach dem Konzept von Miller, Galanter und Pribram (1960, 1973) wird der gefasste Vorsatz als eine noch nicht ausgeführte, aber bereits entwickelte Handlung verstanden. Der Auswahlprozess der Handlungsalternative und die Bildung des Vorsatzes, diese Handlung auch tatsächlich auszuführen, wird von der Aufwandkalkulation und der Effektkalkulation bestimmt. Die Aufwandkalkulation wägt ab, welche zeitlichen, organisatorischen und psychophysischen Anstrengungen unternommen werden müssen, um die Handlung auszuführen. Die Effektkalkulation setzt sich mit der Abschätzung der positiven und negativen Konsequenzen auseinander, die die in Frage kommende Handlung vermutlich nach sich ziehen könnte. Diese Kalkulationsprozesse laufen nicht unabhängig voneinander ab, sondern sind in einer sogenannten Aufwand-Effekt-Relation aufeinander bezogen. Es wird diejenige Handlungsalternative bevorzugt, die eine günstige Aufwand-Effekt-Relation aufweist, d.h. dem Effekt wird mehr Bedeutung beigemessen als dem Aufwand. Folglich liegen Modellen zum Gesundheitsverhalten Annahmen der Erwartungs-Wert-Theorien zugrunde, einer Theoriengruppe, die nach gängigem Sprachgebrauch den psychologischen Handlungstheorien zugeordnet ist.

Für die Umsetzung von gesundheitsrelevanten Handlungsintentionen in reales Gesundheitsverhalten sind nach Allmer (1989) ferner Willensstärke und eine optimale Basisaktiviertheit notwendig, die zum einen einer Handlungsausführung entgegenstehen und sich zum anderen auf die allgemeine Aktiviertheit einer Person beziehen. Eine ungünstige Basisaktiviertheit besteht z.B. dann, wenn eine Person von Schwunglosigkeit oder Ungeduld geleitet wird.

Ob ein Wunsch, sein Gesundheitsverhalten zu verändern, in eine Absicht umgewandelt wird, hängt des weiteren von der subjektiven Bewertung ab, wie kontrollierbar dieser Wunsch ist. Gesundheitsbezogene Kognitionen wie Kontrollüberzeugungen geben Auskunft darüber, ob eine Person entweder Gesundheit für beeinflussbar hält (internale Kontrolle) oder ob sie Gesundheit als einen von außen gesteuerten biologischen Vorgang auffasst (externale Kontrolle). Zum anderen zählen zu diesen Kontrollüberzeugungen laut Allmer (1997) auch die subjektiven Kontrollüberzeugungen bzw. die individuellen Kontrollmöglichkeiten im Sinne von Banduras Selbstwirksamkeitserwartung, d.h. die Überzeugung einer Person, durch eigenes Handeln eine Situation kontrollieren zu können, ohne jedoch bereits über konkrete Handlungspläne zu verfügen.

Nach Fuchs et al. (1989) wird ein bestimmtes Gesundheitsverhalten erst dann initiiert und aufrechterhalten, wenn eine Person ihre Gesundheit für wichtig erachtet, sich subjektiv für anfällig hält, davon überzeugt ist, dass ein bestimmtes gesundheitsrelevantes Verhalten aufrechterhalten werden kann und sich in der Lage sieht, ein solches Verhalten auch auszuführen. Diese Grundvoraussetzungen sind für das Auftreten eines entsprechenden Gesundheitsverhaltens notwendig. Motivation und Volition stellen zwei wichtige Voraussetzungen für gesundheitsrelevante Verhaltensweisen dar, so dass die Autoren diesbezüglich auf die theoretischen Ausführungen von Heckhausen (1989) verweisen. Dieser postuliert, dass Motivation auf der Bildung von Vorsätzen beruht, die von subjektiver Bedeutsamkeit, Gesundheitswissen, normativen Überzeugungen und soziokulturell vermittelten Einstellungen geprägt sind. Unter Volition versteht Heckhausen die Ausführung und Aufrechterhaltung von Handlungen, die auf vorher gefassten Vorsätzen beruhen. Die Volitionsphase wird unterteilt in die präaktionale, die aktionale und postaktionale Phase. Die präktionale Phase umfasst die sofortige instrumentelle Handlungsplanung, in der aktionalen Phase wird die gerade ablaufende Handlung kontrolliert. Die postaktionale Phase beinhaltet die Handlungsbewertung. Diese Aufteilung in verschiedene Phasen ist deshalb von Bedeutung, weil sie von Schwarzer (1996) für sein sozial-kognitives Prozessmodell gesundheitlichen Handelns übernommen wurde.

Fuchs et al. (1989) sehen in Bezug auf das Gesundheitsverhalten die Hauptschwierigkeiten bei der Handlungsinitiierung und nicht bei der Intentionsbildung, wobei die Handlungsinitiierung eine Funktion der Volitionsstärke ist. Ebenso spielt die „Fähigkeit zum Belohnungsaufschub" (S.16) eine wesentliche Rolle. Darunter wird das Aufschieben von sofortigen Belohnungen wie Rauchen nach dem Essen etc. zugunsten längerfristiger Belohnungen verstanden. Genau hier liegt für den Gesundheitsbereich das Hauptproblem, da langfristige Belohnungen wie das Verhindern eines Herzinfarktes als nichteintretende Bestrafungen verstanden werden. Aus diesem Grund ist es nach Ansicht der Autoren wichtig, nicht die Angst vor einem Verlust an körperlicher Unversehrtheit zu schüren, sondern zu versuchen, positive Gesundheitskonzepte in das Selbstschema zu integrieren. Selbstschema wird in diesem Zusammenhang als „die kognitive Repräsentation bestimmter Aspekte der eigenen Person" (S.18) verstanden.

Unter den Experten besteht ein Konsens hinsichtlich der Definition von Gesundheitsverhalten trotz der Heterogenität des Gesundheitsbegriffes. Es zeigt sich allerdings, dass sich Gesundheitsverhalten noch immer am Modell medizinischer Risikofaktoren orientiert bzw. das medizinische Modell weiterhin als Maßstab für Gesundheitsverhalten gilt. Ein Grund für diese Anbindung an das medizinische Modell mag die klare Operationalisierung der Verhaltensweisen und damit die leichtere Konzeptualisierung von Skalen sein, die Gegenstand von Untersuchungen zum Gesundheitsverhalten sind. Dagegen ist die Abbildung positiver Konzepte des Gesundheitsverhaltens mit Berücksichtigung aller sozialen, kulturellen und ökologischen Faktoren mit einfachen Skalen kaum möglich. Das führt dazu, dass Gesundheitsverhalten zu einem „Regenschirmkonstrukt" (Belz-Merk, 1995, S.29) wird. Unter den Begriff Gesundheitsverhalten werden alle Verhaltensweisen subsumiert, die eine Person, die sich ansonsten gesund fühlt, ausführt, um ihre Gesundheit zu erhalten oder zu fördern.

4.3 Modelle des Gesundheitsverhaltens

In Anlehnung an Dlugosch (1994) sollen die nachstehend beschriebenen Modelle des Gesundheitsverhaltens eingeteilt werden in Modelle der Analyse und Vorhersage von Gesundheitsverhalten (Kap. 4.3.1) und in Modelle der Veränderung von Gesundheits- und Risikoverhalten (Kap. 4.3.2.). Die letzteren lassen sich wiederum unterteilen in Intentions- (Kap. 4.3.2.1) und Prozessmodelle (Kap. 4.3.2.2).

4.3.1 Modelle der Analyse und Vorhersage von Gesundheitsverhalten

4.3.1.1 Modell gesundheitlicher Überzeugungen - Health Belief Model

Das Health Belief Model von Becker (1974) und Rosenstock (1974) sollte ursprünglich klären, warum empfohlene medizinische Vorsorge- und Früherkennungsmaßnahmen so selten in Anspruch genommen werden (Faltermeier, 1994; Stroebe & Stroebe, 1998). Es ist entscheidungstheoretisch orientiert und postuliert, dass dem individuellen Gesundheits- und Inanspruchnahmeverhalten von

Präventionsmaßnahmen ein rationaler Entscheidungsprozess zugrunde liegt. Individuen zeigen nur dann präventives Gesundheitsverhalten, wenn der Nutzen dieses Verhaltens die damit verbundenen Kosten übersteigt.
Diese Entscheidungsfindung durchläuft folgende Phasen:
- Die wahrgenommene Anfälligkeit gegenüber der Erkrankung und ihrer Auswirkungen bzw. die subjektive Verwundbarkeit: Menschen unterscheiden sich voneinander in der Wahrnehmung einer besonderen Anfälligkeit für eine Erkrankung, indem auf der einen Seite das persönliche Erkrankungsrisiko gänzlich verneint wird oder aber auf der anderen Seite von einer hochgradigen Gefährdung ausgegangen wird. Daraus folgt, dass sich Menschen mit einem subjektiv wahrgenommenen großen Risiko in Bezug auf ihre Gesundheit auch eher präventiv verhalten.
- Die wahrgenommene Gefährlichkeit einer Erkrankung bzw. der erlebte Schweregrad von Symptomen: Ein Individuum wird umso bereiter für präventives Verhalten sein, je negativer und gefährlicher es eine Krankheit hinsichtlich ihrer körperlichen und sozialen Konsequenzen einschätzt. Allerdings wird die objektive Gefährdung durch Krankheiten oftmals unterschätzt im Sinne eines unrealistischen Optimismus (vgl. Kap. 4.1.1), so dass keinerlei Motivation besteht, entsprechende Gesundheitsmaßnahmen zu ergreifen.
- Die wahrgenommene Wirksamkeit bzw. der Nutzen eines präventiven Verhaltens respektive das Vorhandensein einer wirksamen Gegenmaßnahme: Um so überzeugter ein Individuum ist, dass das präventive Verhalten für ihn von Nutzen sein kann, um so eher wird es zu einem solchen Verhalten bereit sein.
- Die wahrgenommenen Kosten und Aufwendungen hinsichtlich psychologischer, aber auch finanzieller Aspekte, die für das Präventivverhalten notwendig sind: Ein Individuum kann zwar von der Wirksamkeit präventiven Verhaltens überzeugt sein, die individuellen Barrieren sind ihm aber zu hoch, die empfohlene Maßnahme zu ergreifen. Solche Barrieren können finanzieller Natur sein. Es kann aber auch vorkommen, dass z.B. bestimmte Untersuchungsmethoden für den Betroffenen zu unangenehm, vielleicht sogar schmerzhaft oder aber mit großen Ängsten verbunden sind. Lange Wartezeiten beim Arzt können genauso eine Rolle spielen wie die Tatsache, für eine bestimmte Zeit seine soziale Rolle (z.B. im Beruf, in der Familie) nicht ausüben zu können (Hornung, 1997).
- Handlungsanreize bzw. Handlungsanstöße: Diese Variable wurde dem Modell erst später hinzugefügt und impliziert einen Anstoß, der letztendlich zum konkreten gesundheitsförderlichen Verhalten führt. Bei diesen Handlungsanreizen kann es sich um interne (z.B. die Wahrnehmung von Symptomen) oder externe (durch Gespräche mit dritten, durch Medien) Anstöße handeln (Becker, 1974).

- Demographische und strukturelle Variablen: Auch diese Variablen fügte Becker (1974) erst später hinzu, um die jeweiligen Lebensumstände und -situationen zu beschreiben.

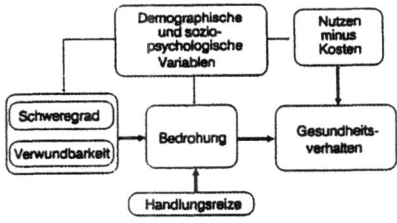

Abb.1: Modell gesundheitlicher Überzeugungen nach Schwarzer (1996, S. 55).

Nach diesem Modell wird präventives Verhalten dann gezeigt, wenn die wahrgenommene Gefährlichkeit einer und Gefährdung durch eine Krankheit mittels eines bestimmten Gesundheitsverhaltens reduziert werden kann. Der Nutzen dieses Verhaltens muss allerdings größer sein als die dazu notwendigen Kosten und Aufwendungen. Die Kosten-Nutzen-Analyse bzw. die Abwägung von Wirksamkeit und Kosten des präventiven Verhaltens ist bestimmend für die subjektive Einschätzung des Gesundheitsverhaltens in Bezug auf eine Reduktion der Bedrohung durch eine Krankheit. Während diese rationale Kosten-Nutzen Analyse zu einer Erhöhung der Handlungsbereitschaft führt, haben die Handlungsanreize wie z.B. körperliche Symptome zur Folge, dass diese Handlung auch konkret durchgeführt wird. Präventives Gesundheitsverhalten wird nach diesem Modell durch ausreichende Informationen gefördert. Unzureichende Informationen, finanzielle Kosten und lange Wartezeiten führen dagegen dazu, dass entsprechende Präventionsprogramme nicht in Anspruch genommen werden.

Das Modell gesundheitlicher Überzeugungen bildet die Basis für andere Modelle des Gesundheitsverhalten, wurde jedoch auch von verschiedenen Seiten kritisiert.

Strittmatter (1995) weist in ihrer Kritik auf zahlreiche empirische Untersuchungen hin, die zeigen, dass die Korrelationen zwischen den oben beschriebenen Variablen und dem tatsächlich ausgeführten Verhalten sehr gering sind oder sogar überhaupt nicht existieren. Nichtsdestoweniger erfreut sich dieses Modell immer noch einer großen Beliebtheit.

Faltermeier (1991, 1994) geht in seiner Kritik an diesem Modell besonders auf die kognitivistisch-rationalistische Orientierung ein, die emotionale Einflüsse unberücksichtigt lässt. „Es wird eine zweckrational handelnde Person mit ökonomischem Handlungskalkül unterstellt, alle emotionalen Einflüsse werden ignoriert" (1991, S.49). Gesundheitsrelevantes Verhalten kann seiner Meinung nach aber auch irrational sein und somit keineswegs eine bewusste Entscheidung darstellen. Früh erlernte Gewohnheiten und die jeweiligen Lebensaktivitäten eines Individuums beeinflussen Gesundheitsverhalten, werden aber in diesem Modell vernachlässigt. Des weiteren sind die gesundheitsbezogenen Überzeugungen (beliefs) zu statisch angelegt und berücksichtigen deshalb die Dynamik von gesundheitsbezogenen Einstellungen zu wenig. „Die Dynamik und Veränderbarkeit des kognitiven Prozesses, der zu gesundheitsbezogenen Aktivitäten führt, wird damit jedoch unterschätzt" (1994, S.76). Der Autor schließt sich der oben erwähnten Kritik von Strittmatter an und führt kritisch an allen Modellen zum Gesundheitsverhalten an, die in der Tradition des Modells gesundheitlicher Überzeugungen stehen, dass er die empirische Aussage- und Vorhersagekraft für unbefriedigend und sehr beschränkt in Bezug auf Gesundheitsverhalten hält.

Stroebe und Stroebe (1998) kritisieren an diesem Modell den Umstand, dass gesundheitsrelevantes Verhalten häufig überhaupt nichts mit Gesundheit zu tun hat. Sie führen als Beispiel die Gewichtsreduktion von Übergewichtigen an, die abnehmen wollen, nicht um etwas für ihre Gesundheit zu tun, sondern weil sie allein um ihr Aussehen besorgt sind. Außerdem vernachlässigt das Modell wichtige Einflussfaktoren anderer Modelle wie die Selbstwirksamkeit, die wahrgenommene Verhaltenskontrolle sowie soziale und subjektive Normen.

Schwarzer (1992) würdigt zwar die Bedeutung dieses Modells als Ausgangspunkt vieler anregender Diskussionen über Gesundheitsverhalten, bemängelt aber das Fehlen von mindestens zwei wichtigen kognitiven Faktoren, der verhaltensbezogenen Intentionen und der Selbstwirksamkeitserwartung. Er weist darauf hin, dass die Autoren des Modells gesundheitlicher Überzeugungen die Selbstwirksamkeitserwartungen als ein Bestandteil der Kosten- und Nutzenfaktoren sehen, hält diese Annahme aber für weithergeholt. Er stimmt der Schlussfolgerung der Autoren dieses Modells zu, dass das Konzept der Selbstwirksamkeit fehlt, ihm demzufolge zukünftig entsprechend mehr Beachtung geschenkt werden muss.

4.3.2 Modelle der Veränderung von Gesundheits- und Risikoverhalten

4.3.2.1 Intentionsmodelle

Bei diesen Modellen stehen Intentionen im Vordergrund, die gesundheitsbezogenes Verhalten und seine Veränderungen erklären sollen. Hierunter fallen die Theorie der Handlungsveranlassung und ihre revidierte Form, die Theorie des geplanten Verhaltens.

4.3.2.1.1 Theorie der Handlungsveranlassung - Theory of Reasoned Action (REACT- Theorie)

Bei der „Theory of reasoned action" (Fishbein & Ajzen, 1975; Ajzen & Fishbein, 1980), Theorie des überlegten Handeln oder Theorie der Handlungsveranlassung (Schwarzer, 1996) handelt es sich um ein allgemeines sozialpsychologisches Verhaltensmodell aus der Tradition der Erwartungs-Wert-Theorien, das zur Vorhersage einer Bandbreite von Verhaltensweisen dient. Ursprünglich wurde die Theorie der Handlungsveranlassung entwickelt, um den Zusammenhang zwischen Einstellung und Verhalten aufzuklären, indem sie unterstellt, dass Menschen im Einvernehmen mit ihren Absichten handeln. Die Anwendung der Theorie war ausdrücklich nicht für den Gesundheitsbereich vorgesehen (Ajzen & Fishbein, 1980).

Die verschiedenen Konstrukte der Theorie sind motivational begründet. Vorläufer eines jeden Verhaltens ist die Intention, das in Frage kommende Verhalten auch auszuführen. Je stärker die Intention ist, um so größer ist die Wahrscheinlichkeit, dass es zu dem bestimmten Verhalten kommt. „The stronger a person's intention, the more the person is expected to try, and hence the greater the likelihood that the behavior will actually be performed" (Ajzen & Madden, 1986, S. 454).

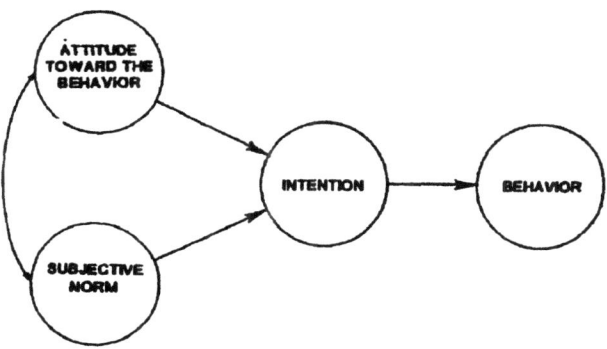

Abb. 2: Theory of reasoned action (Ajzen & Madden, 1986, S. 454).

Die Theorie der Handlungsveranlassung beinhaltet zwei konzeptuell voneinander unabhängige Determinanten, die die Intention beeinflussen. Bei der einen handelt es sich um die auf das Verhalten bezogene Einstellung (attitude toward the behavior), bei der anderen um die subjektive Norm (subjective norm), einem Faktor, der den sozialen Druck bezeichnet, ein bestimmtes Verhalten auszuführen oder nicht. Die Theorie postuliert, dass Verhalten eine Funktion von bedeutsamen Informationen oder Überzeugungen (beliefs) ist, die sich auf das Verhalten beziehen. Verhaltensbezogene Einstellung und subjektive Norm beruhen auf kognitiven Prozessen, den verhaltensbezogenen Überzeugungen (behavioral beliefs) und den normativen Überzeugungen (normative beliefs) als persönliche Überzeugungen. Die verhaltensbezogenen Überzeugungen bewerten das Ergebnis und die Konsequenzen einer Handlung und beeinflussen das Verhalten je nach positiver oder negativer Einschätzung. Normative Überzeugungen beschäftigen sich mit der Wahrscheinlichkeit, dass wichtige Bezugspersonen das Verhalten billigen oder missbilligen könnten. Im Unterschied zu den subjektiven Normen, die sich auf den allgemeinen sozialen Druck bzw. den signifikanten Anderen sensu Mead (1950) beziehen, sind die normativen Überzeugungen an bestimmte, für die Person wichtige Individuen gebunden. Des weiteren verbindet jede persönliche Überzeugung mit dem Verhalten ein bestimmtes Ergebnis oder die Kosten und Nutzen, die durch die Handlung entstehen können. Persönliche Einstellungen und subjektive Normen in Bezug auf ihre Wichtigkeit werden somit gegeneinander abgewogen, um letztendlich die Intentionen und dementsprechend die sich daraus ergebenden Handlungen zu bestimmen (Ajzen & Madden, 1986).

Um das Verhalten einer Person zu beeinflussen, müssen in erster Linie diese Überzeugungen geändert werden, da sie je nach ihrer Gewichtung auf die jeweiligen Einstellungen gegenüber eines bestimmten Verhaltens Einfluss nehmen.

„To influence a person's behavior, therefore it is necessary to change these primary beliefs. By producing sufficient change in primary beliefs we should be able to influence the person's attitude toward performing the behavior or her subjective norm with respect to it. Depending on their relative weights, changes in these components should then lead to changes in intentions and actual behavior" (Ajzen & Fishbein, 1980, S. 239).

Die Autoren räumen ein, dass trotz der Erfolge der Theorie der Handlungsveranlassung einige Probleme ungelöst bleiben, vor allen Dingen die Frage, wie der Übergang zwischen ausgesprochenen Intentionen und tatsächlichem Verhalten abläuft. Eine wichtige Rolle spielt dabei die Tatsache, dass das Verhalten vollständig von der Person kontrolliert werden muss, wenn die Person bewusst entscheiden will, ob sie das Verhalten ausführt oder nicht. „A behavior may be said to be *completely* under a person's control if the person can decide at will to perform it or not to perform it" (S.455, Hervorheb.i.Orig.). Die Theorie der Handlungsveranlassung, die die Intention als alleinigen Prädiktor für Verhalten vorsieht, ist nicht genügend aussagekräftig, wenn die Kontrolle über das Verhaltensziel mangelhaft ist. „...that the theory of reasoned action, which relies on intention as the sole predictor of behavior, will be insufficient whenever control over the behavioral goal is incomplete" (S.456).

4.3.2.1.2 Theorie des geplanten Verhaltens - Theory of Planned Behavior

Aus diesem Grund wurde die Theorie des geplanten Verhaltens (Ajzen & Madden, 1986; Ajzen, 1988, 1991) als eine Verbesserung der Theorie der Handlungsveranlassung entwickelt, um Verhalten, über das eine Person in nur begrenzter Weise Kontrolle hat, vorhersagen zu können. Es wird nicht nur die Intention berücksichtigt, sondern das Ausmaß der wahrgenommenen Kontrolle, die die Person über das in Frage kommende Verhalten hat, wird ebenfalls mit in Rechnung gestellt.

Unter den Überzeugungen, die letztendlich die Intention und das Handeln bestimmen, gibt es eine Reihe von Überzeugungen, die das Vorhandensein oder das Fehlen von erforderlichen Gelegenheiten und Ressourcen beinhalten. Je mehr eine Person davon überzeugt ist, viele dieser Quellen zur Verfügung zu haben und je geringer sie die Hindernisse bei der Durchführung des Verhaltens einschätzt, um so größer ist ihre Überzeugung, das Verhalten kontrollieren und beeinflussen zu können. Diese Überzeugungen der Kontrollierbarkeit haben ihren Ursprung zum Teil in der Erfahrung mit vergangenem Verhalten, sie werden aber auch durch Informationen durch Dritte, durch Erfahrungen von Bekannten und Freunden und durch andere Faktoren, die die wahrgenommene Schwierigkeit der Verhaltensausführung vermindern oder vergrößern, beeinflusst. Diese wahrgenommene Kontrolle ist vergleichbar mit Banduras Konzept der Selbstwirksamkeitsüberzeugung (1977a, b, 1986). Die Theorie des geplanten Verhaltens setzt aber dieses Konzept in einen allgemeineren Bezugsrahmen von Überzeugungen, Einstellungen, Intentionen und Verhalten.

Abbildung 3 stellt die Theorie in Form eines strukturellen Diagramms dar, wobei zur Vereinfachung mögliche Feedbackeffekte des Verhaltens auf die vorausgegangenen Variablen nicht mit berücksichtigt wurden. Ebenso wie bei der Theorie der Handlungsveranlassung ist auch hier der zentrale Faktor die Intention einer Person, ein bestimmtes Verhalten ausführen zu wollen. Es wird davon ausgegangen, dass die Intentionen die motivationalen Faktoren beinhalten, die das Verhalten beeinflussen. Auch hier gilt wieder die Regel: je größer die Intention, ein bestimmtes Verhalten auszuführen, um so wahrscheinlicher ist auch das konkrete Auftreten.

Die Autoren weisen jedoch darauf hin, dass eine Intention nur dann in ein Verhalten mündet, wenn das in Frage kommende Verhalten wissentlich kontrolliert wird, das heißt, wenn eine Person entscheiden kann, ob sie das Verhalten auch ausführen möchte oder nicht. Obwohl viele Verhaltensweisen diesen Kontrollanspruch erfüllen, hängt die konkrete Ausführung von Verhalten von nichtmotivationalen Faktoren wie der Verfügbarkeit von erforderlichen Gelegenheiten und Ressourcen beispielsweise in Form von Zeit und Geld ab. Diese Faktoren repräsentieren die tatsächliche Kontrolle über das Verhalten. Zusammengefasst bedeutet dies, dass die konkrete Verhaltensausführung sowohl von der Motivation in Form der Intention als auch von der Kontrollierbarkeit, d.h. von der Fähigkeit, dieses Verhalten auch ausführen zu können, abhängt.

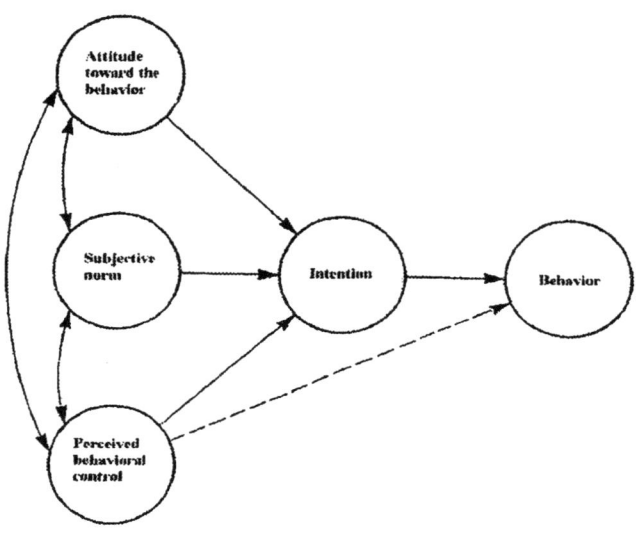

Abb. 3: Theory of planned behavior (Ajzen, 1991, S. 182).

Schwarzer (1996) kritisiert an dieser Theorie, dass sie nicht deutlich zwischen wahrgenommener und tatsächlicher Kontrolle unterscheidet, so dass der Begriff der „perceived behavioral control" beides umfasst. Des weiteren handelt es sich seiner Meinung nach bei diesem Begriff um eine nicht-motivationale Komponente im Gegensatz zu Bandura, der die Selbstwirksamkeitserwartung als eine Kognition bezeichnet, die die subjektive Verfügbarkeit unterstreicht und sie deshalb zu den motivationalen Verhaltensdeterminanten zählt. Es bleibt nach Schwarzer (1992) ungeklärt, in welchem Ausmaß die wahrgenommene Kontrolle über das Verhalten Ähnlichkeiten mit der Selbstwirksamkeitserwartung aufweist, da die Autoren zwar auf gewisse Gemeinsamkeiten hinweisen, von dem eigentlichen psychologischen Konzept der Selbstwirksamkeit aber abweichen. Zusammenfassend bezeichnet Schwarzer die Theorie des geplanten Verhaltens als „noch unausgereift" (1996, S. 60).

4.3.2.2 Prozessmodelle

Bei diesen Modellen werden Komponenten aus dem Modell gesundheitlicher Überzeugungen (Schwere der Erkrankung, Vulnerabilität), der Theorie der Handlungsveranlassung (Verhaltensintention) und aus dem Konzept der Selbstwirksamkeit/Kompetenzüberzeugung miteinander verbunden. Zu diesen Modellen zählen die Theorie der Schutzmotivation und das sozial-kognitive Prozessmodell gesundheitlichen Handelns.

4.3.2.2.1 Theorie der Schutzmotivation - Protection Motivation Theory

Die Theorie der Schutzmotivation ist ebenfalls der Familie der Erwartungs-Wert-Theorien zuzuordnen, wobei sie neben Elementen des Modells der gesundheitlichen Überzeugungen (Becker, 1974) auch Aspekte der Theorie der Handlungsveranlassung (Fishbein & Ajzen, 1975) beinhaltet. Das ursprüngliche Ziel dieser Theorie bestand darin, Effekte von Furchtappellen auf Einstellungsveränderungen hinsichtlich Gesundheit zu konzeptualisieren. Furchtappelle werden als Kommunikationsprozesse charakterisiert, die die ungünstigen Folgen beschreiben, die entstehen können, wenn den Empfehlungen des Ratgebenden nicht entsprochen wird (Rogers, 1983).

Furchtappelle setzen sich aus den drei folgenden Komponenten zusammen:
- Ausmaß der Schädlichkeit eines beschriebenen Ereignisses (magnitude of noxiousness),
- Wahrscheinlichkeit, dass dieses Ereignis eintreten wird, vorausgesetzt, es steht kein adaptives Verhalten oder keine Veränderung einer bereits existierenden Verhaltensdisposition zur Verfügung (probability of occurence) und
- Verfügbarkeit und Wirksamkeit einer Bewältigungsstrategie, die den schädlichen Reiz reduzieren oder eliminieren kann (efficacy of recommended response) (Rogers, 1975, 1983).

Jede dieser drei Komponenten initiiert einen entsprechenden kognitiven Prozess. Zusammen führen sie die Wirkungen des Furchtappells auf die Einstellung herbei, indem sie die sogenannte Schutzmotivation erhöhen. Schutzmotivation bedeutet die Absicht eines Individuums, seine Gesundheit zu erhalten oder wiederzuerlangen (Stroebe & Stroebe, 1998).

Ein grundlegendes Postulat der Theorie besagt, dass Schutzmotivation dann entsteht, wenn ein beschriebenes Ereignis als bedrohlich und wahrscheinlich eingestuft wird, so dass das in Frage kommende Verhalten das Auftreten des aversiven Ereignisses wirksam verhindern kann. Folglich handelt es sich bei der Schutzmotivation um eine intervenierende Variable, die alle typischen Eigenschaften eines Motivs aufweist: sie regt die Aktivität an, erhält sie aufrecht und lenkt sie. Schutzmotivation entsteht folglich aus der kognitiven Einschätzung eines schädlichen und wahrscheinlich eintretenden Ereignisses zusammen mit der Überzeugung, dass eine Bewältigungsreaktion dieses Eintreten verhindern kann (Rogers, 1983).

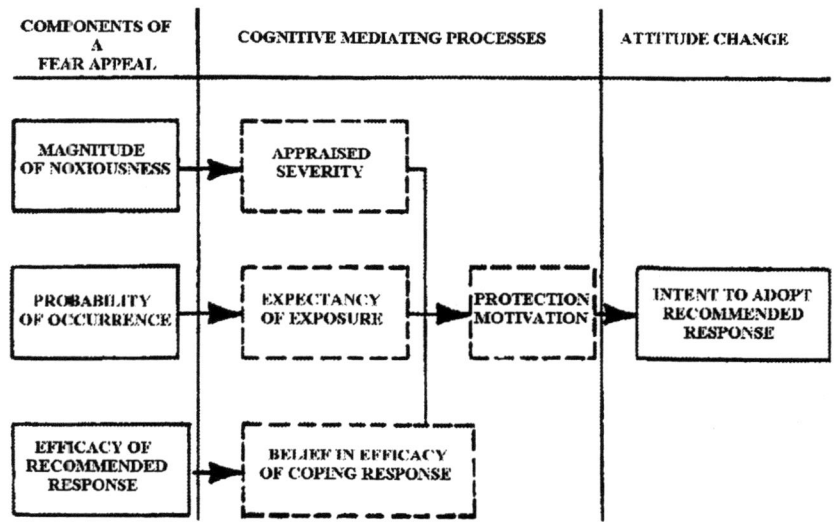

Abb. 4: Theorie der Schutzmotivation (Rogers, 1975, S.99).

Hohe Schutzmotivation liegt dann vor, wenn das Individuum sich ernsthaft in seiner Gesundheit bedroht fühlt und die ins Auge gefasste Schutzmotivation als wirksam erachtet wird. Des weiteren ist das Individuum davon überzeugt, entsprechendes Schutzverhalten auch wirklich ausführen zu können. Darüber hinaus müssen die gesundheitsgefährdenden Belohnungen gering und die Kosten, die mit den Schutzmaßnahmen verbunden sind, niedrig sein.
Erst nach einer Revision der Theorie (Rogers, 1983; Maddux & Rogers, 1983) wurde die Selbstwirksamkeitserwartung in das Modell integriert. In einer faktorenanalytischen Studie mit 153 Studenten wurde festgestellt, dass Selbstwirksamkeit sensu Bandura (1977a, b) eine bedeutende Rolle spielt und aus diesem Grund als vierte Komponente in die Theorie der Schutzmotivation eingebaut werden muss. Deshalb gehen die Autoren davon aus, dass Selbstwirksamkeitserwartungen nicht nur Intentionen für ein empfohlenes Bewältigungsverhalten signifikant beeinflussen. Selbstwirksamkeitserwartungen scheinen die wirkungsvollsten Prädiktoren für Handlungsintentionen zu sein, so dass die Autoren die Revision der Theorie als allgemeines Modell zur Einstellungsänderung betrachten, da fast jede Erwartungs-Wert-Theorie das Selbstwirksamkeitskonzept

nicht berücksichtigt hat, abgesehen von Forschungsarbeiten über Angst und Einstellungswandel (Rogers, 1983). „This revised protection motivation theory may be useful as a general model of attitude change" (Maddux & Rogers, 1983, S.477). In einer weiteren revidierten Form wurde Angst als indirekter Faktor mit in das Modell integriert (Rogers, 1983; Rippetoe & Rogers, 1987). Diese revidierte Form umfasst (1) eine breitere Aussage über die Informationsquellen, die den Bewältigungsprozess initiieren, (2) zusätzliche kognitive Prozesse und (3) eine genauere Darstellung der Bewältigungsarten. Die Komponenten der ursprünglichen Theorie bleiben weiterhin Bestandteil der revidierten Form, wobei die Komponenten des Furchtappells ein Teil der sprachlich überzeugenden Informationsquelle sind.

Die Informationsquellen, die die kognitiven Prozesse herbeiführen, können intrapersonell oder umweltbedingt sein. Bei den Umweltinformationen handelt es sich zum einen um sprachliche Überzeugungsversuche in Form von Furchtappellen und zum anderen um Beobachtungslernen, wie andere Menschen reagieren bzw. was mit ihnen geschieht. Die intrapersonellen Quellen umfassen Persönlichkeitsmerkmale und vorangegangene Erfahrungen mit ähnlichen Bedrohungen einschließlich der Rückmeldung der Bewältigungsaktivitäten. Durch diese Informationsquellen werden zwei Einschätzungsprozesse in Gang gesetzt: die Einschätzung der Bedrohung und die Einschätzung der Bewältigungsmöglichkeiten.

Rogers (1983) weist darauf hin, dass Furcht zwar in das Modell mit integriert wurde. Furcht beeinflusst aber Einstellung und Verhaltensänderung nicht direkt, sondern nur indirekt durch die Einschätzung der Gefährdung. „.....the emotional state of fear influences attitude and behavior change, not directly, but only indirectly through the appraisal of the severity of the danger" (S. 169). Aus diesem Grund besteht auch keine direkte Verbindung zwischen Furchtanstieg (fear arousal), Schutzmotivation (protection motivation) und Bewältigung (coping), da die Betonung dieser Theorie eher auf der Schutzmotivation als auf Furcht liegt, um die Wichtigkeit kognitiver Prozesse im Gegensatz zu körperlichen Empfindungen zu betonen.

Rogers (1975) räumt ein, dass andere umweltbezogene und kognitive Variablen, die nicht in diesem Modell enthalten sind, wichtige Faktoren zur Bestimmung von Einstellungsänderungen sein können in dem Sinne, dass z.B. die zeitliche Dauer des schädlichen Ereignisses sowie das Intervall zwischen der Informationsvermittlung und dem tatsächlichen Eintreten des aversiven Ereignisses mit berücksichtigt werden müssen. Des weiteren sind dispositionale Faktoren ebenfalls vernachlässigt worden. Es ist nach Meinung des Autors wünschenswert, andere Persönlichkeitsvariablen in die Theorie zu integrieren. Auch dieses Modell gab Anlass zu einigen kritischen Stellungnahmen.

Stroebe und Stroebe (1998) weisen darauf hin, dass es nach diesem Modell bzw. nach seiner revidierten Form sinnlos ist, nur in Form von Furchtappellen zu betonen, wie risikoreich ein bestimmtes Gesundheitsverhalten des Einzelnen ist. Vielmehr ist es effektiver, wenn das Individuum darüber informiert wird, wie es seine Selbstwirksamkeit erhöhen kann, falls eine niedrige Selbstwirksamkeit Grund dafür ist, gesundheitsrelevantes Verhalten nicht auszuführen.

Bengel (1993) postuliert, dass die Theorie der Schutzmotivation trotz ihrer Schwächen ein vielversprechender Ansatz ist, um gesundheitsförderliche Verhaltensweisen zu erklären, da besonders Kompetenz- und Konsequenzerwartungen die entscheidenden Komponenten sind, um eine Verhaltensintention vorherzusagen. Außerdem ist diese Theorie seiner Ansicht nach eines der wenigen sozialpsychologischen Modelle, die nicht nur reine rationale Entscheidungsfindungen zu erklären versuchen, sondern bei denen auch dem emotionalen Zustand, der Furcht, ein indirekter Einfluss zugestanden wird.

Laut Schwarzer (1992) hat diese Theorie zwar den Faktor der Selbstwirksamkeit mit in ihr Modell aufgenommen, allerdings macht sie keine expliziten Aussagen über die kognitiven Prozesse, die zur Initiierung und Aufrechterhaltung von Präventivmaßnahmen führen und stellt somit eine Aneinanderreihung wechselnder Vermutungen dar.

„..., Protection Motivation Theory is less a coherent theory than a cumulative number of varying assumptions that differ from publication to publication of the authors" (S. 229).

4.3.2.2.2 Sozial-kognitives Prozessmodell gesundheitlichen Handelns

Schwarzer (1989, 1996, 1997) kritisiert an allen oben dargestellten Modellen, dass sie sich nur mit der Verhaltensintention und nicht mit dem tatsächlichen Verhalten auseinandersetzen.

Das Hauptproblem jeder Gesundheitsprävention liegt seiner Meinung nach darin, dass die erwünschte Wirkung zu abstrakt, zu unsicher und noch zu sehr in der Ferne erscheint, so dass sie gegenwärtigen wesentlich attraktiveren Handlungen entgegensteht. Als Beispiel führt er die Mundhygiene bei Kindern an, bei der es um das Vermeiden von Süßigkeiten geht, um späterer Kariesbildung entgegenzuwirken. Diese Maßnahme zeigt nicht den gewünschten Erfolg, da sie mit gegenwärtigen angenehmen Handlungen, nämlich dem Essen von Süßigkeiten, konkurriert.

Neben der Motivation spielt nach Schwarzer aber auch die Volition, d.h. das Umsetzen eines einmal gefassten Entschlusses in tatsächliches Handeln und das Aufrechterhalten dieser Handlung über einen längeren Zeitraum, eine wichtige Rolle. Für eine detaillierte Darstellung der Prozesse von Motivation und Volition wird wiederum auf Heckhausen (1985) und Kuhl (1983) verwiesen.

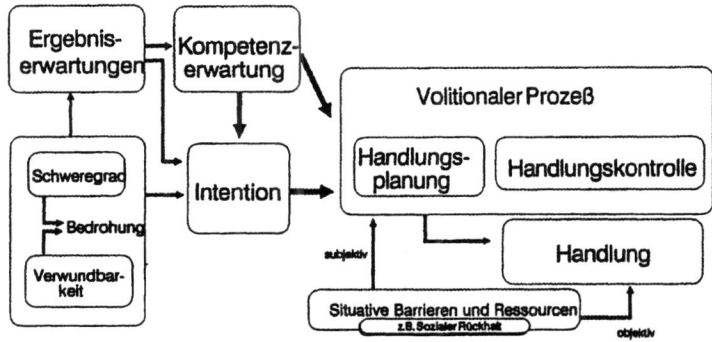

Abb.5: Das sozial-kognitive Prozessmodell gesundheitlichen Handelns (Schwarzer, 1996, S. 93).

Bei dem oben dargestellten Modell handelt es sich um eine Zusammensetzung von verschiedenen Aspekten der vorangegangenen Theorien und Konstrukte. Auf der linken Seite ist der motivationale Prozess der Intentionsbildung und auf der rechten Seite die auszuführende Handlung als volitionaler Prozess dargestellt.

Schwarzer (1996) hat Komponenten des Health Belief Modells in sein Modell integriert, da das Health Belief Modell trotz der Unübersichtlichkeit und Fülle der Variablen für sein sozial-kognitives Prozessmodell drei wesentliche Konstrukte beinhaltet:
- die wahrgenommene Verwundbarkeit (Vulnerabilität),
- den wahrgenommenen Schweregrad und
- die erwartete Handlungswirksamkeit.

Die Vulnerabilität ist als Situations-Ergebnis-Erwartung, der Schweregrad als Ergebnis-Folge-Erwartungen und die Handlungswirksamkeit als Handlungs-Ergebnis-Erwartungen zu sehen.

Allerdings weist er darauf hin, dass Verwundbarkeit und Schweregrad auch als subjektive Stresseinschätzungen sensu Lazarus (1991) aufgefasst werden können, die in ein bestimmtes Ausmaß an Bedrohung resultieren, wobei Angst nur die emotionale Seite des kognitiven Bedrohungskonstrukts darstellt. Somit stellen Schweregrad und Verwundbarkeit sowie die daraus resultierende Bedrohung in Bezug auf Stresserleben einen wichtigen Komplex dar. Dieser Komplex muss in eine Theorie des Gesundheitsverhaltens integriert und neben den anderen Faktoren wie Ergebniserwartung, Kompetenzerwartung und sozialen Erwartungen zur Bestimmung einer Verhaltensvorhersage mit herangezogen werden. Bei der Kompetenzerwartung handelt es sich um eine zentrale Bestimmungsgröße innerhalb der modernen Gesundheitsverhaltensmodelle, wobei der Autor die Begriffe Kompetenzerwartung synonym mit Selbstwirksamkeitserwartung und Situations-Handlungs-Erwartung verwendet. Mit der Kompetenzerwartung verbindet die Person die Vorstellung, sich in der Lage zu fühlen, eine bestimmte Handlung auszuführen. Es handelt sich folglich um eine subjektive Ursachenzuschreibung im Sinne einer Kausalattribution, wobei die internale Zuschreibung einer Handlung der Kompetenz entspricht, selbst etwas beeinflussen zu können. Voraussetzung der Kompetenzerwartung sind Konsequenz- und Instrumentalitätserwartungen. Bei der Konsequenzerwartung handelt es sich um eine Kognition, die die Wahrscheinlichkeit ausdrückt, durch ein bestimmtes Verhalten ein bestimmtes Ergebnis zu erzielen, dass z.B. tägliches Laufen fit hält. Die Instrumentalitätserwartungen verbinden das Ergebnis mit den Folgen, dergestalt dass Fitness im allgemeinen zu einer besseren Gesundheit bzw. zur Erhaltung der Gesundheit führt.

Kompetenzerwartungen können auf der einen Seite gesundheitsbezogene Handlungen steuern, auf der anderen Seite erweisen sie sich als Vorhersagemaß für die Volitionsstärke. Zudem scheinen Selbstwirksamkeitserwartungen, wie bereits erwähnt, hinsichtlich des Gesundheitsverhaltens eine bedeutsame Einflussgröße zu sein (1989).

Dieser Tatbestand führte laut Schwarzer letztendlich dazu, dass die Theorie der Handlungsveranlassung revidiert wurde und die Theorie der Schutzmotivation explizit das Konstrukt der Selbstwirksamkeitserwartungen mit in ihr Modell einbezog.

Die in sein Prozessmodell integrierten sozialen Erwartungen werden als Spezialfall von Konsequenzerwartungen gesehen und mit den subjektiven Normen der Theorie der Handlungsveranlassung verglichen. Laut Schwarzer ist es ausreichend, soziale Erwartungen als Unterkonstrukt von Ergebniserwartungen zu erklären und somit die früheren Ausführungen über subjektive Normen und normative Überzeugungen mit zu übernehmen.

Wie bereits oben erwähnt, kritisiert Schwarzer an allen bestehenden Gesundheitsverhaltenstheorien das Fehlen derjenigen Prozesse, die nach dem Entstehen einer Intention auftreten und letztendlich die Ausführung der Handlung zur Folge haben.

Die Theorie der Handlungsveranlassung sieht in der Intention den besten Prädiktor für Verhalten, indem alle anderen Einflussfaktoren als Störgrößen deklariert werden. Das Health Belief Modell liefert zwar sogenannte Handlungsanreize (cues of action), die durch andere kommuniziert werden und die Person daran erinnern sollen, eine beabsichtigte Handlung durchzuführen. Volition ist nach Schwarzer aber nicht nur als Willenskraft zu verstehen, sondern es handelt sich hierbei um einen Sammelbegriff für alle handlungsrelevanten Kognitionen direkt vor, während und nach einer Handlung. Deshalb ist Volition als Abgrenzung zur Motivation in Form der Intentionsbildung als Handlungsauswahl zu sehen. „Bei Motivation geht es um die Entwicklung von Präferenzen, während die Volition vor allem in Anstrengung und Ausdauer resultiert" (1996, S.89). In der präaktionalen Phase der Volition wird die beabsichtigte Handlung im Detail geplant, wobei diese Handlungsplanung auch als Vorsatz bezeichnet wird. Auch hier spielt die Selbstwirksamkeitserwartung, die bereits die Intentionsphase beeinflusst hat, eine wesentliche Rolle.

Eine wesentliche Komponente der Volition ist die Fähigkeit zum Belohnungsaufschub (vgl. hierzu Kap. 4.2.1). Die Handlung wird entweder initiiert oder deaktiviert, je nachdem ob es sich um die Ausführung eines Gesundheitsverhaltens oder um die Unterlassung eines Risikoverhaltens geht.

Während der aktionalen Phase findet eine permanente Handlungsausführungskontrolle in Form von Metakognitionen wie z.B. Durchhalteparolen statt. In der postaktionalen Phase geht es um eine Handlungsbewertung, d.h. Erfolge und Misserfolge werden registriert und interpretiert, was wiederum Einfluss auf die Volitionsstärke hat und je nach Erfolg oder Misserfolg zu deren Anstieg oder Abfall führt. Diese postaktionale Phase liegt allerdings jenseits der Volition und ist Teil einer neuen Motivationsphase (vgl. Heckhausen, 1989).

Der Einfachheit halber ist die Handlung in dem oben dargestellten Schaubild als eine abgeschlossene Einheit dargestellt; realiter handelt es sich um eine Reihe fortlaufender oder miteinander verwobener Handlungseinheiten. Allerdings wird die Handlung nicht nur von Kognitionen, sondern auch von situativen Gegebenheiten sowie von objektiven Fertigkeiten und anderen Ressourcen einer Person geleitet. Des weiteren findet neben der direkten objektiven Beeinflussung des Handelns durch situative Gegebenheiten auch eine indirekte, subjektive Beeinflussung statt, die sich ebenfalls auf die Volitionsstärke auswirkt. Der Autor räumt ein, dass die Messvorschriften zur Erfassung der verschiedenen Konstrukte der volitionalen Phase noch nicht entwickelt sind. Aus diesem Grund sind sie auch noch nicht empirisch überprüfbar, da die oben skizzierte sozial-kognitive Gesundheitstheorie noch in den Anfängen steckt.

Zusammenfassend lässt sich festhalten, dass die sozialkognitive Gesundheitsverhaltenstheorie (Schwarzer, 1989) oder das sozial-kognitive Prozessmodell gesundheitlichen Verhaltens (1996) explizit die Volition mit einbezieht. Der Ausgangspunkt ist, dass Gesundheitsverhalten wie jedes andere Handeln auch kognitiv veranlasst und gesteuert wird und soziale Einflüsse von besonderer Bedeutung sind. Es bestehen gewisse Parallelen zu den bereits dargestellten Modellen des Gesundheitsverhaltens. Der Unterschied bei dem Modell von Schwarzer liegt darin, dass er die Bedingungen des tatsächlichen Gesundheitsverhaltens betrachtet, d.h. die Umsetzung einer Intention in präventives Gesundheitshandeln. Entscheidungen zwischen verschiedenen Handlungsmöglichkeiten sind auf zwei Kognitionen zurückzuführen, nämlich der subjektiven Erwartung, dass eine Handlung die geplanten und erwarteten Folgen haben wird, und die Bewertung dieser Handlungsfolgen. Demzufolge wird sich eine Person für diejenige Handlungsweise entscheiden, bei der die Wahrscheinlichkeit positiver Folgen hoch ist bzw. negative Folgen verhindert werden. Ausreichendes Wissen und eine positive Kosten-Nutzen Analyse führen letztendlich dazu, dass sich Menschen gesundheitsförderlich verhalten und gesundheitliche Risiken vermeiden (Stroebe & Stroebe, 1998).

Die Erwartungs-Wert-Theorien liefern einen bedeutsamen Beitrag zur Erklärung von gesundheitsrelevantem Verhalten. Individuelles Verhalten kommt durch einen rationalen Entscheidungsprozess zustande, wobei die Bedrohung durch eine Krankheit, die Gefährlichkeit dieser Erkrankung, die Vor- und Nachteile präventiven Verhaltens und die Einschätzung der eigenen Kompetenzen gegeneinander abgewogen werden.
Allerdings liegt diesen Konzepten auf der einen Seite die subjektive Sicht der Forscher vom rational handelnden Menschen zugrunde, auf der anderen Seite wird Gesundheit nur als Vermeidung von Krankheiten verstanden. Im Alltag ist es aber der Fall, dass zum einen widersprüchliche Informationen auf den Menschen einwirken und zum anderen das Wissen in Form von Informationen zwar den Wunsch oder die Intention zu einer Verhaltensänderung bewirkt, aber sich sehr selten eine konkrete Verhaltensänderung daraus entwickelt. Erwartungs-Wert-Theorien setzen voraus, dass Menschen die Gesundheitsbedrohung wahrnehmen, es bleibt aber unberücksichtigt, dass gesunde Menschen überhaupt keinerlei Symptome aufweisen, die auf eine Gesundheitsbedrohung hinweisen.

4.4 Gesundheitsverhalten bei familiärem Darmkrebs (HNPCC)

Die Ausführung zu verschiedenen Theorien und Modelle zum Gesundheitsverhalten machte deutlich, dass es viele theoretische Überlegungen gibt, was Menschen dazu bringt, sich gesund zu verhalten. Diese Modelle zielen auf Verhalten ab, das zwar langfristig schädlich sein kann, aber nicht sein muss. Z.B. halten viele Raucher der Aufforderung mit dem Rauchen aufzuhören entgegen, dass auch der Großvater sehr viel geraucht hätte und trotzdem mit 90 Jahren ohne Lungenkrebs an Altersschwäche verstorben sei. Gesundheitsschädliches Verhalten bedeutet demzufolge nicht unbedingt eine unmittelbare Bedrohung für das Leben.
Dies ist im Falle von HNPCC anders. Hier handelt es sich, wie bei jeder Krebserkrankung, um eine lebensbedrohliche Krankheit, die unweigerlich zum Tode führt, wenn nichts dagegen unternommen wird. Aus diesem Grunde ist für HNPCC-Patienten und deren Angehörige Gesundheitsverhalten gleichzusetzen mit Vorsorge und Früherkennung, die durchaus Leben retten kann. Die für nicht erbliche Krebserkrankungen zutreffende Fünfjahresfrist, nach der eine Krebserkrankung als überwunden und der Patient als geheilt gilt, trifft für den vererbbaren Darmkrebs nicht zu. HNPCC-Patienten müssen damit rechnen, immer wie-

der einen Tumor zu entwickeln. Dies bedeutet, dass für diese Personengruppe zwar die intensive Nachsorge nach einer bestimmten Zeit aufhört, sie sich dann aber einer intensiven Vorsorge unterziehen müssen. Dieser intensiven Vorsorge müssen sich ebenfalls die Familienangehörigen als Risikopersonen unterziehen, damit es bei ihnen erst gar nicht zum Ausbruch dieser Erkrankung kommt, es sei denn, es kann eine Anlageträgerschaft durch eine genetische Untersuchung ausgeschlossen werden (siehe Kap. 2.1 u. 2.2).
Um HNPCC-Patienten und ihre Angehörigen für dieses Thema zu sensibilisieren bzw. sie über ihr individuelles Risiko und die damit notwendig werdenden Vorsorgeuntersuchungen zu informieren, wurde im Rahmen des Forschungsprojektes „Familiärer Darmkrebs" am Universitätsklinikum Düsseldorf eine Beratungssprechstunde als Gesundheitsberatung eingerichtet, die eine spezifische und risikogruppenorientierte Prävention zum Ziel hat.

4.4.1 HNPCC-Beratungsgespräch als Gesundheitsberatung

Bei der Beratung handelt es sich, wie bereits oben erwähnt, um eine Form der Gesundheitsberatung. Allgemeine Konzepte der Gesundheitsberatung gehen davon aus, dass eine abstrakte und allgemeine Aufklärung nicht ausreicht, sondern dass es notwendig ist, durch ein Beratungsgespräch Informationen zu vermitteln und eine Bereitschaft zur Veränderung zu schaffen, um letztendlich das Verhalten zu verändern. Die Beratung bei HNPCC ist verhaltenstheoretisch orientiert. Das bedeutet in diesem Zusammenhang, dass den Patienten und Risikopersonen die entsprechenden Informationen hinsichtlich Genetik und Vorsorge vermittelt werden in der Hoffnung, dass sie diese Maßnahmen in Eigenverantwortung durchführen lassen. Aus diesem Grund entspricht die Gesprächsführung der Beratung dem nicht-direktiven Vorgehen sensu Rogers (1972). Die Selbsterkenntnis und das Verhalten des Ratsuchenden werden nicht gelenkt, sondern unterstützt, so dass die Eigenverantwortung des Ratsuchenden im Vordergrund steht. Dieses Beratungskonzept wurde nicht eigens für dieses Forschungsprojekt konzipiert, sondern es wurde von der Humangenetik übernommen, die sich bereits etliche Jahre zuvor mit dieser Thematik auf dem Gebiet des erblichen Brustkrebs auseinandergesetzt und die Beratung in dieser Form etabliert hat.
Die Beratung ist interdisziplinär, dergestalt dass die Vertreter der drei Fachrichtungen, Humangenetik, Chirurgie und Psychosomatik/Psychologie zur gleichen Zeit an einem Tisch sitzen. Die Gründe hierfür sind organisatorischer und logistischer Art, da die Institute bzw. Einrichtungen der teilnehmenden Disziplinen weit über das Universitätsgelände verstreut liegen. Den Ratsuchenden werden auf diese Weise Zeit und Wege erspart. Während eines solchen Beratungsgesprächs werden nach Erstellen eines detaillierten Familienstammbaums auf der einen Seite die genetischen Grundlagen dieser Erkrankung und die Probleme erläutert, die sich aus einer genetischen Testung ergeben können. Des weiteren

werden auf der anderen Seite die Vorsorgemaßnahmen eingehend erklärt und auf die Bedeutung dieser Vorsorgemaßnahmen als Früherkennung ausdrücklich hingewiesen. Selbstverständlich gibt es auch Familien, deren Stammbaum nicht eindeutig ist und die nicht die klinischen Kriterien (siehe Kap. 2.1) erfüllen, bei denen aber in der Familie gehäuft Darmkrebserkrankungen vorkommen. Auch hier ergibt sich für Angehörige ersten Grades von betroffenen Familienmitgliedern ein erhöhtes Risiko, an Darmkrebs zu erkranken im Vergleich zur durchschnittlichen Bevölkerung, so dass auch ihnen ein regelmäßiges Vorsorgeprogramm empfohlen wird. Diese Vorsorge ist abhängig vom Befund der Untersuchung und sollte bei einem auffälligen Ergebnis, d.h. beim Vorhandensein von Polypen in mehrjährigen Abständen durchgeführt werden, beginnend ca. 10 Jahre vor dem jüngsten Erkrankungsalter des betroffenen Familienmitglieds.

4.4.2 Vorsorge- und Früherkennungsmaßnahmen bei HNPCC

HNPCC wie auch Darmkrebs im allgemeinen entwickelt sich aus Darmpolypen, die im Laufe der Jahre entarten. Diese Zeitspanne des Entartungsprozesses ist bei HNPCC um etliche Jahre kürzer, so dass sich bereits nach ein bis zwei Jahren nach Auftreten von Polypen entartete Zellen entwickeln können.
Aus diesem Grund ist ein spezielles Vorsorge- und Früherkennungsprogramm notwendig, um ein rechtzeitiges Erkennen der Darmpolypen zu ermöglichen. Werden diese Polypen im Rahmen einer Koloskopie (Dickdarmspiegelung) rechtzeitig erkannt und entfernt, kann an dieser Stelle auch kein Krebs mehr entstehen. Für die anderen o.g. Organe, die ebenfalls betroffen sein können, allerdings zu einem wesentlich geringeren Prozentsatz, gelten entsprechende Vorsorgemaßnahmen wie z.B. besondere Urinuntersuchungen, Sonographie des Bauchraums (Abdomensonographie) und der Gebärmutter (transvaginaler Ultraschall). Das Vorsorgeprogramm für HNPCC sieht diese Maßnahmen in einem Abstand von einem Jahr ab dem 25. Lebensjahr vor und zwar lebenslänglich.
Die nachfolgende Tabelle 1 gibt einen Überblick über dieses Früherkennungsprogramm für HNPCC-Patienten und ihre Familien, wie es das Protokoll des Verbundprojekts „Familiärer Darmkrebs" der Deutschen Krebshilfe empfiehlt (Möslein, 2001).
Bei der Koloskopie handelt es sich im Gegensatz zu den anderen Untersuchungen (Sonographie, Urinuntersuchung) um ein invasives Verfahren. Bereits einen Tag vor der eigentlichen Untersuchung muss der Darm mittels Abführmittel in Verbindung mit einer großen Flüssigkeitszufuhr gereinigt werden, was viele Betroffene als sehr unangenehm beschreiben. Von der eigentlichen Darmspiegelung bekommen die Betroffenen in der Regel durch die Gabe von Schlaf- und Schmerzmitteln nicht viel mit und können sich später auch nicht mehr daran erinnern. Allerdings gibt es auch hier Ausnahmen, so dass einige Betroffene von sehr schmerzhaften Erfahrungen berichten. Darüber hinaus hängt das Ausführen

der Darmspiegelung in starkem Maße von dem jeweiligen Arzt bzw. seiner Routine im Umgang mit derartigen Untersuchungsmethoden ab.

Alter	Untersuchung	Frequenz
Ab dem 25. Lebensjahr (bzw. 5 Jahre vor dem frühesten Erstmanifestationsalter in der Familie	Körperliche Untersuchung	einmal jährlich
	Abdomensonographie	einmal jährlich
	Komplette Koloskopie	einmal jährlich
	Gynäkologische Untersuchung auf Endometrium- und Ovarial-Karzinom einschließlich transvaginalem Ultraschall	einmal jährlich
	Urinzytologie	einmal jährlich
	Ösophago-Gastro-Duodenoskopie (nur bei familiär gehäuften Magenkarzinomen)	einmal jährlich

Tab. 1: Vorsorge- und Früherkennungsprogramm bei HNPCC.

Die Koloskopie als wichtigste Vorsorgeuntersuchung wird individuell unterschiedlich erlebt. Es kann davon ausgegangen werden, dass die Angst, überhaupt eine Koloskopie durchführen zu lassen, sehr groß sein kann und aus diesem Grund einige Betroffene, die diese Untersuchung durchführen lassen sollten, diese Prozedur lieber vermeiden. Aber nicht nur die Angst vor der Untersuchung kann zu einem solchen Vermeidungsverhalten führen, sondern auch die Angst vor dem Ergebnis einer solchen Untersuchung. Allerdings zeigen Erfahrungsberichte von Betroffenen, dass die meisten Krebspatienten, aber auch viele Risikopersonen diese Untersuchung bereits in ihr Alltagsleben integriert haben.

4.4.2.1 Modell der Vorsorge- und Früherkennung bei HNPCC

Die dargestellten Modelle zum Gesundheitsverhalten sind zwar theoretisch sehr elaboriert, aber praktisch nur schwer umsetzbar. Des weiteren sind Prävention bzw. Gesundheitsförderung ein sehr umfassender Bereich, deren Durchführung und Ergebnisse immer noch zu wünschen übrig lässt. Darüber hinaus wurde dargestellt, dass der Gesundheitsbegriff nur schwer zu definieren ist. Im Gegensatz dazu kann das Gesundheitsverhalten bei HNPCC einfach definiert werden. Die erläuterten Ansätze und Modelle auf Gesundheitsverhalten beziehen sich auf Verhaltensweisen, die zwar schädlich sind wie z.B. Rauchen und übermäßiger Alkoholgenuss. Dieses Risikoverhalten impliziert jedoch nicht unbedingt

eine unmittelbare Lebensbedrohung. Dies ist im Falle von HNPCC anders. Hierbei handelt es sich um eine lebensbedrohliche Krankheit, die unweigerlich zum Tode führt, wenn die Betroffenen nichts dagegen unternehmen.
Gesundheitsverhalten bei familiärem Dickdarmkrebs bedeutet, regelmäßige und intensivierte Vorsorgeuntersuchungen im Abstand von einem Jahr nach einem genau vorgeschriebenen Programm (siehe Kap. 4.4.2). Andere Aspekte wie Ernährung, sportliche Aktivitäten etc. sind zwar nicht von fundamentaler Bedeutung für das Eintreten bzw. Nichteintreten der Erkrankung. Ihr positiver Einfluss in Form einer gesunden Lebensführung ist jedoch wie bei allen anderen Menschen unumstritten.
Das nachfolgende Modell weicht von den vorher dargestellten Modellen insofern ab, als es nicht auf theoretischen Annahmen beruht, sondern sich durch einen direkten Praxisbezug auszeichnet. Der theoretische Bezug besteht darin, dass die selbstbezogenen Kognitionen Kontroll- und Kompetenzüberzeugungen, die jedem Gesundheitsverhalten im allgemeinen vorausgehen und die nach den oben beschriebenen Theorien und Modellen über Gesundheitsverhalten eine große Aussagekraft für das gesundheitsbezogene Verhalten haben, auch in diesem Modell als verantwortlich angesehen werden könnten. Ob dies auch für HNPCC zutrifft, gilt es empirisch zu überprüfen.

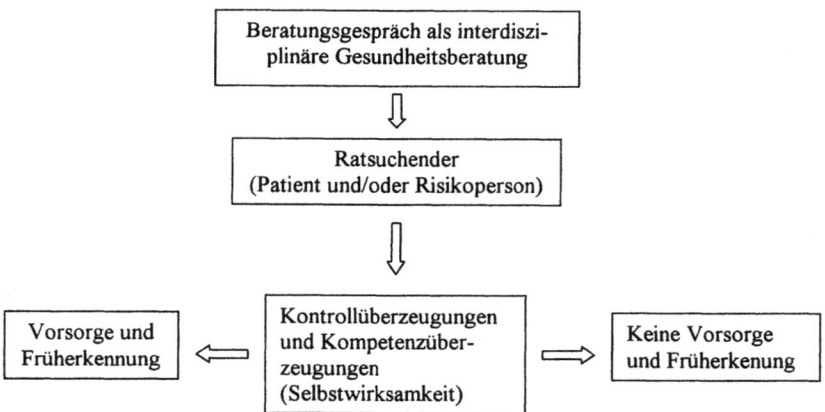

Abb. 6: Modell der Vorsorge und Früherkennung bei HNPCC (Höwer, 2004).

Im Beratungsgespräch werden dem Ratsuchenden (Patient oder Risikoperson) die gesundheitsrelevanten Informationen vermittelt. Die Beratung ist verhaltenstheoretisch orientiert und das Verhalten der Ratsuchenden soll sich verändern bzw. dahingehend beeinflusst werden, dass die Patienten und Risikopersonen die ihnen empfohlenen Vorsorgemaßnahmen ergreifen. Als Voraussetzung für dieses Verhalten werden die beiden Kognitionen Kontroll- und Kompetenzüberzeugungen gesehen, die bewirken, dass entweder Vorsorge- und Früherkennungsmaßnahmen ergriffen werden oder nicht. Da die meisten Modelle zum Gesundheitsverhalten handlungstheoretisch orientiert sind und aus der Familie der Erwartungs-Wert-Theorien stammen, wurde für das Gesundheitsverhalten bei HNPCC nach einem Ansatz gesucht, der auch diese Voraussetzungen erfüllt. Allerdings sollte das theoretische Modell sich nicht explizit auf Gesundheit und Krankheit beziehen, da es sich auf der einen Seite um bereits erkrankte Personen, aber auf der anderen Seite um gesunde Personen handelt. Um der Tatsache der genetischen Disposition, die zur Persönlichkeit der betroffenen Menschen dazugehört, gerecht zu werden, sollten ebenfalls Persönlichkeitsmerkmale mit in die Analyse einbezogen werden, so dass Kontrollüberzeugungen und Selbstwirksamkeit nicht nur als situative Faktoren, sondern als generalisierte Überzeugungen zu werten sind.

Um alle diese Aspekte zu berücksichtigen und miteinander zu verbinden, wurde auf das Handlungstheoretische Partialmodell der Persönlichkeit von Krampen (2000) zurückgegriffen, das zur empirischen Überprüfung des theoretischen Modells den Fragebogen zu Kompetenz- und Kontrollüberzeugungen zum Gegenstand hat.

5 Handlungstheoretisches Partialmodell der Persönlichkeit

Die handlungstheoretische Persönlichkeitspsychologie von Krampen (1987, 2000) bezieht sich auf die soziale Lerntheorie Rotters (1954, 1973,1982) und auf ein differenziertes Erwartungs-Wert-Modell. Auf dieser Grundlage wurde das handlungstheoretische Partialmodell der Persönlichkeit entwickelt, da eine theoretische Integration von Persönlichkeitskonstrukten in handlungstheoretische Modellvorstellungen und umgekehrt bislang noch nicht erfolgt ist und Persönlichkeitsvariablen als „Korrelate handlungstheoretischer Vorhersagen" (Krampen, 2000, S.14) ohne jeglichen theoretischen Bezug benutzt werden. In der Persönlichkeitspsychologie existieren laut Krampen zwar eine Anzahl von Konstrukten, die mit handlungstheoretischen Modellvorstellungen verknüpft werden können, dieser Sachverhalt wurde allerdings von der persönlichkeitspsychologischen Forschung bislang größtenteils ignoriert.

Die folgende Abbildung zeigt die Stellung des handlungstheoretischen Partialmodells der Persönlichkeit in der psychologischen Theorienbildung.

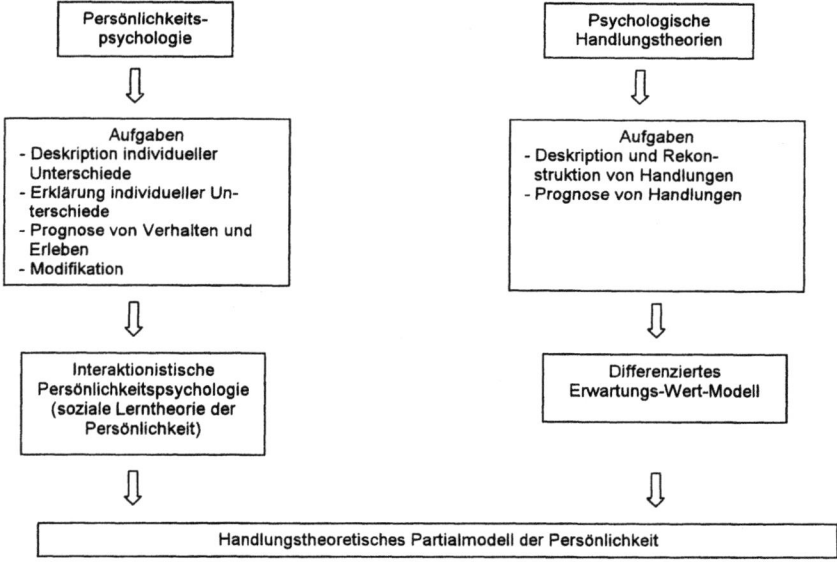

Abb. 7: Handlungstheoretisches Partialmodell der Persönlichkeit (Krampen, 1991, S. 10).

Nachfolgend wird auf handlungstheoretische und persönlichkeitspsychologische Aspekte eingegangen, die Krampen dazu veranlasst haben, ein differenzierteres Modell zu entwickeln.

5.1 Handlungstheoretische Aspekte

Da bereits in Kap. 4.2.1 handlungstheoretische Aspekte im Zusammenhang mit Gesundheitsverhalten erläutert wurden, wird im Rahmen des handlungstheoretischen Partialmodells der Persönlichkeit deshalb nur auf einige wesentliche Hinweise von Krampen eingegangen. Für andere theoretischen Ansätze wie die Theorie der Handlungsregulation und die analytische Handlungstheorie wird auf eine genauere Darstellung bei Krampen (2000) verwiesen.

Krampen (2000) postuliert, dass die Handlungstheorie nicht beansprucht, alle Verhaltensweisen von Menschen zu erklären, sondern sich vielmehr auf bewusst geplantes oder rational gesteuertes Handeln bezieht. Handlungen setzen sich aus einer Kette unterschiedlicher Vorgänge zusammen. Die Handlung schließt die Intention mit ein, diese wiederum einen Wunsch oder ein Ziel mit der entsprechenden Bewertung darüber, mit welchen Handlungen dieser Wunsch oder dieses Ziel erfüllt oder erreicht werden kann. Des weiteren beziehen sich handlungstheoretische Vorhersagen auf sogenannte Autonomismen, d.h. Verhaltensweisen, die absichtlich und reflektiert ausgeführt werden. Dies bedeutet allerdings nicht, dass sogenannte Automatismen in Form von Routinetätigkeiten oder Verhaltensweisen, die auf internalisierten, nicht mehr bewussten Regeln beruhen, ausgeschlossen bleiben. Auch sie können aufgrund von handlungstheoretischen Rekonstruktionen vorhergesagt werden. Eine Beschränkung des handlungstheoretischen Ansatzes ist nach Meinung des Autors in der individualistischen Orientierung zu sehen. Demzufolge können soziale und gesellschaftliche Zusammenhänge nur dann untersucht werden, wenn sie in scheinbar unabhängige Handlungen verschiedener, voneinander unabhängiger Individuen zerlegt werden, so dass dieser Ansatz auf individuelles Handeln beschränkt bleibt.

5.1.1 Erwartungs-wert-theoretische Aspekte

Die meisten Erwartungs-Wert-Theorien stammen aus dem Bereich der Einstellungsforschung und aus Gebieten der Motivationspsychologie, insbesondere der Leistungs- und Arbeitsmotivation. Grundgedanke dieser Theorien ist, dass menschliches Handeln durch subjektive Bewertungen von Handlungsfolgen und –ergebnissen und durch subjektive Erwartungen, dass auf eine intendierte Handlung ein bestimmtes Ereignis folgt oder nicht, beschrieben, erklärt und vorhergesagt werden kann. Die subjektiven Ziel-, Ereignis-, Ergebnis- und Folgebewertungen werden als Valenzen und die subjektiven Erwartungen als instrumentelle Überzeugungen, Instrumentalitäten und Erwartungen bezeichnet und als handlungssteuernde Faktoren betrachtet. Die Erwartungs-Wert-Theorien folgen einem rationalistischen Menschenbild, wobei aber einem Ansatz der subjektiven Rationalität gefolgt wird, da Beschränkungen der menschlichen Kapazität bei der Informationsaufnahme und -verarbeitung mit berücksichtigt werden. Ebenso sollten emotionale Aspekte mit einbezogen werden.

„...daß in Erwartungs-Wert-Theorien sinnvoller Weise auch emotionale Erlebnisqualitäten als Handlungsergebnisse oder Handlungsfolgen thematisiert werden können (sogar sollten). Dies bedeutet, daß diese Ansätze nicht allein auf Analysen kognitiver Variablen im engeren Sinne beschränkt sein müssen, sondern daß gerade auch emotionale und vitale Aspekte verstärkt beachtet werden sollten" (2000, S.19).

Erwartungs-Wert-Modelle können menschliches Handeln nicht erklären. Die beiden hauptsächlichen Anwendungsmöglichkeiten dieser Konzepte liegen zum einen in der Beschreibung und Analyse menschlichen Handelns, zum anderen in der Vorhersage des Handelns.

Bei allen Modellen handelt es sich um einen allgemeinpsychologischen Ansatz, dessen zentrale Konzepte subjektivistisch formuliert sind. Inter- und intraindividuelle Unterschiede können zur Beschreibung und Vorhersage benutzt werden. Somit ist der Stellenwert dieser Ansätze ein differentialpsychologischer, wobei die entsprechenden Variablen situativ und kontext gebunden sind, so dass Persönlichkeitsmerkmale als überdauernde Variablen unberücksichtigt bleiben. Es wird zwar ein dynamischer Interaktionismus zwischen Person- und Situationsvariablen postuliert und situative und dispositionelle Faktoren werden in der Verhaltensvorhersage miteinander verbunden, allgemeinere Persönlichkeitskonstrukte und situationsspezifische Kognitionen bleiben jedoch unbeachtet. „Wir haben es somit mit einer differentiellen Theorie zu tun, die jedoch bislang keinerlei Bezüge zu Persönlichkeitskonstrukten aufweist. Hier ist ein wesentliches Defizit dieses handlungstheoretischen Zugangs zu verzeichnen" (Krampen, 2000, S.65).

Aufgrund dessen sieht Krampen eine Erweiterung des Erwartungs-Wert-Modells um handlungstheoretisch bestimmbare Persönlichkeitsmerkmale als gerechtfertigt. Allerdings ist zu beachten, dass Erwartungen, Intentionen, Bewertungen nicht als unabhängige mentale Ursachen von menschlichen Handlungen anzusehen sind, sondern miteinander verbunden sind und sich gegenseitig ergänzen.

5.2 Persönlichkeitspsychologische Aspekte

Neben seiner handlungstheoretischen Orientierung bezieht sich das Modell von Krampen auf persönlichkeitspsychologische Aspekte der sozialen Lerntheorie Rotters (1954, 1973, 1982).

Bei dieser Theorie handelt es sich nicht um Ansätze zur Erklärung einzelner, voneinander unabhängiger Lernprozesse, sondern um eine Theorie, die sich mit Verhalten in komplexen sozialen Situationen auseinandersetzt und die besonders dem Aspekt der Persönlichkeitsentwicklung Beachtung schenkt. Somit zeichnet

sich dieses Konzept dadurch aus, dass Handeln, Erleben und Motivation auf subjektive Ziel-/Ereignisbewertungen und subjektive Erwartungen zurückgeführt werden (Krampen, 1982).
Rotter (1975) beschreibt seine soziale Lerntheorie als eine molare Persönlichkeitstheorie, die den Versuch unternimmt, zwei bedeutende Richtungen der amerikanischen Psychologie miteinander zu verbinden, die Reiz-Reaktions- oder Verstärkungstheorie einerseits und die kognitiven bzw. feldtheoretischen Ansätze andererseits. Voraussetzung für die Konzipierung seiner Theorie war die Ablehnung der Triebreduktion als Basis für zielgerichtetes Verhalten schlechthin.
Die Persönlichkeitstheorie basiert auf vier Grundkonstrukten, dem Verhaltenspotential, der Erwartung, dem Verstärkungswert und der psychologischen Situation. *„Behavior potential may be defined as the potentiality of any behavior's occuring in any given situation or situations as calculated in relation to any single reinforcement or set of reinforcements"* (Rotter, 1973, S.105, Hervorheb.i.Orig.). Unter Verhaltenspotential wird das Potential verstanden, das für ein bestimmtes Verhalten in einer bestimmten Situation oder Situationen im Zusammenhang mit einer bestimmten Verstärkung oder Gruppe von Verstärkungen auftritt. Der Begriff Verhalten wird dabei weiter gefasst und bezieht jegliche Handlung einer Person, die einen Reiz oder eine Reaktion darstellt, ein. Demzufolge kann das Verhaltenspotential aus Wahrnehmungen, verbalen und nonverbalen Ausdrücken sowie emotionalen Reaktionen bestehen (Rotter & Hochreich,1979).

„Expectancy may be defined as the probability held by the individual that a particular reinforcement will occur as a function of a specific behavior on his part in a specific situation or situations. Expectancy is independent of the value or importance of the reinforcement" (Rotter, 1973, S.107, Hervorheb.i.Orig.).
Erwartung wird als die angenommene Wahrscheinlichkeit eines Individuums definiert, dass ein bestimmtes Verhalten in einer oder mehreren bestimmten Situationen zu einer besonderen Verstärkung führt. Die Erwartung ist unabhängig vom Wert oder der Wichtigkeit der Verstärkung, so dass auch die Antizipation und die Erwartung des Individuums, das sich vorgenommene Ziel zu erreichen, eine Rolle spielen. Des weiteren hängt die Höhe der Erwartung von den bisherigen Erfahrungen des Individuums ab. Erwartungen lassen sich nach dem Grad ihrer Generalität unterscheiden. Bei der spezifischen Erwartung ist die Erwartung einer Person in einer ganz bestimmten Situation gemeint, bei generalisierten Erwartungen handelt es sich um das Ergebnis gesammelter Erfahrungen in verschiedenen, aber ähnlich erlebten Situationen. Wenn die Person bereits Erfahrung mit bestimmten Situationen hat, dann überwiegt die Bedeutung der situationsspezifischen Erwartungen. In neuen oder vieldeutigen Situationen überwiegen dagegen die generalisierten Erwartungen, da die Person nicht auf Erfahrungen im Sinne von Generalisierungen aus diesen neuen oder mehrdeutigen

Situationen zurückgreifen kann. Erwartungen sind immer subjektiv, d.h. die subjektiver Vorstellungen einer Person über die Wahrscheinlichkeit einer Verstärkung ihres Verhaltens kann mit der realen Wahrscheinlichkeit übereinstimmen oder nicht (Rotter, 1975; Rotter & Hochreich, 1979). *„The reinforcement value of any external reinforcement may be ideally defined as the degree of preference for any reinforcement to occur if the possibilities of their occuring were all equal"* (1973, S.107, Hervorheb.i.Orig.). Der Verstärkungswert bezieht sich auf den Grad der Präferenz für einen oder mehrere Verstärker, wenn für alle die gleiche Wahrscheinlichkeit des Auftretens besteht.

Im allgemeinen kommen Verstärkungen nicht unabhängig voneinander vor, sondern sie sind systematisch miteinander verbunden. D.h. Individuen erwarten, dass ein belohnendes Ereignis weitere Belohnungen nach sich zieht, die wiederum zu weiteren Folge-Belohnungen führen. Aus diesem Grund spricht Rotter von Verstärkungsfolgen, da es durch frühere Belohnungen bei vorherigem Verhalten zu weiteren Belohnungen kommen kann.

Als vierter Aspekt dieser Theorie soll die psychologische Situation erwähnt werden. Damit ist die Situation gemeint, in der sich die Person gerade befindet. Die Wichtigkeit und Wertigkeit dieser Situation spielt ebenfalls eine Rolle, da sich Menschen in der Wahrnehmung und Beurteilung von Situationen unterscheiden. Die psychologische Situation wird folglich als subjektive Wahrnehmung der Handlungssituation, die zeitlich vor dem Verhalten liegt, verstanden.

In den meisten persönlichkeitspsychologischen Ansätzen findet nach Krampen (2000) keine Unterscheidung zwischen Verhalten und Handeln und somit keine Berücksichtigung zielgerichteter Aktivitäten im Sinne handlungstheoretischer bzw. erwartungs-wert-theoretischer Modelle statt. Ausnahme sind am ehesten verhaltenstheoretisch und selbstkonzept-orientierte Konstrukte, die sich ausschließlich mit dem menschlichen Handeln und nicht allumfassend mit Verhalten und Erleben beschäftigen. Bei dem Begriff der Persönlichkeit handelt es sich um ein sehr abstraktes hypothetisches Konstruktsystem, dessen einzelne Konstrukte sich nicht direkt auf das Erleben und Verhalten in bestimmten Situationen beziehen, sondern auf allgemeine Merkmale, die zeitlich und situativ überdauernd, d.h. generalisiert sind und von denen erwartet wird, situationsspezifisches Handeln und Erleben vorherzusagen. Zusammenfassend lässt sich aber festhalten, dass im Rahmen der Persönlichkeitspsychologie der dynamische Interaktionismus als Prozess der wechselseitigen Beeinflussung von Person und Umwelt angemessen ist und in bereits fast allen modernen persönlichkeitspsychologischen Ansätzen eine der zentralen Aussagen ist (Krampen, 2000).

Für die interaktionistische Persönlichkeitstheorie ist allerdings von zentraler Bedeutung, dass subjektive Valenzen und Erwartungen nur dann für die Beschreibung, Analyse, Rekonstruktion und Vorhersage von Verhalten und Erleben ausreichen, wenn sich das Individuum in einer subjektiv wohlbekannten, eindeutigen und kognitiv relativ gut strukturierbaren Handlungs- und Lebenssituation befindet. Der Beschreibungs- und Vorhersagewert allgemeiner Persönlichkeitsvariablen ist in solchen bekannten Situationen eher gering, so dass situations- oder handlungsbezogene Personvariablen ausreichen, Verhalten zu beschreiben und vorherzusagen. Anders verhält es sich jedoch bei subjektiv neuartigen oder mehrdeutigen Situationen, die kaum oder nur schlecht strukturierbar sind. Hier wird postuliert, dass generalisierte Erwartungshaltungen, die auf der Generalisierung ähnlicher Situationen beruhen, deskriptiv und prognostisch bedeutsamer sind.

5.3 Differenziertes Erwartungs-Wert-Modell

Aufgrund der oben angeführten Unzulänglichkeiten handlungstheoretischer und persönlichkeitspsychologischer Modelle entwickelte Krampen im Rahmen seiner Theorie ein Modell, das Aussagen über die Struktur der Persönlichkeit und über den relativen prognostischen Wert situationsspezifischer, bereichsspezifischer und generalisierter Variablen für Verhalten und Erleben ermöglicht. Selbstbezogene Kognitionen wie das Selbstkonzept eigener Fähigkeiten als situationsabhängige Situations-Handlungs-/Kompetenz-Erwartungen, Kontrollüberzeugungen als Handlungs-Ergebnis-Erwartungen, Vertrauen als Situations-Ereignis-Erwartungen, Wertorientierungen und Interessen als Ereignis-, Folge- und Handlungsvalenzen sowie das Konzeptualisierungsniveau als Ereignis-Folge-Erwartungen werden zu einem übergreifenden Modell integriert (siehe Abb. 8).

Neben den fünf Konstrukten der Erwartungs-Wert-Theorien führt das differenzierte Modell das Konstrukt der Neuheit/Komplexität der Situation (N) und das Konstrukt Valenz oder Wertigkeit der Tätigkeit selbst (V"), die auf die persönlichkeitspsychologischen Aspekte dieses Modells hinweisen, auf:

1. Situations-Ergebnis-Erwartungen (S): die subjektiven Erwartungen einer Person über das Auftreten oder Nicht-Auftreten eines Ereignisses (ER) in einer gegebenen Situation (Sit) ohne eigenes Zutun der Person.
2. Valenz der Folgen (V'): subjektive Bewertung der Folgen (F) von Situations- oder Handlungsergebnissen (ER).
3. Ergebnis-Folge-Erwartungen/Instrumentalitäten (I): als subjektive Erwartungen über das Auftreten bestimmter Konsequenzen (F) nach bestimmten Ergebnissen (ER).
4. Situations-Handlungs-Erwartungen (SK) - Kompetenzerwartungen: subjektive Erwartungen, dass in einer gegebenen Situation (Sit) der Person zumindest eine Handlung (H) zur Verfügung steht.
5. Handlungs-Ergebnis-Erwartungen (K) - Kontrollerwartungen: subjektive Erwartung über Eintreten bzw. Nichteintreten bestimmter Ergebnisse (ER) auf eine Handlung (H).

6. Neuheit und Komplexität der Situation (N) in Bezug auf die Strukturierung und Repräsentation der entsprechenden Handlungssituation.
7. Valenz oder Wertigkeit der Tätigkeit (V"): subjektive Bewertung der Ausführung einer Handlung.

Des weiteren lassen sich aus der Abbildung zwei weitere Konzepte ableiten:
1. Die Valenz der Ergebnisse (V), die sich aus den subjektiven Bewertungen von Handlungs- oder Situationsergebnissen ergibt.
2. Die Einfluss-Erwartungen (E), die die subjektiven Erwartungen implizieren, das Eintreten bzw. Nichteintreten eines Ergebnisses durch Handeln (H) beeinflussen zu können.

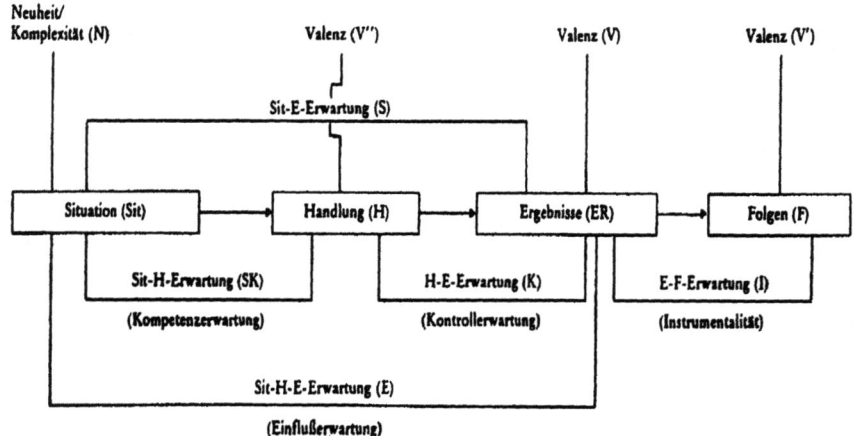

Abb. 8: Differenziertes Erwartungs-Wert-Modell von Krampen (2000, S. 419).

Krampen weist darauf hin, dass das in der Skizze dargestellte Modell nur einen simplifizierten Einblick in die kognitiven Determinanten gibt. Realiter sieht es so aus, dass eine Verschachtelung von vielen unterschiedlichen Handlungsalternativen oder -situationen und den entsprechenden Ergebnissen, Folgen und Erwartungen vorliegt, was darüber hinaus zu Rückkopplungsprozessen führen kann. In diesem Zusammenhang schlägt er vor, bevorzugt von Ereignissen anstatt von Handlungsergebnissen und Ergebnisfolgen zu sprechen, da der Terminus Ergebnis eher einen direkten Handlungsbezug nahe legt. Eine Handlungsunterlassung kann aber auch als Resultat von positiven Situations-Ergebnis/Ereignis-Erwartungen zu einem subjektiv positiv bewerteten Ereignis führen. Diese Rückmeldeschleifen beinhalten sowohl die subjektive Wahrnehmung der Handlungsergebnisse und -folgen, als auch die zum Teil handlungsunabhängigen Situations-Folge-Ereignisse.

Laut Krampen wird in den meisten Erwartungs-Wert-Modellen von situativ verankerten Variablen ausgegangen. Es werden zwar intra- und interindividuelle Unterschiede hinsichtlich Handlungsvorhersagen berücksichtigt, Persönlichkeitsvariablen sind aber bislang vernachlässigt worden. Die Einführung der Variablen der Situationswahrnehmung als Neuheit oder Komplexität einer Situation stellt eine Möglichkeit dar, diese in der Handlungstheorie bislang unberücksichtigten Persönlichkeitskonstrukte einzubringen.

Der Zusammenhang zwischen Persönlichkeitsmerkmalen und dem Umgang mit Handlungssituationen ist nach Krampen u.a. auf eine Zusatzhypothese von Rotters sozialer Lerntheorie zurückzuführen, der selten Beachtung geschenkt wurde (Krampen, 2000). Diese Zusatzhypothese besagt, dass „situationsspezifische Erwartungen als Funktion von (a) früheren Erfahrungen des Individuums mit der vorliegenden Handlungssituation und (b) dem Verhältnis zwischen situativ und zeitlich generalisierten Erwartungshaltungen und der Anzahl der Erfahrungen mit der vorliegenden oder einer ähnlichen Handlungssituation dargestellt" werden (Krampen, 2000, S.46).

Krampen kritisiert allerdings, dass Rotter diese Funktion nur für die Analyse von Handlungs-Ergebnis-Erwartungen, d.h. Kontrollüberzeugungen angewendet hat und nicht für Situations-Ergebnis-Erwartungen, Situations-Handlungs-Erwartungen und Instrumentalitäten. Berücksichtigt man diese letztgenannten Erwartungen, kann bei unbekannten Situationen die Vorhersage von Persönlichkeitsvariablen eines Individuums relativ hoch sein.

Allerdings führen nicht nur die situative Neuheit, sondern auch nicht eindeutige Situationen zu weniger gut strukturierten kognitiven Landkarten sensu Tolman (1938), die Erwartungen darüber enthalten, in welchem Maße beabsichtigte Handlungen zu bestimmten Zielen oder Ergebnissen führen. Eine mangelhafte Handlungsplanung muss durch zeitlich und situativ generalisierte Erfahrungen eines Individuums, d.h. durch Persönlichkeitsmerkmale ausgeglichen werden. Die Vorhersage dispositioneller Variablen hängt von den Erfahrungen ab, die das Individuum in einer bestimmten Handlungssituation bereits gemacht oder nicht gemacht hat. Die subjektive Neuheit/Komplexität einer Handlungssituation ist dafür vorgesehen, kognitive Repräsentationen und Strukturiertheit einer Situation zu beschreiben. Da in gut strukturierten Situationen (starke Situationen) ausreichend situationsspezifische Kognitionen vorliegen, überwiegen hier situationsspezifische Einflüsse, bei denen Persönlichkeitsvariablen weitgehend ausgeschaltet werden.

In sogenannten schwachen Situationen, für die keine oder nur wenige Erfahrungen, auch nicht in Form von sozialisierten Normen und Regeln, vorhanden sind, ist die Vorhersagemöglichkeit persönlichkeitsorientierter Variablen größer. „Diese neuartigen, komplexen und/oder ambiguiden Handlungssituationen sind weniger gut strukturierbar, da keine situationsspezifischen Erfahrungen vorliegen oder sozialisiert sind" (Krampen, 2000, S.84). Die Person muss aufgrund

unklarer kognitiver Repräsentationen auf generalisierte Erfahrungen in Form von zeitlich und situativ stabileren Persönlichkeitsmerkmale rekurrieren.
Krampen sieht Rotter und seine soziale Lerntheorie zwar als einzigen Vertreter einer Erwartungs-Wert-Theorie an, der auch Persönlichkeitskonstrukte in sein Modell integriert. Er kritisiert aber dessen sehr allgemeine und wenig differenzierte Form, da den Generalisierungen der Persönlichkeitskonstrukte der theoretische Hintergrund größtenteils fehlt.
Im Gegensatz zu Rotter postuliert Krampen ein auf allen Konstruktebenen stattfindendes Generalisierungslernen. Dieses Generalisierungslernen führt zu unterscheidbaren situativ und zeitlich relativ stabilen Merkmalen, um Individuen und interindividuelle Unterschiede zu beschreiben.

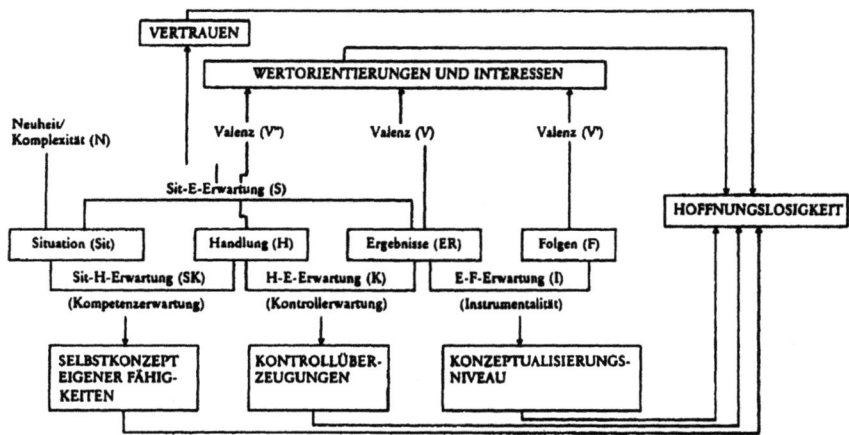

Abb. 9: Differenziertes Erwartungs-Wert-Modell mit zugeordneten persönlichkeitspsychologischen Konstrukten (in Großbuchstaben) (Krampen, 2000, S. 94).

Bei den im differenzierten Erwartungsmodell dargestellten sechs persönlichkeitspsychologischen Konstrukten handelt es sich um
1. Vertrauen als Generalisierung von Situations-Ergebnis/Ereignis-Erwartungen,
2. Selbstkonzept eigener Fähigkeiten als generalisierte Situations-Handlungs-Erwartungen (Kompetenzerwartung),
3. Kontrollüberzeugungen als Generalisierung von Handlungs-Ergebnis-Erwartungen,
4. Konzeptualisierungsniveau als generalisierte Instrumentalitätserwartungen,
5. Wertorientierungen und Interessen als generalisierte situationsspezifische Valenzen und

6. Hoffnungslosigkeit als alle genannten Bereiche umfassendes Konzept.

Im Rahmen dieses Modells wird der Zusammenhang zwischen der prognostischen Bedeutung der oben genannten Persönlichkeitskonstrukte und dem Ausmaß der Strukturierung und kognitiven Repräsentationen von Handlungssituationen postuliert. In starken, d.h. dem Individuum bekannten und gut strukturierbaren Situationen wird der prognostische Wert von situationsspezifischen Kognitionen größer sein als der der Persönlichkeitskonstrukte. In schwachen, d.h. dem Individuum unbekannten Situationen, bei denen keine oder kaum Erfahrungen oder Repräsentationen vorliegen, wird der prognostische Wert der situationsspezifischen Kognitionen geringer eingeschätzt als der der Persönlichkeitskonstrukte. Demzufolge handelt es sich bei diesem Ansatz um ein „zweigleisiges Modell" (Krampen, 2000, S.96), das sowohl situationsspezifische Kognitionen als auch Persönlichkeitskonstrukte und ihre gegenseitigen Abhängigkeiten umfasst.

Im folgenden soll auf die Persönlichkeitskonstrukte Kontrollüberzeugungen und Selbstkonzepte eigener Fähigkeiten bzw. Selbstwirksamkeit/Kompetenzüberzeugung näher eingegangen werden.

5.3.1 Kontrollüberzeugungen

Der Begriff „locus of control of reinforcement" von Rotter, den er im Rahmen seiner sozialen Lerntheorie postuliert, wird von Krampen (1982) vorzugsweise mit Kontrollüberzeugungen übersetzt, um zu verdeutlichen, dass er auf den generalisierten Überzeugungen eines Individuums und auf den situativen Aspekt der Kontrollierbarkeit fokussiert ist.

In Anlehnung an Rotter (1966) unterscheidet Krampen Kontrollüberzeugungen wie folgt:

„*Externale Kontrollüberzeugungen* liegen vor, wenn eine Person Verstärkungen und Ereignisse, die eigenen Handlungen folgen, als *nicht* kontingent zum eigenen Handeln oder zu eigenen Charakteristika wahrnimmt, sondern sie als das Ergebnis von Glück, Zufall, Schicksal, als von anderen mächtigeren Personen kontrolliert oder als unvorhersehbar (aufgrund der hohen Komplexität der Umweltkräfte) perzipiert. *Internale Kontrollüberzeugungen* liegen dagegen vor, wenn eine Person Verstärkungen und Ereignisse in der persönlichen Umwelt, die eigenen Handlungen folgen, als kontingent zum eigenen Verhalten oder zu eigenen Persönlichkeitscharakteristika wahrnimmt" (1982, S.44, Hervorheb.i.Orig.).

Aufgrund dieser Definition liegt die Vermutung nahe, von Kontrollüberzeugungen im Sinn eines eindimensionalen Persönlichkeitsmerkmals mit den beiden Polen der Externalität und Internalität zu sprechen. Dieser Ansatz muss aber laut Krampen (1982) als falsch abgelehnt werden, da es sich bei Kontrollüberzeu-

gungen besonders hinsichtlich der Externalität um ein sehr komplexes und vielschichtiges Konstrukt handelt, das sich nur mehrdimensional erklären lässt. Darüber hinaus wurde die Eindimensionalität von Kontrollüberzeugungen in empirischen Studien nicht bestätigt. Kontrollüberzeugungen in Erwartungs-Wert-Theorien üben nach Krampen eine zweifache Funktion aus:
1. Sie führen in neuen und/oder mehrdeutigen Situationen, die für das Individuum schwer zu bewerten sind, zu einer besseren Vorhersage von Verhaltensweisen.
2. Es handelt sich bei ihnen im Gegensatz zu anderen situationsspezifischen Konstrukten der Erwartungs-Wert-Theorien, um relativ stabile Persönlichkeitsmerkmale in Form von generalisierten Erwartungen.

Beide Extremausprägungen generalisierter Kontrollüberzeugungen haben pathologischen Charakter. Krampen widerspricht der häufig in der Literatur anzutreffenden Höherbewertung von Internalität als ein Interventionsziel und weist sogar auf die erhöhten Internalitätswerte bei psychosomatischen Patienten hin, die als teilweiser Realitätsverlust und Selbstüberschätzung interpretiert werden können.

„Externale Personen tendieren dazu, Verstärkungen als extern verursacht anzusehen, was sich im Falle der Selbstverstärkung auf den Einfluß des Therapeuten beziehen kann. Verhaltensmodifikatorische Maßnahmen können bei ihnen also erst dann erfolgreich eingesetzt werden, wenn es gelungen ist, ihre Kontrollüberzeugungen zu verändern.

....daß Externale augenscheinlich eine direkte Therapie, die Verhaltensvorschläge, Instruktionen etc. beinhaltet, im Vergleich zu Internalen besonders präferieren" (Krampen, 1982, S.178).

Ursprünglich war der Fragebogen zu Kompetenz- und Kontrollüberzeugungen als Fortentwicklung der IPC-Skalen von Levenson (1972, 1974) geplant. Aufgrund kultureller Unterschiede zwischen den USA und dem deutschen Sprachraum, die bei diesen Skalen zu Tage traten, entwickelte Krampen den Fragebogen zu Kompetenz- und Kontrollüberzeugungen (FKK) neu. „Hier deuten sich Unterschiede zwischen dem deutschen und amerikanischen Kulturkreis an, die bei der deutschen Adaptation nicht ausreichend bzw. wegen der angezielten Vergleichbarkeit der Instrumente nicht beachtet wurden" (1991, S. 34). Allerdings blieb das Grundgerüst der IPC-Skalen weitgehend bestehen und wurde von Krampen auch dementsprechend übernommen. Deswegen werden die drei Aspekte von Kontrollüberzeugungen, die die IPC-Skalen erfassen, nachstehend aufgezählt.
1. Internalität, d.h. subjektiv wahrgenommene Kontrolle einer Person über das eigene Leben und über Ereignisse,
2. externale Kontrollüberzeugungen, geprägt durch das Gefühl der Machtlosigkeit oder Abhängigkeit von anderen mächtigen Personen,

3. fatalistische externale Kontrollüberzeugungen, d.h. Erwartungen, das eigene Leben wird bestimmt durch Schicksal, Zufall, Glück oder Pech.

Empirische Studien konnten dieses dreidimensionales Konstrukt bestätigen. Allerdings korrelieren die beiden Externalitäts-Skalen sehr hoch miteinander, während diese Skalen von der Internalitäts-Skala aber unabhängig sind. Mit der Neuheit und Komplexität einer Situation steigt der Vorhersagewert generalisierter Kontrollüberzeugungen, während situationsspezifische Kontrollüberzeugungen für die Verhaltensvorhersage bei bekannten Situationen besser geeignet zu sein scheinen. Ein oder zwei Persönlichkeitskonstrukte reichen allein nicht aus, um Verhalten vorherzusagen. Im Falle des differenzierten Erwartungsmodells müssen alle Persönlichkeitskonstrukte berücksichtigt werden, und der Vorhersagewert wird hauptsächlich über die Basisvariablen, besonders über die subjektive Wahrnehmung der Handlungssituation bestimmt (Krampen, 2000).

Im methodischen Teil wird auf den Fragebogen zu Kompetenz- und Kontrollüberzeugungen als ein wesentlicher Bestandteil der empirischen Untersuchung detaillierter eingegangen und seine Einsatzbereiche näher beschrieben.

5.3.2 Selbstkonzept eigener Fähigkeiten

Das Selbstkonzept eigener Fähigkeiten basiert auf der Selbstwirksamkeitstheorie von Bandura (siehe Kap. 4.1.3).

Ursprünglich wurden Selbstwirksamkeitserwartungen von Bandura selbst als situationsabhängig und nicht als stabile Persönlichkeitsmerkmale verstanden. Krampen (1987, 2000) weist darauf hin, dass neuere Überlegungen in die Richtung gehen, besonders generalisierte Selbstwirksamkeitserwartungen im Sinne einer Persönlichkeitseigenschaft zu sehen. Er hebt hervor, dass auf Banduras Konzept viele empirische Untersuchungen und Forschungsarbeiten bezüglich der Erfassung von Selbstwirksamkeit und der Bildung sogenannter Selbstwirksamkeitsskalen (vgl. Schwarzer, 1981) basieren. Gleichzeitig kritisiert er aber, dass diese Skalen nicht nur reine Selbstwirksamkeits-Erwartungen in Form von Situations-Handlungs-Erwartungen beinhalten, sondern auch Kontrollüberzeugungen als Handlungs-Ergebnis/Ereignis-Erwartungen. Diese Vermischung von Kompetenzüberzeugungen und Kontrollüberzeugungen veranlasste ihn zu der Bezeichnung *Selbstkonzept eigener Fähigkeiten* als generalisierte Situations-Handlungs-Erwartungen. Allerdings weist er darauf hin, dass das Konstrukt des Selbstkonzeptes eigener Fähigkeiten mit dem Konzept der Selbstwirksamkeit identisch ist, vorausgesetzt es bezieht sich nur auf Situations-Handlungs-Erwartungen.

„Selbstkonzepte eigener Fähigkeiten werden handlungstheoretisch als Generalisierungen situationsspezifischer Situations-Handlungs-Erwartungen konzipiert, die zeitlich und situativ relativ stabile Einstellungen darüber beinhalten, in welchem Maße in Situationen Handlungsalternativen zur Verfügung stehen" (Krampen, 2000,S.103).

Zusammenfassend kann das von Krampen entwickelte handlungstheoretische Partialmodell der Persönlichkeit dahingehend beschrieben werden, dass es sich ausschließlich auf menschliches Handeln im Sinne der in 4.2.1 aufgeführten Definition und nicht auf den allgemeineren Begriff des menschlichen Verhaltens bezieht. Es verbindet differentialpsychologische Aspekte der Handlungstheorie inklusive situationsspezifischer Kognitionen mit persönlichkeitspsychologischen Konstrukten im Sinne einer Beschreibung von Individuen und ihrer interindividuellen Unterschiede, um menschliches Handeln und Erleben beschreiben und vorhersagen zu können.

Krampen führte das aus der sozialen Lerntheorie Rotters entlehnte Konzept der Kontrollüberzeugungen und das Selbstwirksamkeitskonstrukt von Bandura als zwei voneinander unabhängige Konzepte in sein handlungstheoretisches Partialmodell der Persönlichkeit ein, so dass sie in ihrer generalisierten Form als relativ stabile Persönlichkeitsmerkmale zu sehen sind. Ebenso werden emotionale Faktoren wie Vertrauen als Generalisierung von Situations-Ergebnis-Erwartungen und Hoffnungslosigkeit als ein alle Bereiche umfassendes Konzept mit in die theoretischen Überlegungen einbezogen. Hierdurch ist ein Erwartungs-Wert-Modell entstanden, das im Gegensatz zu den anderen Theorien aus dieser Familie emotionale Begebenheiten mit berücksichtigt.

Im handlungstheoretischen Partialmodell der Persönlichkeit wird davon ausgegangen, dass Verhalten, das aufgrund von Personvariablen beschrieben werden kann, als eine Form von zielgerichtetem und erwartungsgesteuertem Handeln zu sehen ist. Im Allgemeinen beziehen sich handlungstheoretische Analysen auf sogenannte Autonomismen, die das Individuum absichtlich und wohl durchdacht ausführt. Krampen weist aber darauf hin, dass auch sogenannte Automatismen, d.h. habitualisierte Verhaltensweisen, die routinemäßig und wenig reflektiert ablaufen, ebenfalls handlungstheoretisch rekonstruiert werden können. Somit kommt dem handlungstheoretischen Partialmodell der Persönlichkeit eine besondere Bedeutung zu. Es greift bei schlecht strukturierbaren und neuartigen Situationen auf generalisierte Persönlichkeitsvariablen zurück, die in den konkreten Situationen kaum bewusst und reflektiert werden.

6 Zusammenfassung

In der Einleitung wurde das Forschungsprojekt „Familiärer Darmkrebs" – HNPCC (Hereditary Non-Polyposis Colorectal Cancer) der Deutschen Krebshilfe beschrieben und auf die Beratung, den Ablauf dieser Beratung und das Ziel dieser Arbeit eingegangen.

Als Einstieg in die Thematik des Gesundheitsverhaltens bei familiärem Darmkrebs (HNPCC) wurde das Krankheitsbild vorgestellt und die genetischen Voraussetzungen und Folgen erläutert. Dabei wurde besonders die Dringlichkeit präventiver Maßnahmen in Form von Vorsorge und Früherkennung hervorgehoben. Bei HNPCC handelt es sich um eine vererbbare Krebserkrankung, die unabhängig vom Geschlecht zu 50% an die Nachkommen weitergegeben werden kann. Hat ein Angehöriger das für HNPCC verantwortliche Gen geerbt, so erkrankt er nicht in jedem Fall, sondern die Penetranz liegt bei 60 bis 80 %. Diese Personen werden als Risikopersonen bezeichnet. Es handelt sich dabei um eine Personengruppe, deren Wahrscheinlichkeit an HNPCC zu erkranken aufgrund ihrer Familiengeschichte deutlich erhöht ist, die aber ansonsten gesund sind bzw. sich gesund fühlen. Um das Gesundheitsverhalten bei HNPCC zu beschreiben und zu analysieren, müssen deshalb verschiedene Begrifflichkeiten geklärt werden, die in Verbindung mit Gesundheit zu sehen sind. Es wurde versucht, aus der schillernden Breite der Gesundheitskonzepte einen für diese Arbeit relevanten Kern in Anlehnung an die Definition der Ottawa-Charta (1986) zu definieren: Gesundheit ist ein wesentlicher Bestandteil des alltäglichen Lebens. Soziale und individuelle Ressourcen stehen ebenso im Vordergrund wie körperliche Fähigkeiten.

Am Modell der Salutogenese von Antonovsky wurde gezeigt, dass Menschen weder völlig gesund noch krank sind. Das Kohärenzgefühl und hierbei besonders die motivationale Komponente der Sinnhaftigkeit und generalisierte Widerstandsressourcen im Sinne gesellschaftlicher Bedingungen sind je nach ihrer Ausprägung für den Gesundheitszustand verantwortlich. Demzufolge entscheiden sich Menschen mit einem ausgeprägten Kohärenzgefühl häufiger für gesundheitsförderliche Verhaltensweisen. Antonovsky (1987) selbst betont aber, dass es für das Kohärenzgefühl kein typisches Verhalten gibt. Das Modell scheint Parallelen zu anderen theoretischen Konstrukten wie Kontroll- und Kompetenzüberzeugungen aufzuweisen. Auch hier grenzt sich Antonovsky von den individualpsychologischen Konzepten ab und postuliert, dass das Kohärenzgefühl keine Persönlichkeitseigenschaft ist. Das Kohärenzgefühl drückt den Glauben an ein verständliches, bedeutungsvolles und beeinflussbares Leben aus. Es kann zwar als Modell der Gesundheit bezeichnet werden, beinhaltet jedoch auch Aspekte des Gesundheitsverhaltens und kann deshalb als Metatheorie für Präventionsmaßnahmen betrachtet werden, ist jedoch aufgrund seiner Komplexität für empirische Untersuchungen ungeeignet. Für diese Arbeit soll das salutogenetische Modell als übergeordnetes Konzept für die Beratung herangezogen werden. Die Untersuchung bzw. die Ergebnisse werden zeigen, inwieweit dieses Konzept bereits verwirklicht wurde.

Subjektive Vorstellungen von Gesundheit in Form von sogenannten Alltags- oder Laientheorien spielen eine wesentliche Rolle hinsichtlich gesundheitsrelevantem Verhalten, was aber in gegenwärtigen Präventionsprogrammen zu selten beachtet wird. Besonders Faltermeier (1991, 1994) hat darauf verwiesen, dass der psychosoziale Hintergrund solcher Vorstellungen vielfach völlig außer Acht gelassen wird. Da die meisten subjektiven Vorstellungen von Gesundheit nur die kognitiven Faktoren in Rechnung stellen, führt der Autor den Begriff des Gesundheitsbewusstseins ein, um auch der emotionalen Komponente gerecht zu werden. Auf die sozialen Komponenten von Gesundheitsvorstellungen beziehen sich insbesondere die sozialen Repräsentationen, die von Herzlich (1973) erarbeitet wurden. Hierbei wurden Parallelen zum salutogenetischen Modell von Antonovsky deutlich.

Anschließend wurden allgemeine Aspekte des Gesundheitsverhaltens thematisiert, wobei an erster Stelle die Kognitionen in Form von Risikowahrnehmung, Kontrollüberzeugungen und Selbstwirksamkeit/Kompetenzüberzeugung beschrieben wurden. Diese drei Kognitionen gehen jedem Gesundheitsverhalten voraus. Menschen neigen dazu, besonders Risiken, die ihre eigene Gesundheit betreffen, zu unterschätzen und falsch einzustufen, so dass Vorsorgemaßnahmen erst gar nicht in Angriff genommen werden. Kontrollüberzeugungen und das Konzept der Selbstwirksamkeit und ihre Auswirkungen auf das Gesundheitsverhalten bei HNPCC sollen im Rahmen dieser Arbeit näher untersucht werden.

Kontrollüberzeugungen können differenzialpsychologisch als generalisierte Erwartungen eines Individuums, wichtige Ereignisse in seinem Leben selbst zu bestimmen (internal) oder nicht (external) beschrieben werden. Sie nahmen lange Zeit eine führende Position unter den gesundheitsbezogenen Kognitionen ein und gehen auf das Konzept des „locus of control" von Rotters sozialer Lerntheorie zurück. Allerdings konnten bislang nur schwache Zusammenhänge zwischen Kontrollüberzeugungen und Gesundheitsverhalten festgestellt werden, wobei sich das Gesundheitsverhalten auf Verhaltensweisen wie Rauchen und Alkoholmissbrauch bezog und nicht auf vererbbare Erkrankungen.

Kompetenzüberzeugungen oder Selbstwirksamkeit als eine weitere und für Gesundheitsverhalten sehr bedeutende Kognition wurde von Bandura im Rahmen seiner sozialkognitiven Lerntheorie entwickelt. Selbstwirksamkeit bezieht sich auf die Erwartung der subjektiven Verfügbarkeit von Bewältigungsressourcen. Allerdings muss diese Verfügbarkeit nicht mit den objektiven, tatsächlich zur Verfügung stehenden Handlungsressourcen übereinstimmen. Selbstwirksamkeitserwartungen werden besonders durch eigene Erfahrung, aber auch durch symbolische Erfahrung anderer geprägt. Die sprachliche Überzeugung, die soziale Bedeutung und der Expertenstatus der überzeugenden Person scheinen dabei eine Rolle zu spielen. Dies ist deshalb im Falle von HNPCC von Bedeutung, da die Informationen bezüglich der Erkrankung, der zugrundeliegenden Genetik und der Vorsorge- und Früherkennungsmaßnahmen den betroffenen Menschen durch Mediziner und Humangenetiker vermittelt werden, die einen entsprechenden Expertenstatus in der Allgemeinbevölkerung inne haben. Man denke an den Arzt, der immer noch in der Bevölkerung als „Halbgott in Weiß" angesehen wird. Bandura selbst sah Selbstwirksamkeit als situationsabhängig an. Neuere Ansätze gehen aber davon aus, dass dieses Konzept in seiner generalisierten Form als Persönlichkeitseigenschaft zu sehen ist.

Des weiteren wurden verschiedene theoretische Ansätze und Untersuchungen zum Gesundheitsverhalten vorgestellt. Diese theoretischen Ansätze kennzeichnen sich dadurch aus, dass sie im wesentlichen auf vier Voraussetzungen für Gesundheitsverhalten zurückgreifen, die mehr oder weniger explizit zum Ausdruck gebracht werden: das Vorliegen einer schwerwiegenden Gesundheitsbedrohung, die subjektive Einschätzung einer hohen Verletzbarkeit, der Glauben, selbst etwas gegen diese Bedrohung tun zu können und das Einschätzen dieses Verhaltens als wirksame Maßnahme.

Auf handlungstheoretische Aspekte von Gesundheitsverhalten wurde aufgrund der Handlungsorientierung des Selbstwirksamkeitskonzeptes näher eingegangen. Gesundheitsverhalten wird demnach als Handlungsintention verstanden, das dann initiiert wird, wenn das Individuum mit seinem Gesundheitszustand nicht mehr einverstanden ist. Das Individuum wägt mit Hilfe einer Kosten-Nutzen-Analyse ab, bei welchem Verhalten der Nutzen die Kosten überwiegt. Aufgrund dessen liegen den Modellen zum Gesundheitsverhalten Annahmen der Erwartungs-Wert-Theorien zugrunde.

Die Modelle zum Gesundheitsverhalten wurden aufgeteilt in Modelle der Analyse und Vorhersage von Gesundheitsverhalten (Modell der gesundheitlichen Überzeugungen) und Modelle der Veränderung von Gesundheits- und Risikoverhalten. Die letzteren wurden nochmals eingeteilt in Intentionsmodelle (Theorie der Handlungsveranlassung und Theorie des geplanten Verhaltens) und in Prozessmodelle (Theorie der Schutzmotivation und sozial-kognitives Prozessmodell gesundheitlichen Handelns).

Das sozialkognitive Prozessmodell gesundheitlichen Handelns von Schwarzer (1996) ist das einzige Modell, das Komponenten der anderen Theorien und Modelle heranzieht. Auf der anderen Seite aber trennt es zwischen dem motivationalen Prozess der Intentionsbildung und der auszuführenden Handlung als Volition. Des weiteren spielt das Konzept der Selbstwirksamkeitserwartungen in diesem Modell eine herausragende Rolle.

Kritisch anzumerken ist, dass Erwartungs-Wert-Theorien zwar einen bedeutsamen Beitrag zum Gesundheitsverhalten liefern, sie aber auf der Rationalität des

Menschen beruhen bzw. diese voraussetzen insofern, dass Menschen eine Gesundheitsbedrohung wahrnehmen. Sie lassen aber außer Acht, dass gesunde Menschen überhaupt keine Symptome zeigen, die auf eine Gesundheitsbedrohung hinweisen.

Im Anschluss an diese Vorstellung allgemeiner Modelle zum Gesundheitsverhalten wurde das Gesundheitsverhalten bei HNPCC erläutert, das sich im Gegensatz zu der doch sehr diffusen Befundlage seitens des Gesundheitsbegriffs leicht operationalisieren lässt. Vorsorge bei HNPCC bedeutet für Patienten und Risikopersonen ein intensiviertes Früherkennungsprogramm, das einmal im Jahr und zwar lebenslang durchzuführen ist, es sei denn, eine genetische Untersuchung schließt bei den Risikopersonen eine Anlageträgerschaft aus. In diesem Fall können diese Personen aus dem intensiven Programm ausscheiden und die Vorsorgemaßnahmen beanspruchen, die für die Normalbevölkerung gelten. Um HNPCC-Patienten und ihre Angehörigen für diese Vorsorge zu sensibilisieren, wurde eine Beratungssprechstunde als Gesundheitsberatung ins Leben gerufen mit dem Ziel einer spezifischen und risikogruppenorientierten Prävention. Nachfolgende Punkte bilden einen wesentlichen Bestandteil dieser Beratung:
1. Erstellung eines detaillierten Familienstammbaums,
2. Erklärung des genetischen Hintergrunds der Erkrankung,
3. Erklärung der Vorsorge- und Früherkennungsmaßnahmen wie Koloskopie, Ultraschall- und Urinuntersuchung.
4. Auf Fragen der Ernährung, Alkohol, sportliche Aktivitäten etc. wird nur eingegangen, wenn diesbezügliche Fragen auftauchen. Ist dies der Fall, wird ausdrücklich darauf hingewiesen, dass ein gesunder Lebenswandel (gesunde Ernährung, wenig Alkohol, viel Bewegung) zwar wünschenswert ist, aber keinen unmittelbaren Einfluss auf die HNPCC-Krankheitsentstehung hat.
5. Bedeutung einer genetischen Untersuchung (prädiktiven Diagnostik) für private Kranken- und Lebensversicherungen.

Es wurde ein Modell des Vorsorge- und Früherkennungsverhaltens vorgestellt, wobei es sich hierbei um ein rein praxisbezogenes Modell handelt, das seinen theoretischen Bezug zu den selbstbezogenen Kognitionen Kontroll- und Kompetenzüberzeugungen unter Beweis stellen soll. Aus diesem Grund wurde das handlungstheoretische Partialmodell der Persönlichkeit als theoretische Basis herangezogen. Es bildet auch die Grundlage für die empirische Untersuchung mit Hilfe des Fragebogen zu Kompetenz- und Kontrollüberzeugungen von Krampen (1991). Krampen (2000) verbindet in diesem Modell handlungstheoretische und persönlichkeitspsychologische Aspekte. Von Persönlichkeitsmerkmalen, die zeitlich stabil bzw. generalisiert sind, wird erwartet, dass sie situationsspezifisches Handeln und Erleben voraussagen. In neuen oder komplexen Situationen, so wie im Falle der Beratung bei HNPCC und der Vorsorgeuntersuchungen, ist nach dieser Theorie die Vorhersagekraft persönlichkeitsorientierter Va-

riablen größer. Zudem werden emotionale Faktoren wie Vertrauen als Generalisierung von Situations-Ergebnis-Erwartungen und Hoffnungslosigkeit als ein alle Bereiche umfassendes Konzept in die theoretischen Überlegungen integriert.
Kontrollüberzeugungen und Selbstwirksamkeitserwartungen stellen relativ stabile Persönlichkeitsmerkmale in Form von generalisierten Erwartungen dar. Ein weiterer wichtiger Aspekt dieses Modells ist, dass Krampen strikt zwischen Kontrollüberzeugungen als generalisierte Handlungs-Ergebnis-Erwartungen und Selbstwirksamkeit als generalisierte situationsspezifische Situations-Handlungs-Erwartungen im Gegensatz zu anderen Konzepten (vgl. Schwarzer, 1981) trennt. Diese strikte Trennung und das Zusammenspiel handlungstheoretischer und persönlichkeitspsychologischer Konstrukte bilden die Voraussetzung dafür, dass dieses theoretische Modell als Grundlage für die empirische Untersuchung bei der vererbbaren Krebserkrankung HNPCC dienen soll. Auf der einen Seite spielt das Verhalten bzw. das Handeln der Patienten und Risikopersonen eine Rolle, auf der anderen Seite kann die Krankheit bzw. die Disposition für diese Erkrankung als zur Person dazugehörig, d.h. als Persönlichkeitsmerkmal verstanden werden. Es wurde deshalb ein allgemeines Verhaltens- oder Handlungsmodell und nicht ein sich auf Gesundheit und Krankheit beziehendes Modell ausgewählt, da es sich bei den Untersuchungsteilnehmern sowohl um kranke (Patienten) als auch gesunde Menschen (Risikopersonen) handelt.
Insgesamt wurden eine ganze Reihe von theoretischen Begrifflichkeiten, Modellen und Konzepten, die sich mit dem Thema Gesundheit und Gesundheitsverhalten auseinandersetzen, ausführlich vorgestellt. Im Gegensatz dazu scheint das Modell des Gesundheitsverhaltens bei HNPCC, so wie es im Augenblick in der humangenetisch/klinischen Beratung vermittelt wird, zu stehen. Gesundheit und Gesundheitsverhalten werden den HNPCC-Patienten und ihren Angehörigen immer noch in pathogenetischer Tradition präsentiert. Es werden nur Themen der Vorsorge und Früherkennung angesprochen, auf soziale und individuelle Gegebenheiten wird nicht näher eingegangen. Die dargestellten Theorien und Modelle machten aber deutlich, dass diese pathogenetische Sichtweise nicht ausreicht, um Menschen zu dem entsprechenden Gesundheitsverhalten zu bewegen. Informationen über drohende Gesundheitsgefahren genügen allein nicht, um Menschen dazu zu bringen, sich präventiv zu verhalten.
Allerdings handelt es sich hier um einen Forschungsbereich, der noch relativ wenig untersucht wurde. Man könnte vielleicht vermuten, dass es bei genetisch bedingten Krankheiten wie HNPCC ausreicht, nur auf die entsprechenden Vorsorgemaßnahmen hinzuweisen. Ob sich allerdings diese Reduzierung des Gesundheitsverhaltens auf reines Vorsorge- und Früherkennungsverhalten als ausreichend für HNPCC-Patienten und ihre Angehörigen erweist, wird sich durch die empirische Untersuchung zeigen.

7 Untersuchungsziel

7.1 Leitfragen

Auf das Ziel dieser Arbeit wurde bereits detailliert in der Einleitung eingegangen. Die zentrale Fragestellung bezieht sich auf Veränderungen im Gesundheitsverhalten von HNPCC-Patienten und Risikopersonen durch die humangenetisch/klinische Beratung als einmalige Intervention. Bei dieser Arbeit handelt es sich um eine explorative Untersuchung mit dem Ziel, in einem relativ unerforschten Untersuchungsbereich neue Hypothesen zu entwickeln oder theoretische Voraussetzungen für die Formulierung erster Hypothesen zu schaffen. Demzufolge werden auch keine spezifischen Hypothesen geprüft, sondern vier Fragenkomplexe formuliert. Anhand der Ergebnisse ist zu prüfen, ob sich aus diesen Leitfragen entsprechende Hypothesen ableiten lassen.

1. Unterscheiden sich Patienten und Risikopersonen in ihrem Vorsorgeverhalten vor und nach Beratung?
   Diese Fragestellung wird in Kap. 8.1 behandelt. Patienten und Risikopersonen werden in ihrem Vorsorge- und Früherkennungsverhalten vor und nach Beratung miteinander verglichen. Eine besondere Rolle spielt hierbei die Analyse des FVF.
2. Bewirkt die Beratung eine Veränderung im Vorsorge- und Früherkennungsverhalten von Patienten und Risikopersonen?
   Kap. 8.2 setzt sich mit diesem Fragenkomplex auseinander. Hier geht es um den Einfluss der Beratung sowohl in Bezug auf das Vorsorge- und Früherkennungsverhalten, aber auch auf allgemeine gesundheitsbezogene Veränderungen, wie z.B. die Einstellung zur Gesundheit, Ernährungsgewohnheiten etc.
3. Welchen Einfluss haben Kompetenz- und Kontrollüberzeugungen auf das Vorsorge- und Früherkennungsverhalten, und unterscheiden sich Patienten und Risikopersonen hinsichtlich dieser Kognitionen zum Messzeitpunkt t1 und t2?
   Kompetenz- und Kontrollüberzeugungen wird eine entscheidende Rolle in dieser Arbeit zugewiesen. In Kap. 8.3 erfolgt ein detaillierter Vergleich mit der Normierungsstichprobe sowie Vergleiche zwischen den beiden Untersuchungsgruppen zu beiden Messzeitpunkten.
4. Gibt es Unterschiede zwischen Patienten und Risikopersonen der Teilnehmerstichprobe und denen, die an der zweiten Untersuchung t2 nicht teilgenommen haben, so dass sich die Nicht-Teilnahme erklären lässt?
   Dieser Dropout-Analyse ist das Kap. 8.4 gewidmet. Die Patienten und Risikopersonen, die an der Untersuchung zum Messzeitpunkt t2 nicht teilgenommen haben, werden mit der Teilnehmergruppe verglichen. Detailfragen

beziehen sich auf den Bereich der Kompetenz- und Kontrollüberzeugungen, aber auch auf Themen wie soziodemographische Merkmale, subjektive Einschätzung der körperlichen, seelischen und sozialen Beeinträchtigung sowie Angaben zur Medikamenteneinnahme, zu Arztbesuchen und Krankenhausaufenthalten.

7.2 Methoden

Die Erhebungsmethode der vorliegenden Arbeit beruht auf der Evaluation von Fragebogen als Selbsteinschätzungsinstrumente. Soziodemographische Merkmale wie Alter, Geschlecht, Familienstand und Bildung werden mit einem Fragebogen erfasst, der üblicherweise an alle Patienten des Klinischen Instituts für Psychosomatische Medizin und Psychotherapie des Universitätsklinikums der Heinrich-Heine-Universität ausgeteilt wird. Für diese Untersuchung wurde er entsprechend modifiziert.

Obwohl aus den dargestellten Modellen zum Gesundheitsverhalten ersichtlich wurde, dass es sich bei dem Thema Gesundheit und Gesundheitsverhalten um hochkomplexe und vielschichtige Konzepte handelt, wird Gesundheitsverhalten hier operationalisiert als das Ergreifen der Vorsorgemaßnahmen, die im Rahmen der HNPCC-Erkrankung vorgegeben und empfohlen werden. Damit wird der Tatsache Rechnung getragen, dass auf individuelle und soziale Belange der Ratsuchenden im Beratungsgespräch nicht explizit eingegangen wird, sondern nur Informationen weitergegeben werden.

Da selbstbezogene Kognitionen wie Kontrollüberzeugungen und Selbstwirksamkeit in Bezug auf Gesundheitsverhalten einen wesentlichen Anteil an der Ausführung gesundheitsförderlichen Verhaltens haben, sollen sie im Rahmen dieser Arbeit näher untersucht werden. Obwohl Kontrollüberzeugungen nicht wie ursprünglich angenommen von großer Bedeutung für das Gesundheitsverhalten sind (Mielke, 1982; Bengel et al., 2001), gehen sie hier in die Analyse mit ein. Der Grund liegt darin, dass es sich bei HNPCC um eine genetisch bedingte Erkrankung handelt, die im Sinne der Kausalattributionen retrospektiv als internal und stabil attribuiert wird. Es ist deshalb von Interesse, welche Rolle das Konstrukt der Kontrollüberzeugungen als prospektive selbstbezogene Kognition bzw. Attribution spielt. Da Selbstwirksamkeit in den im theoretischen Teil dieser Arbeit vorgestellten Modellen als das Konzept beschrieben wurde, das am meisten Einfluss auf das Gesundheitsverhalten zu haben scheint, ist zu klären, welchen Einfluss dieses Konzept bei einer vererbbaren Erkrankung nimmt. Des weiteren soll überprüft werden, ob die beiden Konzepte der Kontrollüberzeugungen und der Selbstwirksamkeit durch die Beratung beeinflusst werden. Es wurde nach einem Modell gesucht, dass sich nicht nur auf Krankheiten bezieht, zumal sich die Untersuchungsgruppe aus Patienten und noch gesunden Risikopersonen zusammensetzt. Die pathogenetische Sichtweise soll durch eine zumindest teilweise salutogenetische Betrachtung ersetzt bzw. ergänzt werden. Als theoretische Grundlage überzeugt das handlungstheoretische Partialmodell der Persönlichkeit von Krampen (1987, 2000) mit dem Fragebogen zu Kompetenz- und Kontrollüberzeugungen als Evaluationsinstrument. Auf der einen Seite wird die Beratung als eine situative Neuheit angesprochen, so dass situativ bezogene Kognitionen angesprochen werden. Auf der anderen Seite werden Kontrollüberzeugungen und Selbstwirksamkeit als Persönlichkeitsmerkmale in ihrer generalisierten Form berücksichtigt. Dabei geht es nicht um Erwartungshaltungen bezüglich Krankheiten, sondern um Verhalten und Erwartungen im alltäglichen Leben, was den salutogenetischen Ansatz widerspiegelt. Selbstwirksamkeit und Kontrollüberzeugungen werden bei diesem Modell streng nach Situations-Handlungs-Erwartungen und Handlungs-Ergebnis-Erwartungen getrennt, so dass keine Konfundierung dieser beiden Konstrukte vorliegt. Des weiteren spielen die generalisierten Erwartungshaltungen Vertrauen und Hoffnungslosigkeit als Persönlichkeitskonstrukte eine modellumfassende Rolle. Besonders Hoffnungslosigkeit und ihre psychopathologische Erscheinung der Depressivität sind im Falle von Krebserkrankungen von zentraler Bedeutung (vgl. Heim und Perrez, 1994).

Der Fragebogen zu Kompetenz- und Kontrollüberzeugungen bietet den Vorteil, dass er diese handlungstheoretischen (Veränderung des Verhaltens durch die Beratung) als auch persönlichkeitspsychologischen (Gendefekt als Persönlichkeitsmerkmal) Aspekte gemeinsam in einem Erhebungsinstrument erfasst. Deshalb sprachen auch rein „ökonomische" Gründe für diese Methode, um der Befürchtung von klinischer Seite, die Ratsuchenden könnten durch zu viele Erhebungsinstrumente überfordert sein, Rechnung zu tragen.

7.2.1 Instrumente

Die nachstehenden Instrumente können auf Anfrage bei der Autorin eingesehen bzw. angefordert werden.

7.2.1.1 Patientenbogen – PAT (Hartkamp, 1996; modifiziert: Höwer, 1999)

Dieser Erfassungsbogen wird am Institut für Psychosomatische Medizin und Psychotherapie des Universitätsklinikums der Heinrich-Heine-Universität Düsseldorf sowohl im stationären als auch ambulanten Bereich eingesetzt. Er wurde für das Projekt „Familiärer Dickdarmkrebs" entsprechend modifiziert. Der PAT liefert Daten zu soziodemographischen Angaben wie Alter, Geschlecht, Familienstand, Bildungsstand, die subjektive Einschätzung der Beeinträchtigung im körperlichen, seelischen und sozialen Bereich sowie zur Medikamenteneinnahme, zu Arztbesuchen und Krankenhausaufenthalten im vergangenen Jahr.

7.2.1.2 Fragebogen zum Vorsorge- und Früherkennungsverhalten – FVF (Höwer, 2000)

Dieses Erfassungsinstrument wurde im Rahmen dieser Untersuchung entwickelt, um das Gesundheitsverhalten vor und nach dem Beratungsgespräch zu erfassen. Auf einen entsprechenden Pretest wurde angesichts der nicht sehr großen Stichprobe verzichtet. Die Durchsicht der Daten ergab aber eine in sich stimmige und widerspruchsfreie Beantwortung der jeweiligen Fragestellungen. Die Prä-Post-Messung wurde in einem Fragebogen erfasst, so dass Fragen zum Gesundheitsverhalten vor und nach Beratung Gegenstand dieses Messinstrumentes sind. Der Fragebogen unterteilt sich in fünf Blöcke:
1. die Gründe für das Aufsuchen der Beratungssprechstunde mit den drei Vorgaben Hausarzt, Medien, familiäre Belastung.
2. Vorsorge- und Früherkennungsmaßnahmen, die vor der Beratung in Anspruch genommen wurden.
3. Eine Veränderung durch das Beratungsgespräch in Bezug auf
   a. Einstellung zur Gesundheit
   b. Ernährung
   c. Alkoholkonsum
   d. Rauchen
   e. Medikamenteneinnahme
   f. Sportliche Aktivitäten und
   g. Schlafgewohnheiten.
4. Vorsorge- und Früherkennungsmaßnahmen, die nach der Beratung in Anspruch genommen wurden.
5. Gründe für bzw. gegen eine Inanspruchnahme der Vorsorge- und Früherkennungsmaßnahmen.

Die Items zu den Frageblöcken 1 bis 4 werden mit „ja" oder „nein" beantwortet. Bei Fragenblock 5 sollten die Gründe für oder gegen Vorsorge- und Früherkennung in Stichworten beschrieben werden.

7.2.1.3 Fragebogen zu Kompetenz- und Kontrollerwartungen - FKK (Krampen, 1991)

Die Entwicklung des FKK ist in die Fortsetzung der sozialen Lerntheorie der Persönlichkeit von Rotter (1954, 1982) zu einem handlungstheoretischen Partialmodell der Persönlichkeit von Krampen (1987, 1988) mit der Zielsetzung einer systematischen und theoretischen Integration allgemein- und persönlichkeitspsychologischer Ansätze eingebettet.

Vorläufer des FKK waren die IPC-Skalen zu Kontrollüberzeugungen (Krampen 1979, 1981), die sich eng an der amerikanischen Vorlage des IPC von Levenson (1974) orientierten. Die IPC-Skalen zur Erfassung von Internalität, sozial bedingter Externalität und fatalistischer Externalität gehen auf die kritische Stellungnahme von Levenson an der heterogenen Definition von Rotters Externalität zurück. Sie trennen konzeptuell und auswertungstechnisch neben den genannten zwei Dimensionen der Externalität auch eine Dimension der Internalität. Neben den bereits im IPC-Fragebogen erfassten drei Aspekten der generalisierten Kontrollüberzeugungen sollte auf dem Hintergrund des handlungstheoretischen Partialmodells der Persönlichkeit das generalisierte Selbstkonzept eigener Fähigkeiten erfasst werden. Bei den Items dieser Selbstkonzept-Skala stand dabei der im handlungstheoretischen Persönlichkeitsmodell besonders betonte Aspekt der subjektiven Neuartigkeit und Ambiguität von Handlungs- und Lebenssituationen im Vordergrund.

Der Fragebogen zu Kompetenz- und Kontrollüberzeugungen stand von Anfang an nicht in der Tradition faktorenanalytisch fundierter Diagnostik, die die gesamte Persönlichkeit umfasst. Er ist ein theoretisch abgeleitetes, explizit nur auf einen Teilbereich handlungstheoretischer Persönlichkeitsvariablen ausgerichtetes Erhebungsinstrument für Jugendliche im Alter von 14 bis 17 Jahre und Erwachsene. Er besteht aus a) vier Primärskalen, b) zwei Sekundärskalen und c) einer Tertiärskala, wobei die Sekundär- und Tertiärskalen direkt aus den Primärskalen abgeleitet sind.

a) Bei den Primärskalen mit jeweils acht Items handelt es sich um
1. das Selbstkonzept eigener Fähigkeiten (FKK-SK) mit den Items 04, 08, 12, 16, 20, 24 und 32.
2. Internalität (FKK-I) mit den Items 01, 05, 06, 11, 23, 25, 27 und 30.
3. Soziale Externalität (FKK-P) mit den Items 03, 10, 14, 17, 19, 22, 26 und 29.
4. fatalistische Externalität (FKK-C) mit den Items 02, 07, 09, 13, 15, 18, 21 und 31.

Der Wortlaut der einzelnen Items und ihre Zuordnung zu den jeweiligen Skalen findet sich im Anhang. Die Quantifizierung der Antworten geschieht in insgesamt 6 Stufen zwischen sehr falsch und sehr richtig.

Die Skalen sind nicht nur konzeptuell, sondern auch auswertungstechnisch voneinander unabhängig und weisen empirisch Interkorrelationen im mittleren Bereich auf. Eine hinreichende Profilreliabilität, in deren Berechnung neben den Skaleninterkorrelationen auch die Reliabilitäten der einzelnen Skalen eingehen, gewährleistet, dass die konzeptuell unterschiedlichen Aspekte generalisierter Kompetenz- und Kontrollüberzeugungen auch empirisch hinreichend differenziert und reliabel erfasst werden.

b) Die erste Sekundärskala (16 Items) fasst die Items der Primärskalen zum Selbstkonzept eigener Fähigkeit und zur Internalität zusammen und wird als Dimension der generalisierten Selbstwirksamkeitsüberzeugungen (FKK-SKI bei Krampen; FKK-SW in dieser Arbeit) bezeichnet.

Analog dazu wird die zweite Sekundärskala (16 Items) durch die Zusammenfassung der Primärskalen zur sozialen Externalität und zur fatalistischen Externalität gebildet und als Dimension der generalisierten Externalität in Kontrollüberzeugungen (FKK-PC) bezeichnet.
Durch die Zusammenfassung der jeweiligen Primärskalen durch die Sekundärskalen wird eine gröbere unipolare Konzeption generalisierter internaler und externaler Kontrollüberzeugungen realisiert. Dadurch werden die in den Primärskalen konzeptuell und empirisch unterschiedenen Aspekte des Selbstkonzepts und der Internalität sowie der sozial bedingten und der fatalistischen Externalität verwischt.

c) Die Tertiärskala (32 Items) wird durch den einfachen Differenzwert von FKK-SKI und FKK-PC gebildet und wird als globale und bipolare Dimension der generalisierten Internalität versus Externalität in Kontrollüberzeugungen (FKK-SKI-PC) bezeichnet. Da diese Skala konzeptuell noch unschärfer ist, sollte ihre Auswertung nicht im Vordergrund stehen. Des weiteren ist in der Forschung zu selbstbezogenen Kognitionen das Konzept eindimensionaler, bipolarer generalisierter Kontrollerwartungen überholt (Krampen, 1991).

Die Inhalte der verschiedenen Items orientieren sich an den Konstrukten des handlungstheoretischen Partialmodells der Persönlichkeit und fokussieren auf generalisierte Kompetenz- bzw. Situations-Handlungs-Erwartungen (Skala des Selbstkonzeptes eigener Fähigkeiten) und generalisierte Kontingenz- bzw. Handlungs-Ergebnis-Erwartungen (Skala der Internalität, der sozialen Exernalität und der fatalistischen Externalität).

Die Auflistung der Interpretationen hoher und niedriger Werte der Primärskalen des FKK-Skalen findet sich in Tabelle 2 auf der nächsten Seite.

Die Kennwerte für die interne Konsistenz der FKK-Skalen sind befriedigend und weisen keine starken Schwankungen zwischen den verschiedenen Stichproben auf. Die Werte für sechs Studien liegen in einem Bereich zwischen .65 und .90 (Krampen, 1991). Die Test-Retest-Korrelationen sind als Indikatoren für die positionale Stabilität in einem Bereich, der auf der einen Seite auf eine ausreichende Stabilität in den erfassten Variablen hinweist, um als zeitlich und situativ relativ stabile Persönlichkeitsmerkmale gelten zu können. Auf der anderen Seite bleibt aber genügend Spielraum für interindividuelle Unterschiede in der Persönlichkeitsentwicklung. Die Werte liegen für drei Studien mit einer unterschiedlichen Stichprobengröße (n = 62, 127, 58) mit einem Wiederholungsintervall von 2 Wochen, 3 und 6 Monaten zwischen .58 und 93. Profilinterpretationen der Befunde des FKK auf der Ebene der Primär- und Sekundärskalen sind teststatistisch abgesichert und deshalb sinnvoll möglich.

Bei zwei Studien mit N = 258 und N = 2028 (Normierungsstichprobe) zeigen sich auf der Primärskalenebene statistisch bedeutsame, numerisch im mittleren Wertebereich anzutreffende und von den Vorzeichen her adäquate Interkorrelationen, die den Konstrukten des handlungstheoretischen Partialmodells der Persönlichkeit entsprechen. Um die konvergente und diskriminante Validität des FKK zu überprüfen, wurden seine korrelativen Beziehungen zu anderen Verfahren zur Erfassung generalisierter bzw. bereichsspezifischer Kontroll- und Selbstkonzeptmerkmale (LOC-E-Fragenbogen von Schneewind, 1989; IPC-A (Alkoholkonsumverhalten) von Krampen & Fischer, 1988; IPC-IP (politisches Handeln) von Krampen, 1990) analysiert, die diese Validität bestätigten.

FKK-Skala	niedriger Wert	hoher Wert
FKK-SK Selbstkonzept eigener Fähigkeiten	- sieht wenig Handlungsmöglichkeiten in Problemsituationen - ist selbstunsicher - ist passiv, ideenarm - ist unsicher in neuartigen Situationen - kennt wenig Handlungsalternativen - geringes Selbstvertrauen	- sieht viele Handlungsmöglichkeiten in Problemsituationen - ist selbstsicher - ist aktiv, tatkräftig - ist ideenreich - ist sicher in neuartigen Situationen - kennt viele Handlungsalternativen - hohes Selbstvertrauen
FKK-I Internalität	- erreicht selten das Gewünschte oder Geplante - vertritt eigene Interessen wenig erfolgreich - bestimmt kaum über wichtige Ereignisse im Leben - sieht Erfolge als wenig abhängig von eigener Anstrengung und persönlichem Einsatz - kann soziale Interaktionen kaum regulieren - erlebt eigene Handlung als wenig wirksam und effektiv	- erreicht häufig das Gewünschte oder Geplante - vertritt eigene Interessen erfolgreich - bestimmt selbst über wichtige Ereignisse im Leben - sieht Erfolge als abhängig von eigener Anstrengung und persönlichem Einsatz - reguliert soziale Interaktionen - erlebt eigene Handlungen als wirksam und effektiv
FKK-P Soziale Externalität	- sieht sich und das Leben als wenig abhängig von anderen Menschen - ist emotional wenig vom Verhalten anderer abhängig - ist durchsetzungsfähig - fühlt sich durch mächtige Andere nicht benachteiligt - sieht Ereignisse im Leben als wenig fremdverursacht - relativ frei von Gefühlen von Ohnmacht und Hilflosigkeit	- sieht sich und das Leben als stark abhängig von anderen Menschen - ist emotional stark vom Verhalten anderer abhängig - ist wenig durchsetzungsfähig - fühlt sich durch mächtige Andere benachteiligt - sieht Ereignisse im Leben als stark fremdverursacht - häufige Gefühle der Ohnmacht und Hilflosigkeit
FKK-C Fatalistische Externalität	- ist nicht schicksalsgläubig - glaubt nicht an die Bedeutung des Zufalls - sieht Möglichkeiten, sich vor Pech zu schützen - Glück spielt für Erfolg eine geringe Rolle - ist rational	- ist sehr schicksalsgläubig - sieht Ereignisse im Leben als zufallsabhängig - kann sich nicht vor Pech schützen - Erfolg hängt vom Glück ab - ist wenig rational

FKK-SW Selbstwirksamkeit		- geringes Selbstbewusstsein - unsicher in Handlungsplanung und -realisation - ratlos in neuen und mehrdeutigen Situationen - Lageorientierung - behavioral rigide - passiv und abwartend	- hohes Selbstbewusstsein - sicher in Handlungsplanung und -realisation - ideenreich in neuen und mehrdeutigen Situationen - Handlungsorientierung - behavioral flexibel - aktiv und handlungsfähig
FKK-PC Externalität		- geringes Gefühl der Abhängigkeit von äußeren Einflüssen - geringer Fatalismus - geringe Hilflosigkeit - geringe Abhängigkeit von mächtigen Anderen - wenig konform, unabhängig	- starkes Gefühl der Abhängigkeit von äußeren Einflüssen - hoher Fatalismus - hohe Hilflosigkeit - hohe Abhängigkeit von mächtigen Anderen - eher konform, sozial abhängig
FKK-SKI-PC Internalität versus Externalität		- externale Kontrollüberzeugungen - abhängig von Zufallseinflüssen - hohe Fremdbestimmung - geringe Autonomie - eher passiv, abwartend	- internale Kontrollüberzeugungen - relativ unabhängig von Zufallseinflüssen - geringe Fremdbestimmung - hohe Autonomie - eher aktiv, handlungsorientiert

Tab. 2 : Interpretationen der FKK-Skalen (Krampen, 1991, S. 26).

Die Beziehung zu Persönlichkeits-Inventaren wie das Freiburger Persönlichkeitsinventar FPI (Fahrenberg, Hampel & Selg, 1984), das Eysenck Persönlichkeits-Inventar EPI (Eggert, 1974) und dem 16PF-Fragebogen (Schneewind, Schröder & Cattell, 1983) bestätigen ebenfalls die diskriminante Validität des FKK, so dass der FKK die durch Breitbandverfahren durchgeführte Persönlichkeitsdiagnostik sinnvoll um zusätzliche handlungstheoretische Persönlichkeitsvariablen, die in den oben genannten Instrumenten überhaupt nicht oder nur kaum berücksichtigt werden, ergänzt.

Die auf dem Hintergrund des handlungstheoretischen Partialmodells der Persönlichkeit postulierten indikativen und evaluativen Bedeutungen handlungstheoretischer Persönlichkeitsvariablen wurden für den FKK bislang in zwei Interventionsstudien untersucht. Eine Studie bezog sich auf die Evaluation von zwei Einführungskursen zum Autogenen Training, die andere Studie befasste sich mit der Evaluation einer gesprächspsychotherapeutischen Einzelbehandlung bei Erwachsenen mit reaktiven depressiven Störungen. Es zeigen sich bei beiden Studien deutliche Unterschiede zwischen den Prä-Post-Messungen besonders auf den Skalen „Selbstkonzept eigener Fähigkeiten" und „Internalität".

Die Normierung des FKK erfolgte anhand einer repräsentativen Umfrage von 2028 deutschen Erwachsenen ab 18 Jahren.

7.3 Beschreibung der Stichprobe

Die Stichprobe setzt sich aus den Patienten und Risikopersonen, die als Ratsuchende im Rekrutierungszeitraum zu einem humangenetisch/klinischen Beratungsgespräch kamen, zusammen. Insgesamt wurden 173 Personen rekrutiert. 130 Personen nahmen an der zweiten Untersuchung teil bzw. schickten die zugesandten Fragebogen zurück, was einer Rücklaufquote von 75 % entspricht. Die Patienten und Risikopersonen, die an der Studie teilgenommen haben, werden nachstehend als Pat/teilg. bzw. als Rp/teilg. bezeichnet.

Patientengruppe (Pat/teilg.):
Die untersuchten n = 48 Patienten sind bei der Beratung durchschnittlich 53 Jahre alt, männlich und weiblich gleich verteilt, verheiratet oder in einer festen Partnerschaft lebend; sie verfügen über einen niedrigeren oder mittleren Bildungsabschluss, haben überwiegend Kinder und sind zur Hälfte erwerbsfähig. Es wurde ausdrücklich die Erwerbsfähigkeit und nicht die Arbeitstätigkeit herangezogen, da einige Patienten und Risikopersonen im Rahmen einer geringfügigen Beschäftigung tätig sind, trotzdem aber nicht mehr erwerbsfähig sind.

Alter (Jahre) Range			35 < .... < 88
AM			53,1
SD			11,3
		Häufigkeit	Anteil*
Geschlecht	männlich	24	50 %
	weiblich	24	50 %
Familienstand	verheiratet/ feste Partnerschaft	41	85 %
	nicht verheiratet	7	14,6 %
Bildung	Hauptschule	21	43,8 %
	Mittlere Reife	13	27,1 %
	Abitur	6	12,6 %
	Hochschul-/Fachhochschulabschluss	7	14,6 %
Kinder		43	89,6 %
Erwerbsfähigkeit		26	54,2 %

Tab. 3: Soziodemographische Merkmale der Patienten / * Prozentangabe bezogen auf n = 48 (= 100 %).

Risikopersonengruppe (Rp/teilg.):
Die untersuchten n = 82 Risikopersonen sind bei der Beratung durchschnittlich 44 Jahre alt, überwiegend weiblichen Geschlechts, verheiratet oder in einer festen Partnerschaft lebend; sie verfügen über einen niedrigen, mittleren und höhe-

ren Bildungsabschluss, haben überwiegend Kinder und sind zum großen Teil erwerbsfähig.

		Häufigkeit	
Alter (Jahre) Range			21 < .... < 81
AM			44,2
SD			12,1
			Anteil*
Geschlecht	männlich	28	34,2 %
	weiblich	54	65,8 %
Familienstand	verheiratet/ feste Partnerschaft	63	76,9 %
	nicht verheiratet	19	24,1 %
Bildung	Hauptschule	20	24,4 %
	Mittlere Reife	22	26,8 %
	Abitur	21	25,7 %
	Hochschul-/Fachhochschulabschluss	19	23,2 %
Kinder		62	75,6 %
Erwerbsfähigkeit		71	86,6 %

Tab. 4: Soziodemographische Merkmale der Risikopersonen / * Prozentangabe bezogen auf n = 82 (= 100 %).

Der Mittelwertvergleich ergibt für die beiden Gruppen einen hochsignifikanten Unterschied hinsichtlich des Alters (T-Test; $p < .001$). Die Patienten sind im Durchschnitt ca. neun Jahre älter (53 Jahre, SD 11,3) als die Risikopersonen (44 Jahre, SD 12,1).
Die Häufigkeitsverteilung in der gesamten Stichprobe in Bezug auf das Geschlecht weist auf keine signifikanten Ergebnisse hin (χ^2-Test nach Fisher $p = .095$). Allerdings ist der Frauenanteil der Risikopersonengruppe fast doppelt so groß wie der Anteil der Männer, während sich in der Patientengruppe Männer und Frauen gleich verteilen. Die Patientengruppe entspricht in den Bereichen Geschlecht und Familienstand in etwa dem Durchschnitt der Bevölkerung der Bundesrepublik Deutschland. In Bezug auf die Bildung liegt die Patientengruppe im höheren Bildungsniveau unter diesem Durchschnitt. Die Risikopersonengruppe unterscheidet sich ebenfalls von der durchschnittlichen Bevölkerung hinsichtlich des Geschlechts. Familienstand und Bildung entsprechen dagegen in etwa dem Bevölkerungsdurchschnitt, wobei allerdings das höhere Bildungsniveau überrepräsentiert ist (Statistisches Bundesamt Deutschland, 2002; 2003).
In einer Studie von Keller und Jost (2003), die sich mit HNPCC und den Folgen des Gentests beschäftigte, ergab sich bis auf das Alter eine ähnliche Stichprobenaufteilung wie in der vorliegenden Untersuchung. Die Patienten waren im Durchschnitt 3 Jahre und die Risikopersonen 7 Jahre jünger. In der Patientengruppe waren Frauen und Männer ebenfalls gleich verteilt, wohingegen in der

Risikopersonengruppe der Frauenanteil auch ungefähr doppelt so hoch war wie der der Männer.

7.4 Untersuchungsdesign

Die Rekrutierungsphase lief von November 1999 bis Dezember 2002 und umfasste die zwei Messzeitpunkte t1 und t2. Messzeitpunkt t1 fand unmittelbar nach dem Beratungsgespräch (ca. 2 bis 3 Wochen nach Beratung) statt, die Untersuchungsteilnehmer bekamen die Fragebogen (PAT, FKK) nach der Beratung in einem frankierten Rückumschlag ausgehändigt mit der Bitte, diese umgehend zu Hause zu bearbeiten. In der Regel schickten die Untersuchungsteilnehmer sie nach ca. zwei Wochen wieder zurück.

Zum Messzeitpunkt t2 - ½ bis 1 Jahr nach Beratung - wurden 173 Probanden, die die ersten Fragebogen zurückgeschickt hatten, noch einmal angeschrieben und ein Fragebogenset (FKK, FVF) zugesandt. Nachfolgende Abbildung veranschaulicht den zeitlichen Ablauf der Untersuchung.

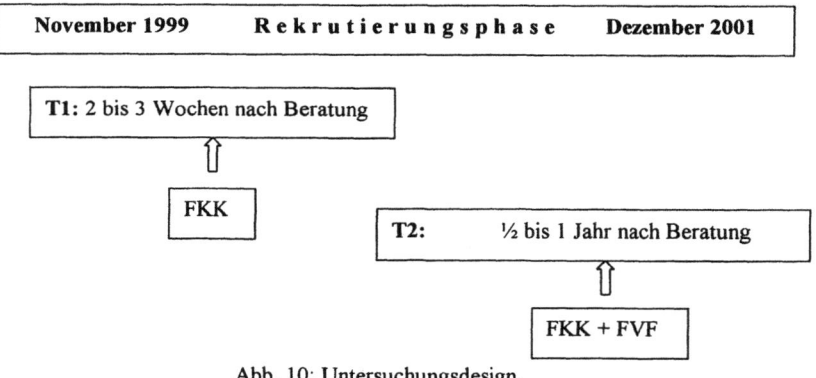

Abb. 10: Untersuchungsdesign.

Für die Datenerhebung und –auswertung dieser Arbeit liegt der FKK für die Messzeitpunkte t1 und t2 vor. Eine strenge Prä-Post-Messung konnte nicht durchgeführt werden. Eine Erhebung unmittelbar vor Beratung war aus organisatorischen Gründen leider nicht möglich, was bei der Interpretation der Daten entsprechend zu berücksichtigen ist. Der Zeitpunkt t2 - ½ bis 1 Jahr nach Beratung - wurde deswegen gewählt, weil davon ausgegangen wurde, dass sich in diesem Zeitraum die meisten Ratsuchenden den empfohlenen Vorsorge- und Früherkennungsmaßnahmen unterzogen haben.

8 Ergebnisse[1]

8.1 Vorsorge- und Früherkennung

Unterscheiden sich Patienten und Risikopersonen in ihrem Vorsorge- und Früherkennungsverhaltenverhalten vor und nach Beratung?

Die nachfolgende Abbildung 11 bietet einen Überblick über den Fragebogen zum Vorsorge- und Früherkennungsverhalten FVF, wobei die beiden letzten Fragestellungen, die sich mit den Gründen für und gegen eine Inanspruchnahme beschäftigen und die in Stichworten beschrieben wurden, in einem gesonderten Kapitel qualitativ beschrieben werden.

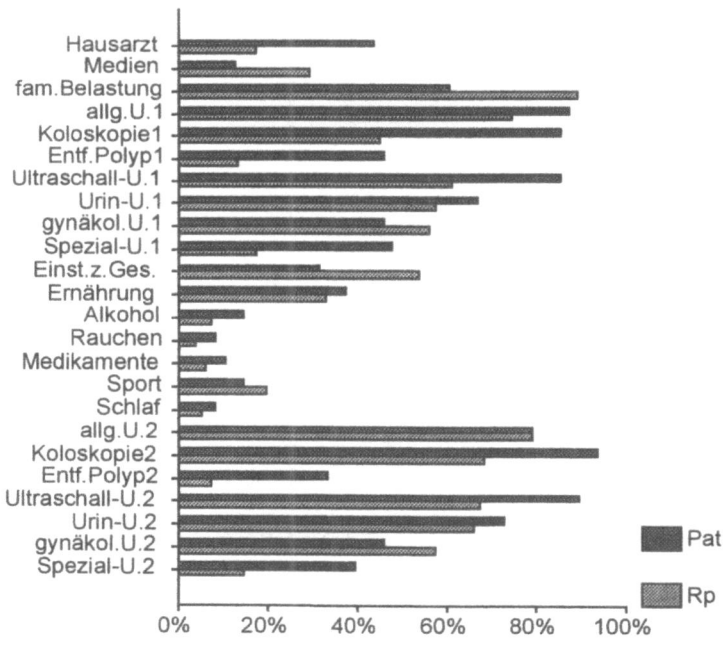

Abb.11: Darstellung des FVF nach Häufigkeiten der Antworten in Prozenten.

---

[1] Die Auswertungen erfolgten mit dem Statistik-Programmpaket SPSS für Windows, Version 11.0 (SPSS Inc., 2001).

Zur Auswertung des FVF wird dieser in vier Abschnitte unterteilt. Der erste Abschnitt beschäftigt sich mit den Gründen, die die Patienten und Risikopersonen zu der Inanspruchnahme des Beratungsgesprächs veranlasst haben. Abbildung 12 soll die Aufteilung der beiden Untersuchungsgruppen veranschaulichen. Die Patienten haben hauptsächlich sowohl durch ihren sie betreuenden Arzt als auch angesichts des bereits vorhandenen Wissens über ein vererbbares Krebsrisiko in ihrer Familie die Beratungssprechstunde in Anspruch genommen, während der Einfluss der Medien keine große Rolle spielte.

Bei den Risikopersonen war hingegen der Einfluss der Medien, aber besonders die Kenntnis über ein erhöhtes Krebsrisiko innerhalb der Familie ausschlaggebend. Dies bedeutet, dass bereits der Großteil der Risikopersonen (89 %) über die familiäre Belastung informiert war und dies als Veranlassung für das Beratungsgespräch nahm.

Der χ^2-Test nach Fisher ergibt signifikante bis hochsignifikante Unterschiede zwischen Patienten und Risikopersonen (durch Arzt n = 130, p = .002; durch Medien n = 130, p = .032; familiäre Belastung n =130, p < .001).

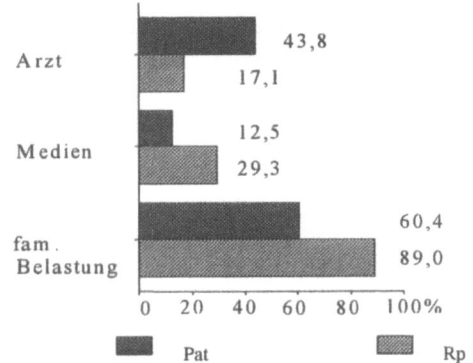

Abb.12: FVF – Vergleich Patienten und Risikopersonen.

8.1.1 Vorsorge- und Früherkennung vor Beratung

Abbildung 13 stellt die Vorsorge- und Früherkennungsmaßnahmen der Patienten und Risikopersonen dar, die sie bereits vor der Beratung in Anspruch nahmen. Auffällig ist, dass bereits 45 % der Risikopersonen die Vorsorgeuntersuchungen in Anspruch nahmen, ohne vorher durch eine kompetente Beratung über das genaue familiäre Risiko informiert zu sein. Des weiteren fällt auf, dass sich mehr weibliche Risikopersonen bereits vor der Beratung der gynäkologischen Untersuchung unterzogen haben im Vergleich zur Patientinnengruppe. Dieser Unterschied ist allerdings nicht signifikant (χ^2-Test nach Fisher; n = 78, p = .715). Er lässt sich aber dadurch interpretieren, dass sich Patientinnen aufgrund ihrer Erkrankung, die sich auch im gehäuften Auftreten von Uterus- und Ovarial-Karzinomen äußern kann, bereits einer Hysterektomie unterzogen haben und somit keine Notwendigkeit mehr sehen, gynäkologische Untersuchungen in Anspruch zu nehmen.

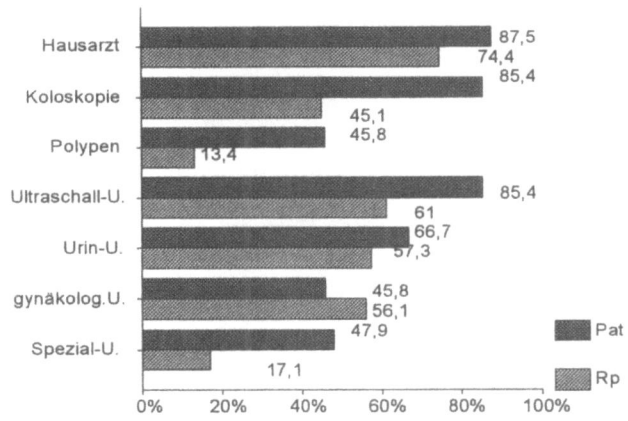

Abb.13: FVF – Vergleich Patienten und Risikopersonen vor Beratung.

Ebenfalls nicht signifikant unterscheiden sich Patienten und Risikopersonen im Hinblick auf die Untersuchungen durch den Hausarzt (χ^2-Test nach Fisher; n = 130, p = .116) und auf die Urinuntersuchungen (n = 129, p = 263).

Hinsichtlich der Koloskopie, der Entfernung von Polypen, der Ultraschalluntersuchungen und der Spezialuntersuchungen unterscheiden sich Patienten und Risikopersonen hochsignifikant ($p < .001$).

8.1.2　Vorsorge- und Früherkennung nach Beratung

Für die Vorsorge- und Früherkennungsmaßnahmen nach Beratung ergibt sich für Patienten und Risikopersonen zusammenfassend folgendes Bild. Abbildung 14 verdeutlicht, dass die Patienten auch nach der Beratung mehr Vorsorgemaßnahmen (bis auf die gynäkologische Untersuchung) in Anspruch nahmen als die Risikopersonen. Ebenso viele Patienten wie Risikopersonen suchten den Hausarzt auf. In Bezug auf die gynäkologische Untersuchung nahmen auch nach der Beratung mehr Risikopersonen diese Maßnahme in Anspruch. Allerdings ist dieser Unterschied auch hier nicht signifikant (χ^2-Test nach Fisher; n = 78, p =

.713). Im Falle der Urinuntersuchungen gibt es keinen signifikanten Unterschied zwischen Patienten und Risikopersonen (n = 130, p = .440).

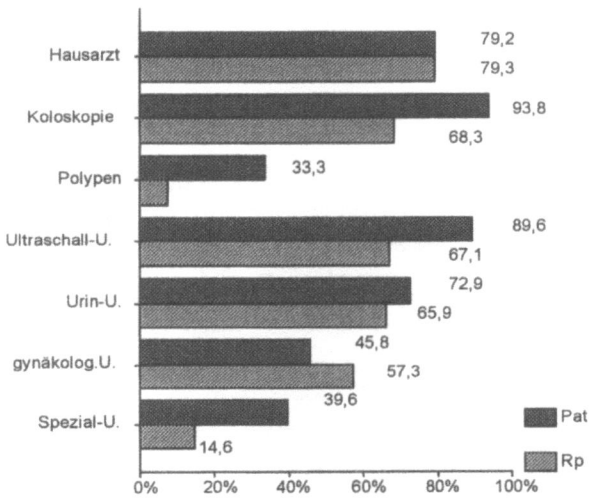

Abb. 14: FVF – Vergleich Patienten und Risikopersonen nach Beratung (1).

Nach der Beratung ergibt sich ein ähnliches Bild für die beiden Gruppen hinsichtlich der empfohlenen Vorsorgeuntersuchungen bzw. –maßnahmen wie vor der Beratung. Koloskopie und die Entfernung von Polypen sind die beiden Untersuchungen bzw. Vorsorgemaßnahmen, die einen höchst signifikanten Unterschied zwischen den beiden Gruppen aufweisen (n = 130, p = .001; n = 128, p < .001), während der Unterschied hinsichtlich der Ultraschall- und Spezialuntersuchungen sehr signifikant ist (n = 130, p = .004; n = 130, p = .003).

8.1.3 Analyse des FVF

In einer weiteren Analyse soll festgestellt werden, ob sich der FVF dazu eignet, Patienten und Risikopersonen aufgrund ihres Antwortverhaltens voneinander zu unterscheiden. Hierzu wird die Vorgehensweise der binären logistischen Regressionsanalyse gewählt. Auch hier wird der FVF in drei Abschnitte unterteilt.
Die Fragen bzw. Variablen, die nach einer Veränderung bezüglich Einstellung zur Gesundheit, Ernährung, Alkohol, Rauchen, Medikamenteneinnahme, sportliche Aktivitäten und Schlafgewohnheiten durch das Beratungsgespräch fragen, werden ausgeklammert und in Kap. 8.2 ausgewertet.

Die Analyse des ersten Fragenkomplexes „Wer oder was hat Sie veranlasst, unsere Beratungssprechstunde aufzusuchen: (Haus-)Arzt, Medien, familiäre Belastung?" führt zu folgenden Ergebnissen:

Klassifizierungstabelle

			Vorhergesagt		
			Status		Prozentsatz
	Beobachtet		Risikoperson	Patient	der Richtigen
Schritt 1	Status	Risikoperson	78	4	95,1
		Patient	32	16	33,3
	Gesamtprozentsatz				72,3

Tab.5: SPSS-Ausdruck für n = 130; Omnibus-Test p < .001.

In diesem ersten Fragenkomplex können 95,1 % der Risikopersonen und nur 33,3 % der Patienten ihrer richtigen Gruppe zugeordnet werden.
Nachstehende Tabelle gibt Aufschluss über die Aussagekraft der drei Variablen Hausarzt, Medien und familiäre Belastung:

Variablen in der Gleichung

		Regressions-koeffizientB	Standard-fehler	Wald	df	Sig.	Exp(B)
Schritt 1	FVF_ARZ	,583	,487	1,434	1	,231	1,791
	FVF_MEDI	-1,182	,576	4,206	1	,040	,307
	FAM_BELA	-1,658	,542	9,344	1	,002	,191
	Konstante	,818	,573	2,036	1	,154	2,266

Tab.6: SPSS-Ausdruck: binäre logistische Regression (Einschluss-Methode): In die Analyse einbezogene Variablen FVF_ARZT (Veranlassung durch den (Haus-) Arzt; FVF_MEDI (Medien); FAM_BELA (subjektive Einschätzung der familiären Belastung).

Die beiden Gruppen Rp und Pat werden am besten durch die Medien (p = .04) und die Kenntnis über eine familiäre Belastung (p = .002) unterschieden.

Da sich bereits in der Stichprobenbeschreibung zeigte, dass die Variablen Alter und Geschlecht wichtige soziodemografische Einflussfaktoren zu sein scheinen, werden sie mit in die Analyse einbezogen (siehe Tab. 7 und 8).
Unter Einschluss der Kovariaten Alter und Geschlecht werden im ersten Fragenkomplex des FVF 87,8 % der Risikopersonen und 58,3 % der Patienten richtig zugeordnet, wobei die Variable Alter die beiden Gruppen hochsignifikant voneinander unterscheidet (p < .001). An zweiter Stelle steht die Variable Medien (p = .003), gefolgt von familiärer Belastung (p = .034).

Klassifizierungstabelle

			Vorhergesagt		
			Status		Prozentsatz
	Beobachtet		Risikoperson	Patient	der Richtigen
Schritt 1	Status	Risikoperson	72	10	87,8
		Patient	20	28	58,3
	Gesamtprozentsatz				76,9

Tab. 7: SPSS-Ausdruck, n = 130; Omnibustest p < .001.

Variablen in der Gleichung

		Regressions-koeffizientB	Standard-fehler	Wald	df	Sig.	Exp(B)
Schritt 1	FVF_ARZ	,760	,558	1,857	1	,173	2,139
	FVF_MEDI	-2,011	,679	8,766	1	,003	,134
	FAM_BELA	-1,294	,611	4,479	1	,034	,274
	ALTER	,083	,021	15,285	1	,000	1,087
	SEX	-,614	,469	1,718	1	,190	,541
	Konstante	-3,046	1,207	6,366	1	,012	,048

Tab. 8: SPSS-Ausdruck: binäre logistische Regression (Einschluss-Methode): In die Analyse einbezogene Variablen: FVF_ARZT (Hausarzt); FVF_MEDI (Medien); FAM_BELA (familiäre Belastung); Alter und Geschlecht.

Der zweite Fragenkomplex umfasst die Variablen, die die Vorsorge- und Früherkennungsmaßnahmen vor dem Beratungsgespräch zum Thema haben. Hierbei wird allerdings die Variable „gynäkologische Untersuchung" nicht mit in die Analyse einbezogen, da es sich um eine Untersuchung nur für Frauen handelt.
Im ersten Schritt erfolgt die Regressionsanalyse ohne die Kovariaten Alter und Geschlecht.

Klassifizierungstabelle

			Vorhergesagt		
			Status		Prozentsatz
	Beobachtet		Risikoperson	Patient	der Richtigen
Schritt 1	Status	Risikoperson	67	15	81,7
		Patient	16	31	66,0
	Gesamtprozentsatz				76,0

Tab. 9: SPSS-Ausdruck, n = 129; Omnibustest p <.001.

Variablen in der Gleichung

		Regressions-koeffizient B	Standard-fehler	Wald	df	Sig.	Exp(B)
Schritt 1	A_U_HAUS	,263	,608	,187	1	,665	1,301
	A_KOLOSK	1,240	,530	5,471	1	,019	3,457
	A_ENT_PO	1,135	,514	4,877	1	,027	3,110
	A_ULTRA	,336	,576	,340	1	,560	1,399
	A_URIN	-,356	,508	,491	1	,483	,700
	A_SPEZI	1,132	,460	6,066	1	,014	3,102
	Konstante	-2,311	,633	13,329	1	,000	,099

Tab.10: SPSS-Ausdruck: binäre logistische Regression: In die Analyse einbezo-gene Variablen: A_U_HAUS (Untersuchung beim Hausarzt), A_KOLOSK (Koloskopie), A_ENT_PO (Entfernung von Polypen), A_ULTRA (Ultraschalluntersuchung), A_URIN (Urinuntersuchung), A_SPEZI (andere Spezialuntersuchungen) vor Beratung.

81,7 % der Risikopersonen und 66 % der Patienten werden richtig eingestuft, wobei die Variablen Spezialuntersuchungen (p = .014), Koloskopie (p = .019) und die Entfernung von Polypen (p = .027) diejenigen Variablen sind, die die beiden Gruppen Rp und Pat am besten voneinander trennen.

Auch hier werden im zweiten Schritt die Kovariaten Alter und Geschlecht mit in die Analyse einbezogen (siehe Tab. 11 und 12).

Unter Einschluss der beiden Kovariaten Alter und Geschlecht erhöht sich der Prozentsatz der richtigen Zuordnung sowohl für die Risikopersonen (89 %) als auch für die Patienten (68,1%), so dass Alter, Spezialuntersuchungen und Entfernung von Polypen als signifikante Prädiktoren bezeichnet werden können.

Klassifizierungstabelle

			Vorhergesagt		
			Status		Prozentsatz der Richtigen
	Beobachtet		Risikoperson	Patient	
Schritt 1	Status	Risikoperson	73	9	89,0
		Patient	15	32	68,1
	Gesamtprozentsatz				81,4

Tab.11: SPSS-Ausdruck, n = 129; Omnibustest p <.001.

Variablen in der Gleichung

		Regressions-koeffizientB	Standard-fehler	Wald	df	Sig.	Exp(B)
Schritt 1	A_U_HAUS	,259	,660	,154	1	,695	1,295
	A_KOLOSK	,804	,557	2,085	1	,149	2,234
	A_ENT_PO	1,263	,557	5,136	1	,023	3,536
	A_ULTRA	,337	,602	,313	1	,576	1,401
	A_URIN	-,822	,563	2,137	1	,144	,439
	A_SPEZI	1,336	,498	7,193	1	,007	3,803
	ALTER	,050	,023	4,794	1	,029	1,051
	SEX	-,906	,480	3,558	1	,059	,404
	Konstante	-3,745	1,245	9,050	1	,003	,024

Tab.12: SPSS-Ausdruck: binäre logistische Regression: In die Analyse einbezogene Variablen: A_U_HAUS (Untersuchung beim Hausarzt), A_KOLOSK (Koloskopie), A_ENT_PO (Entfernung von Polypen), A_ULTRA (Ultraschalluntersuchung), A_URIN (Urinuntersuchung), A_SPEZI (andere Spezialuntersuchungen) vor Beratung, Alter und Geschlecht.

Der dritte Fragenkomplex umfasst die Vorsorge- und Früherkennungsmaßnahmen, die nach dem Beratungsgespräch in Anspruch genommen wurden.
Auch hier wird im ersten Schritt die Regressionsanalyse ohne die Kovariaten Alter und Geschlecht durchgeführt.

Klassifizierungstabelle

			Vorhergesagt		
			Status		Prozentsatz
	Beobachtet		Risikoperson	Patient	der Richtigen
Schritt 1	Status	Risikoperson	69	13	84,1
		Patient	22	24	52,2
	Gesamtprozentsatz				72,7

Tab.13: SPSS-Ausdruck, n = 128; Omnibustest p <.001.

Variablen in der Gleichung

		Regressions-koeffizientB	Standard-fehler	Wald	df	Sig.	Exp(B)
Schritt 1	B_U_HAUS	-,117	,538	,048	1	,827	,889
	B_KOLOSK	1,781	,722	6,078	1	,014	5,937
	B_ENT_PO	1,471	,577	6,504	1	,011	4,355
	B_ULTRA	1,063	,653	2,651	1	,104	2,896
	B_URIN	-,894	,552	2,620	1	,105	,409
	B_SPEZI	1,467	,510	8,272	1	,004	4,335
	Konstante	-2,870	,839	11,696	1	,001	,057

Tab.14: SPSS-Ausdruck: binäre logistische Regression: In die Analyse einbezogene Variablen: B_U_HAUS (Untersuchung beim Hausarzt), B_KOLOSK (Koloskopie), B_ENT_PO (Entfernung von Polypen), B_ULTRA (Ultraschalluntersuchung), B_URIN (Urinuntersuchung), B_SPEZI (andere Spezialuntersuchungen) nach Beratung.

84,1 % der Risikopersonen und 52 % der Patienten werden richtig eingeschätzt, wobei Spezialuntersuchungen, Entfernung von Polypen und die Koloskopie die wichtigsten Prädiktoren sind.

In einem zweiten Schritt werden die Kovariaten Alter und Geschlecht mit in die Analyse einbezogen (siehe Tab. 15 und 16).

Der Einschluss der Kovariaten Alter und Geschlecht führt zu einem Anstieg der richtigen Einschätzungsrate für die Risikopersonen (86,6 %), wobei sich für die Patientengruppe keine Veränderung ergibt. Die Variablen Geschlecht (p = .024), Koloskopie (p = .024) und Entfernung von Polypen (p = .02) sind signifikant, die Variablen Alter (p = .002) und Spezialuntersuchungen (p = .002) sehr signifikant.

Klassifizierungstabelle

			Vorhergesagt		
			Status		Prozentsatz
	Beobachtet		Risikoperson	Patient	der Richtigen
Schritt 1	Status	Risikoperson	71	11	86,6
		Patient	19	27	58,7
	Gesamtprozentsatz				76,6

Tab.15: SPSS-Ausdruck, n = 128; Omnibustest p <.001.

Variablen in der Gleichung

		Regressions-koeffizient B	Standard-fehler	Wald	df	Sig.	Exp(B)
Schritt 1	B_U_HAUS	-,674	,598	1,267	1	,260	,510
	B_KOLOSK	1,870	,830	5,079	1	,024	6,488
	B_ENT_PO	1,421	,609	5,452	1	,020	4,142
	B_ULTRA	1,172	,734	2,546	1	,111	3,227
	B_URIN	-1,118	,611	3,347	1	,067	,327
	B_SPEZI	1,865	,591	9,965	1	,002	6,457
	ALTER	,070	,023	9,242	1	,002	1,072
	SEX	-1,109	,493	5,064	1	,024	,330
	Konstante	-5,376	1,471	13,349	1	,000	,005

Tab.16: SPSS-Ausdruck: binäre logistische Regression: In die Analyse einbezogene Variablen: B_U_HAUS (Untersuchung beim Hausarzt), B_KOLOSK (Koloskopie), B_ENT_PO (Entfernung von Polypen), B_ULTRA (Ultraschalluntersuchung), B_URIN (Urinuntersuchung), B_SPEZI (andere Spezialuntersuchungen) nach Beratung, Alter und Geschlecht.

8.1.4 Zusammenfassung und Interpretation

Risikopersonen und Patienten unterscheiden sich in ihrem Vorsorge- und Früherkennungsverhalten vor und nach Beratung. Deutlich wird, dass bereits ein Großteil der Untersuchungsteilnehmer vor der Beratung wusste, dass es sich in

ihrer Familie um eine familiäre Erkrankung handelt und deshalb auch die entsprechenden Vorsorgeuntersuchungen in Anspruch nahmen. Die Patienten nahmen bereits vor Beratung mehr Vorsorgeuntersuchungen, abgesehen von der gynäkologischen Untersuchung, in Anspruch als die Risikopersonen. Dies lässt sich dadurch erklären, dass sich diese Personengruppe durch ihre Erkrankung in einem zum Teil sehr engmaschigen Nachsorgeprogramm (im Dreimonatsabstand) ungeachtet der familiären Belastung befand bzw. noch befindet.
Die Risikopersonen wurden darüber hinaus verstärkt durch die Medien zum Beratungsgespräch veranlasst, während die Patienten häufiger von ihrem Hausarzt geschickt wurden. Diese Ergebnisse wurden durch die detaillierte Analyse des FVF mit Hilfe der binären logistischen Regression bestätigt.
Für den zweiten Fragenkomplex unterscheidet der FVF aufgrund der richtigen Zuordnung die beiden Untersuchungsgruppen signifikant hinsichtlich der Variablen Koloskopie, Entfernung von Polypen als Folge der Koloskopie und Spezialuntersuchungen vor und nach Beratung.
Der Einschluss von Alter und Geschlecht als Kovariaten des Patientenbogen PAT zeigt, dass besonders die Kovariate Alter eine zentrale Rolle spielt und die beiden Gruppen am besten voneinander unterscheidet.
Die Gruppe der Patienten ist signifikant älter als die Risikopersonen. Dieser Altersunterschied zeigt sich auch in einer Studie von Keller und Jost (2003), die die Bewältigung des Gentests bei HNPCC zum Gegenstand hat. Auch hier sind die Patienten signifikant älter als die Risikopersonen. Eine finnische Studie zum Thema prädiktive Diagnostik ergab für die Risikopersonen (n = 271) ein Durchschnittsalter von 43 Jahren (Aktan-Collan, Haukkala, Mecklin, Uutela & Kääriäinen, 2001). Allerdings wurden in dieser Studie nur Risikopersonen untersucht. Esplen et al. (2001), die sich ebenfalls mit den psychologischen Auswirkungen der prädiktiven Diagnostik bei einer kanadischen Stichprobe (n = 75) beschäftigten, berechneten ein Durchschnittsalter von 44 Jahren. Bei der Berechnung des Alters wurde jedoch nur die gesamte Stichprobe betrachtet und keine Unterteilung in Patienten und Risikopersonen vorgenommen.
Die Patienten unterziehen sich aufgrund ihrer bereits ausgebrochenen Erkrankung sowohl vor als auch nach Beratung mehr Vorsorge- bzw. Nachsorgeuntersuchungen. Dazu gehören im besonderen auch Spezialuntersuchungen wie z.B. Computertomographie, Kernspintomographie etc., die von den Risikopersonen nicht in Anspruch genommen werden. Aufgrund ihrer Erkrankung und der sich daraus ergebenden häufigeren Koloskopien sind bei den Patienten auch bereits mehr Polypen entfernt worden als bei den Risikopersonen.
Ob die Beratung eine Veränderung im Vorsorge- und Früherkennungsverhalten bewirkt, d.h. ob Patienten und Risikopersonen die ihnen empfohlenen Untersuchungen vermehrt in Anspruch nehmen, soll in der nächsten Fragestellung geklärt werden.

8.2 Einfluss der Beratung

Bewirkt die Beratung eine Veränderung im Vorsorge- und Früherkennungsverhalten von Patienten und Risikopersonen?

8.2.1 Veränderung des Vorsorge- und Früherkennungsverhaltens

Diese Fragestellung wird mit Hilfe der univariaten Varianzanalyse mit Messwiederholungen bearbeitet.
Im ersten Schritt werden für Patienten und Risikopersonen die Mittelwerte der Anzahl der Untersuchungen vor und nach Beratung ermittelt.

Status		Anzahl Untersuchungen vor Beratung	Anzahl Untersuchungen nach Beratung
Risikoperson	Mittelwert	2,6829	3,0244
	N	82	82
	Standardabweichung	1,56251	1,30503
Patient	Mittelwert	4,2128	4,0870
	N	47	46
	Standardabweichung	1,61429	1,47311
Insgesamt	Mittelwert	3,2403	3,4062
	N	129	128
	Standardabweichung	1,74004	1,45503

Tab.17: SPSS-Ausdruck: Mittelwerte für die Anzahl der Untersuchungen vor und nach Beratung.

Die Risikopersonen haben im Durchschnitt nach der Beratung geringfügig mehr Untersuchungen in Anspruch genommen als vor der Beratung, wohingegen die Anzahl der Untersuchungen nach der Beratung bei den Patienten leicht abgenommen hat.
Auf der Grundlage des allgemeinen linearen Modells soll geklärt werden, ob diese Veränderungen signifikant sind. Insgesamt liegen zwei Faktoren vor. Die Zeit mit zwei Abstufungen (Anzahl der Untersuchungen vor und nach Beratung) und der Status mit der Kategorisierung 0 für Risikopersonen und 1 für Patienten. Dies führt zu einer zweifaktoriellen Varianzanalyse, wobei der Faktor Zeit der Faktor mit Messwiederholung ist.
Tabelle 18 zeigt die Berechnungen zum Faktor Zeit und zu Wechselwirkungen des Faktors Status mit diesem Zeitfaktor. „Pillai-Spur" als der stärkste und robusteste Test zeigt keinen signifikanten Einfluss des Zeitfaktors ($p = .472$) sowie keine Wechselwirkung ($p = .109$) zwischen den beiden Faktoren bei Varianzenhomogenität nach dem Levene-Test für die beiden Messzeitpunkte vor und nach Beratung.

Effekt		Wert	F	Hypothese df	Fehler df	Signifikanz
ZEIT	Pillai-Spur	,004	,521	1,000	126,000	,472
	Wilks-Lambda	,996	,521	1,000	126,000	,472
	Hotelling-Spur	,004	,521	1,000	126,000	,472
	Größte charakteristische Wurzel nach Roy	,004	,521	1,000	126,000	,472
ZEIT * KRANK_S⁻	Pillai-Spur	,020	2,603	1,000	126,000	,109
	Wilks-Lambda	,980	2,603	1,000	126,000	,109
	Hotelling-Spur	,021	2,603	1,000	126,000	,109
	Größte charakteristische Wurzel nach Roy	,021	2,603	1,000	126,000	,109

Tab.18: SPSS-Ausdruck: Multivariate Tests; Design:Intercept+STATUS; Innersubjekt-Design: Zeit.

8.2.2 Gesundheitsbezogene Veränderungen

In einer weiteren Analyse wird festgestellt, ob sich durch die Beratung für die Patienten und Risikopersonen eine Veränderung in der Einstellung zur Gesundheit, zur Ernährung, zum Rauchen, Alkoholkonsum, zur Medikamenteneinnahme, zum Sport und zu Schlafgewohnheiten ergeben hat und ob sich die beiden Untersuchungsgruppen diesbezüglich unterscheiden.
Nachstehende Abbildung stellt die entsprechenden Items des FVF dar.

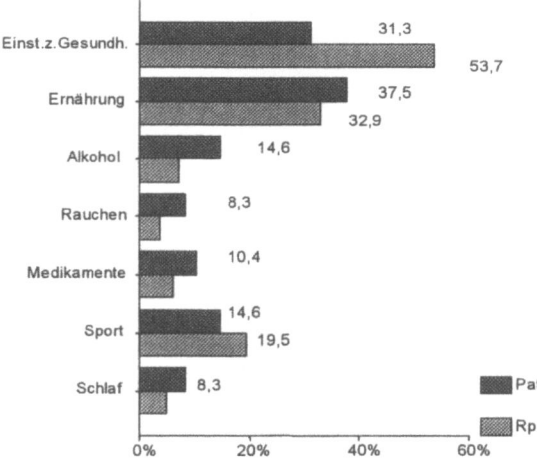

Abb.15: FVF – Vergleich Patienten und Risikopersonen nach Beratung (2).

Die Abbildung verdeutlicht, dass sich bei 54 % der Risikopersonen die Einstellung zur Gesundheit durch das Beratungsgespräch verändert hat. Der Anteil der Patienten liegt nur bei 31 %. Der χ^2-Test nach Fisher ergibt einen signifikanten

Unterschied auf dem 5 %-Niveau zwischen den beiden Gruppen (n = 127; p = .026).
In Bezug auf die sportlichen Aktivitäten geben mehr Risikopersonen als Patienten an, dass sich in diesem Bereich durch das Beratungsgespräch etwas verändert hat. In den anderen Bereichen (Ernährung, Alkoholkonsum, Rauchen, Medikamenteneinnahme und Schlafgewohnheiten) ist der Anteil der Patienten größer. Allerdings sind die Unterschiede zwischen den beiden Gruppen nicht signifikant. Die nachfolgende Analyse soll diese Aussagen noch detaillierter überprüfen. Über alle sieben Items des FVF wird ein „Gesamtscore der Veränderungen" durch die Beratung gebildet.

		Häufigkeit	Prozent	Gültige Prozente	Kumulierte Prozente
Gültig	,00	46	35,4	36,2	36,2
	1,00	37	28,5	29,1	65,4
	2,00	19	14,6	15,0	80,3
	3,00	18	13,8	14,2	94,5
	4,00	5	3,8	3,9	98,4
	5,00	1	,8	,8	99,2
	7,00	1	,8	,8	100,0
	Gesamt	127	97,7	100,0	
Fehlend	System	3	2,3		
Gesamt		130	100,0		

Tab.19: SPSS-Ausdruck: Gesamtscore der Veränderungen durch Beratung.

Für 46 Personen (36,2 % von n = 127) hat sich durch das Beratungsgespräch in Bezug auf Einstellung zur Gesundheit, Ernährung, Alkohol, Rauchen, Medikamenteneinnahme, sportliche Aktivitäten und Schlafgewohnheiten nichts geändert. Lediglich eine Person gab Veränderungen in allen Bereichen an. Die vorliegenden Ergebnisse lassen jedoch eine weitere Interpretation nicht zu.

Berücksichtigt man den Status Risikoperson und Patient, ergibt sich folgende Einteilung:

Anzahl

		Gesamtscore Änderung							
		,00	1,00	2,00	3,00	4,00	5,00	7,00	Gesamt
Status	Rp	25	28	11	15	2			81
	Pat	21	9	8	3	3	1	1	46
Gesamt		46	37	19	18	5	1	1	127

Tab.20: SPSS-Ausdruck: Kreuztabelle Status * Gesamtscore-Veränderung (n = 127).

Für die beiden Gruppen Risikopersonen und Patienten wird der Mittelwert des Gesamtscores der Veränderungen ermittelt. Der T-Test für unabhängige Stichproben ergibt keinen signifikanten Unterschied zwischen Patienten und Risikopersonen (p = .965).

Gesamtscore Änderung

Status	Mittelwert	N	Standardabweichung
Risikoperson	1,2716	81	1,16203
Patient	1,2609	46	1,61155
Insgesamt	1,2677	127	1,33600

Tab.21: SPSS-Ausdruck: Mittelwert der Gesamtscore-Veränderung für Rp und Pat getrennt.

8.2.3 Zusammenfassung und Interpretation

Als Ergebnis der zweiten Leitfrage ist festzuhalten, dass das Vorsorgeverhalten der Risikopersonen zwar im Mittel nach der Beratung zugenommen hat, jedoch ist diese Veränderung nicht signifikant. Das Vorsorge- bzw. Früherkennungsverhalten der Patienten hat tendenziell abgenommen, aber auch hier treten keine Signifikanzen auf. Die leichte Zunahme bei den Risikopersonen nach der Beratung kann als ein wünschenswerter Effekt der Beratung interpretiert werden. Einschränkend muss jedoch postuliert werden, dass die Beratung eine größere Zunahme der Vorsorgeuntersuchungen hätte bewirken sollen. Vielleicht lässt sich dieser Tatbestand dahingehend interpretieren, dass bereits vor Beratung der Anteil der Vorsorgeuntersuchungen für die Risikopersonen unerwartet hoch war. Die Abnahme bei den Patienten lässt sich nicht so leicht nachvollziehen. Eine Interpretationsmöglichkeit wäre, dass viele Patienten aus ihrem sehr rigiden Nachsorgeprogramm entlassen worden sind. Sie haben bereits vor der Beratung Vorsorgemaßnahmen durchführen lassen und befinden sich jetzt in dem jährlichen Intervall der empfohlenen Vorsorge, so dass in dem Untersuchungszeitraum von ½ bis 1 Jahr keine Untersuchungen anfielen. Als weitere Interpretation wäre denkbar, dass für die Patienten durch das Beratungsgespräch keinerlei Vorteil für eine entsprechende Vorsorge zu sehen war, was sich jedoch im Rahmen dieser Arbeit nicht weiter verfolgen lässt.

Ein weiterer wünschenswerter Effekt der Beratung ist, dass sich für über die Hälfte der Risikopersonen die Einstellung zur Gesundheit im allgemeinen verändert hat. Hinsichtlich sportlicher Aktivitäten liegen die Risikopersonen ebenfalls vor den Patienten. Für die Bereiche Ernährung, Alkohol, Rauchen, Medikamente und Schlafgewohnheiten geben mehr Patienten durch die Beratung bedingte Veränderungen an. Diese Bereiche werden zwar auch im Beratungsgespräch angesprochen, aber nur wenn sie von den Ratsuchenden explizit thematisiert bzw. hinterfragt werden. Dabei wird den Ratsuchenden vermittelt, dass Ernährung etc. zwar nicht ausschlaggebend für das Ausbrechen der Krankheit sind, dass aber eine gesunde bzw. maßvolle Haltung diesbezüglich in jedem Falle wünschenswert wäre. Allerdings zeigt der Gesamtscore über alle sieben Items zum Thema Veränderungen keine signifikanten Unterschiede zwischen Patienten und Risikopersonen.

8.2.4 Gründe für und gegen Vorsorge- und Früherkennungsmaßnahmen

Abschließend zur zweiten Leitfrage soll dargestellt werden, welche Gründe für die Risikopersonen und Patienten ausschlaggebend waren bzw. sind, die empfohlenen Vorsorge- und Früherkennungsmaßnahmen zu ergreifen oder nicht. Der FVF enthält einen Fragenkomplex, der sich mit den Gründen für die Inanspruchnahme der Vorsorge- und Früherkennungsmaßnahmen und mit den Gründen, die gegen eine solche Inanspruchnahme sprechen, befasst. Die Auswertung der entsprechenden Antworten erfolgt rein qualitativ, indem die Antworten kategorisiert und in eine Reihenfolge gebracht wurden, die der Häufigkeit ihres Auftretens entspricht. Die nachstehende Tabelle gibt Aufschluss über die Verteilung der Antworten, wobei einige Studienteilnehmer mehrere Gründe sowohl für als auch gegen Vorsorgemaßnahmen angaben.

	Anzahl	Prozent	(130=100%)
Für Vorsorge	120	92,0	%
Gegen Vorsorge	5	3,8	%
Für u. gegen Vorsorge	13	10,0	%
Keine Angaben	4	3,0	%

Es wird deutlich, dass sich die überwiegende Mehrheit für eine Inanspruchnahme von Vorsorge- und Früherkennungsmaßnahmen ausspricht. Bei den Personen, die Einwände gegenüber einer Vorsorge und Früherkennung erhoben, handelt es sich ausschließlich um Risikopersonen.
Folgende Kategorien wurden gebildet, denen die entsprechenden Antworten zugeordnet werden:

	Antwort / Für	Häufigkeit / Anzahl
1.	Früherkennung und Vorsorge	53
2.	familiäre Belastung	37
3.	Nachsorge aufgrund eigener Erkrankung	22
4.	Sicherheit und Beruhigung	9
5.	Angst vor Erkrankung	6
6.	gesteigerte Sensibilität und Gesundheitsbewusstsein	5
7.	Verantwortungsgefühl gegenüber sich selbst und den Kindern	3

Aus der Tabelle wird ersichtlich, dass sich die Mehrzahl der Untersuchungspersonen aus Gründen der Früherkennung und Vorsorge für die ihnen empfohlenen

Maßnahmen aussprechen, an zweiter Stelle folgt die Kenntnis über die familiäre Belastung. 22 Patienten von insgesamt 48 geben als Gründe die eigene Erkrankung und die daraus folgende Nachsorge an.

	Antwort / Gegen	Häufigkeit / Anzahl
1.	Zeitmangel und Faulheit	4
2.	persönliche Einstellung (Unwichtigkeit der Untersuchung, bisher keine ernsthafte Erkrankung, Auszeit	4
3.	Haltung der Ärzte	3
4.	Angst vor Entdeckung einer Erkrankung; Angst vor der Untersuchung	3
5.	Schicksal	1

8.2.4.1 Interpretation

Die Häufigkeiten der Argumente gegen solche Präventivmaßnahmen sind wesentlich geringer, wobei die Haltung der Ärzte der einzige Grund ist, der nichts mit der subjektiven Einstellung der Untersuchungspersonen zu tun hat. Drei Risikopersonen gaben an, dass die niedergelassenen Ärzte keinerlei Veranlassung dafür sahen, solche Vorsorgemaßnahmen durchführen zu lassen, da das Alter der Risikopersonen nach Meinung dieser Ärzte eine solche Untersuchung nicht rechtfertigen würde. Anscheinend waren die betroffenen Risikopersonen entweder nicht in der Lage, sich durchzusetzen und die Notwendigkeit einer solchen Vorsorgeuntersuchung zu betonen oder diese Aussage macht deutlich, dass bei einigen niedergelassenen Ärzten ein Informationsdefizit in Bezug auf HNPCC vorzuliegen scheint. Dies könnte ein Hinweis für noch notwendige Aufklärungsarbeit nicht nur bei den betroffenen Familien, sondern vor allen Dingen bei der niedergelassenen Ärzteschaft sein.

8.3 Einfluss von Kompetenz- und Kontrollüberzeugungen

Welchen Einfluss haben Kompetenz- und Kontrollüberzeugungen auf das Vorsorge- und Früherkennungsverhalten und unterscheiden sich Patienten und Risikopersonen hinsichtlich dieser Kognitionen zum Messzeitpunkt t1 und t2?

8.3.1 Vergleich der Patienten und Risikopersonen mit der Normierungsstichprobe zum Messzeitpunkt t1

Als ersten Schritt wird für die beiden Gruppen ein Profil der FKK-Skalen basierend auf den T-Werten erstellt und dem Profil der Normierungsstichprobe (N = 2028) gegenübergestellt.

Abbildung 16 soll die Skalenausprägung der zwei Untersuchungsgruppen im Vergleich zur Normierungsstichprobe verdeutlichen. Die T-Werte der beiden Untersuchungsgruppen liegen innerhalb der Vertrauensgrenzen der Normierungsstichprobe:

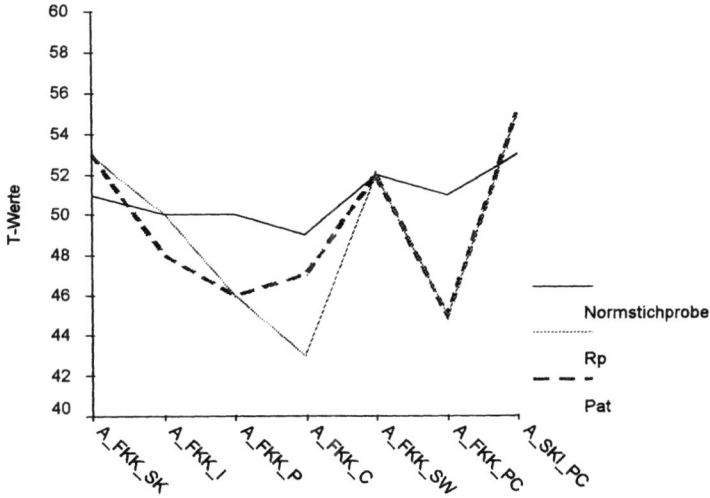

Abb.16: T-Werte der FKK-Skalen zum Messzeitpunkt t1

Es zeigt sich deutlich, dass sich die beiden Untersuchungsgruppen zum Messzeitpunkt t1 bis auf die zweite Sekundärskala „Selbstwirksamkeit" von der Normierungsstichprobe unterscheiden. Für die erste Primärskala „Selbstkonzept eigener Fähigkeiten" und die Tertiärskala „Internalität versus Externalität" weisen die beiden Gruppen höhere Werte auf, wohingegen für die anderen Skalen niedrigere Werte vorliegen.

Um zu überprüfen, ob die Unterschiede zwischen den Skalenwerten der Untersuchungsgruppen und denjenigen der Normierungsstichprobe signifikant sind, werden die Mittelwerte der jeweiligen Gruppe ermittelt.
Die Mittelwerte der einzelnen Skalen der Normierungsstichprobe sind in Tabelle 22 aufgelistet.
Für die Patienten- und Risikopersonengruppe werden ebenfalls die Mittelwerte der einzelnen Skalen zum Messzeitpunkt t1 ermittelt (siehe Tab. 23).

FKK-Skala	MW	SD
SK	31,9	6,12
I	32,4	5,44
P	26,1	5,89
C	26,8	6,24
SW	64,2	10,25
PC	53,0	10,76
SKI-PC	11,3	18,22

Tab.22: Skalenmittelwerte der Normierungsstichprobe N = 2028.

	Status	N	Mittelwert	Standardabweichung	Standardfehler des Mittelwertes
A_FKK_SK	Risikoperson	82	33,122	7,1860	,7935
	Patient	48	32,625	6,5837	,9502
A_FKK_I	Risikoperson	82	31,548	5,5135	,6088
	Patient	48	31,208	4,7667	,6880
A_FKK_P	Risikoperson	82	23,975	7,0745	,7812
	Patient	48	23,687	5,4505	,7867
A_FKK_C	Risikoperson	82	21,841	6,9964	,7726
	Patient	48	24,750	6,8989	,9957
A_FKK_SW	Risikoperson	82	64,670	11,1555	1,2319
	Patient	48	63,833	9,3429	1,3485
A_FKK_PC	Risikoperson	82	45,817	13,2442	1,4625
	Patient	48	48,437	10,8841	1,5709
A_SKI_PC	Risikoperson	82	18,853	21,2161	2,3429
	Patient	48	15,395	16,5294	2,3858

Tab.23: SPSS-Ausdruck: Mittelwerte – Gruppenstatistik: A_ = Messzeitpunkt t1; Primärskalen: FKK_SK (Selbstkonzept eigener Fähigkeiten), FKK_I (Internalität), FKK_P (Soziale Externalität), FKK_C (Fatalistische Externalität); Sekundärskalen: FKK_SW (Selbstwirksamkeit), FKK_PC (Externalität); Tertiärskala FKK_SKI_PC (Internalität versus Externalität).

Anschließend wird ein Vergleich der einzelnen Skalenmittelwerte mit denjenigen der Normierungsstichprobe mittels T-Tests mit den entsprechenden Testwerten der Normierungsstichprobe durchgeführt.
Für die Gruppe der Risikopersonen ergeben sich signifikante bzw. höchst signifikante Unterschiede zur Normierungstichprobe für die Skalen „soziale Externalität", „fatalistische Externalität" und für die Skalen „Externalität" und „Internalität versus Externalität" (siehe Tab. 24).

FKK-Skalen	Sig. (2-seitig)
A_FKK_SK	.128
A_FKK_I	.166
A_FKK_P	.008
A_FKK_C	.000
A_FKK_SW	.703
A_FKK_PC	.000
A_SKI_PC	.002

Tab.24 : T-Test mit der Risikopersonengruppe mit entsprechenden Testwerten der Normierungsstichprobe zu Messzeitpunkt t1.

Für die Patientengruppe ergeben sich signifikante Unterschiede zur Normierungsstichprobe für die Skalen „soziale Externalität", „fatalistische Externalität" und demzufolge auf der Skala „Externalität" (siehe Tab. 25).

FKK-Skalen	Sig. (2-seitig)
A_FKK_SK	.449
A_FKK_I	.090
A_FKK_P	.004
A_FFK_C	.045
A_FKK_SW	.787
A_FKK_PC	.006
A_SKI_PC	.093

Tab.25: T-Test mit der Patientengruppe mit entsprechenden Testwerten der Normierungsstichprobe zu Messzeitpunkt t1.

Sowohl die Patienten- als auch die Risikopersonengruppe weisen signifikant niedrigere Werte für die Primärskalen „soziale und fatalistische Externalität" auf, was konsequenterweise zu signifikanten Werten auf der Sekundärskala „Externalität" (vgl. Abb.17) führt. Die Risikopersonen der Untersuchungsstichprobe haben darüber hinaus höhere Werte auf der Tertiärskala „Internalität versus Externalität".

Verglichen mit der Normierungsstichprobe handelt es sich bei den beiden Untersuchungsgruppen um Personen, die sich in Anlehnung an die Interpretation der FKK-Skalen (siehe Kap. 7.2.1.3) als weniger abhängig von anderen Menschen, als durchsetzungsfähiger, als weniger schicksalsgläubig, als rationaler betrachten. Sie sehen Möglichkeiten, sich vor Unglück zu schützen und haben eine geringere fatalistische Einstellung.

Die signifikant höheren Werte der Risikopersonen im Gegensatz zur Normierungsstichprobe bezüglich der Tertiärskala könnten dahingehend interpretiert werden, dass die Risikopersonen über mehr internale Kontrollüberzeugungen verfügen, sich als relativ unabhängig von Zufallseinflüssen sehen und über eine höhere Autonomie verfügen. Dies widerspricht allerdings den niedrigeren Werten auf der Skala der Internalität. Diese Werte sprechen für eine Haltung, die eigene Handlungen als wenig wirksam erachtet, so dass die Ergebnisse der Tertiärskala aufgrund der bereits erwähnten konzeptuellen Unschärfe mit Vorsicht zu interpretieren sind.

8.3.2 Kompetenz- und Kontrollüberzeugungen der Stichprobe zum Messzeitpunkt t1

Als nächsten Auswertungsschritt werden die Mittelwerte der FKK-Skalen der Patienten mit denjenigen der Risikopersonen anhand des T-Tests für unabhängige Stichproben verglichen.

	T	df	Sig. (2-seitig)	Mittlere Differenz	Standardfehler der Differenz	95% Konfidenzintervall der Differenz	
						Untere	Obere
A_FKK_SK	,392	128	,696	,4970	1,26688	-2,00979	3,00369
	,401	105,608	,689	,4970	1,23806	-1,95772	2,95162
A_FKK_I	,357	128	,722	,3404	,95442	-1,54804	2,22893
	,371	110,218	,712	,3404	,91874	-1,48024	2,16114
A_FKK_P	,243	128	,808	,2881	1,18590	-2,05840	2,63461
	,260	118,523	,795	,2881	1,10873	-1,90738	2,48360
A_FKK_C	-2,299	128	,023	-2,9085	1,26504	-5,41163	-,40545
	-2,308	99,665	,023	-2,9085	1,26037	-5,40917	-,40790
A_FKK_SW	,438	128	,662	,8374	1,91302	-2,94784	4,62264
	,458	112,654	,648	,8374	1,82652	-2,78140	4,45619
A_FKK_PC	-1,160	128	,248	-2,6204	2,25896	-7,09017	1,84932
	-1,221	114,062	,225	-2,6204	2,14643	-6,87246	1,63161
A_SKI_PC	,969	128	,334	3,4578	3,56673	-3,59956	10,51521
	1,034	117,795	,303	3,4578	3,34387	-3,16407	10,07973

Tab.26: SPSS-Ausdruck: T-Test bei unabhängigen Stichproben: A_ = Messzeitpunkt t1; Primärskalen: FKK-SK (Selbstkonzept eigener Fähigkeiten), FKK_I (Internalität)t, FKK_P (Soziale Externalität), FKK_C (Fatalistische Externalität); Sekundärskalen: FKK_SW (Selbstwirksamkeit), FKK_PC (Externalität); Tertiärskala: FKK_SKI_PC (Internalität versus Externalität).

Bis auf die vierte Primärskala „Fatalistische Externalität" (p = .023) ergeben sich keine signifikanten Unterschiede zwischen Patienten und Risikopersonen zum Messzeitpunkt t1. Der Mittelwert der Primärskala „Fatalistische Externalität" ist bei den Patienten höher als bei den Risikopersonen. Dies spricht nach den Interpretationen der Skalen dafür, dass die Risikopersonen noch rationaler sind als die Patienten. Sie sehen mehr Möglichkeiten, sich vor Pech zu schützen und glauben noch weniger an die Bedeutung des Zufalls. Im Gegensatz dazu können sich die Patienten nicht so sehr gegen Pech schützen und messen dem Zufall mehr Bedeutung bei.

8.3.3 Vergleich der Patienten und Risikopersonen mit der Normierungsstichprobe zum Messzeitpunkt t2

Für den zweiten Messzeitpunkt t2 werden ebenfalls die Mittelwerte der einzelnen Skalen ermittelt, die sich innerhalb der Vertrauensgrenzen mittlerer Skalenausprägung in Bezug auf die Normierungsstichprobe befinden.
Abbildung 17 verdeutlicht, dass zum Messzeitpunkt t2 die Patientengruppe ähnliche Werte für die Skalen „Selbstkonzept eigener Fähigkeiten" und „Selbstwirksamkeit" wie die Normierungsstichprobe hat. Die letztere ist auch die einzige Skala, in deren Wertebereich der entsprechende Skalenwert der Risikopersonengruppe fällt. Für die übrigen Skalen weisen die Untersuchungsgruppen niedrigere Werte auf bis auf die Tertiärskala, bei der Patienten und Risikopersonen höhere Werte zeigen.

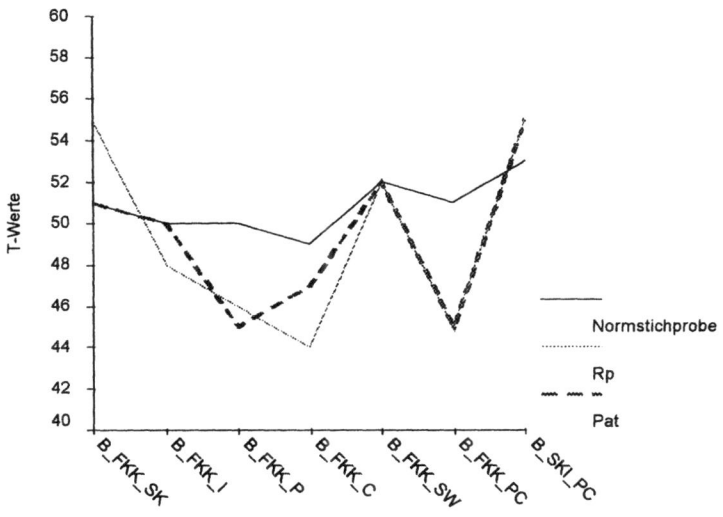

Abb.17: T-Werte der FKK-Skalen zum Messzeitpunkt t2.

Ob diese Unterschiede signifikant sind, wird anhand von T-Tests mit den entsprechenden Testwerten der Normierungsstichprobe ermittelt.
Folgende Tabelle zeigt die Mittelwerte der beiden Untersuchungsgruppen zum Messzeitpunkt t2.

	Status	N	Mittelwert	Standardab-weichung	Standardfehler des Mittelwertes
B_FKK_SK	Risikoperson	82	33,561	6,9372	,7660
	Patient	48	31,979	6,7113	,9687
B_FKK_I	Risikoperson	82	31,231	4,7591	,5255
	Patient	48	31,583	4,5608	,6583
B_FKK_P	Risikoperson	82	24,487	7,0224	,7755
	Patient	48	23,291	4,8155	,6950
B_FKK_C	Risikoperson	82	22,573	6,6630	,7358
	Patient	48	24,520	6,7728	,9775
B_FKK_SW	Risikoperson	82	64,792	10,0427	1,1090
	Patient	48	63,562	10,0422	1,4494
B_FKK_PC	Risikoperson	82	47,061	12,6201	1,3936
	Patient	48	47,812	9,9095	1,4303
B_SKI_PC	Risikoperson	82	17,731	19,7215	2,1778
	Patient	48	15,750	17,6882	2,5530

Tab.27: SPSS-Ausdruck: Mittelwerte – Gruppenstatistik: B_: Messzeitpunkt t2; Primärskalen: FKK_SK (Selbstkonzept eigener Fähigkeiten), FKK_I (Internalität), FKK_P (Soziale Externalität), FKK_C (Fatalistische Externalität); Sekundärskalen: FKK_SW (Selbstwirksamkeit), FKK_PC (Externalität); Tertiärskala: FKK_SKI_PC (Internalität versus Externalität).

Bis auf die erste Sekundärskala „Selbstwirksamkeit" unterscheiden sich die Risikopersonen zum Messzeitpunkt t2 signifikant von der Normierungsstichprobe. Sie zeigen auf den Skalen „Selbstkonzept eigener Fähigkeiten" und „Internalität versus Externalität" signifikant höhere Werte, auf den übrigen Skalen signifikant niedrigere Werte als die Normierungsstichprobe.

FKK-Skalen	Sig. (2-seitig)
B_FKK_SK	.033
B_FKK_I	.029
B_FKK_P	.041
B_FFK_C	.000
B_FKK_SW	.595
B_FKK_PC	.000
B_SKI_PC	.004

Tab.28: T-Test mit der Risikopersonengruppe mit entsprechenden Testwerten der Normierungsstichprobe zu Messzeitpunkt t2.

Für die Patientengruppe stellt sich dieser Vergleich zum Messzeitpunkt t2 wie folgt dar. Es zeigen sich zum Messzeitpunkt t2 signifikante Unterschiede zur Normierungsstichprobe auf den Skalen „soziale Externalität", fatalistische Externalität" und „Externalität". Sie haben auf allen drei Skalen signifikant niedrigere Werte als die Normierungsstichprobe, was sich bereits beim Vergleich zwischen den beiden Gruppen zum Messzeitpunkt t1 herausstellte.

FKK-Skalen	Sig. (2-seitig)
B_FKK_SK	.935
B_FKK_I	.221
B_FKK_P	.000
B_FFK_C	.024
B_FKK_SW	.662
B_FKK_PC	.001
B_SKI_PC	.088

Tab.29: T-Test mit der Patientengruppe mit entsprechenden Testwerten der Normierungsstichprobe zu Messzeitpunkt t2.

8.3.4 Kompetenz- und Kontrollüberzeugungen der Stichprobe zum Messzeitpunkt t2

	T	df	Sig. (2-seitig)	Mittlere Differenz	Standardfehler der Differenz	95% Konfidenzintervall der Differenz	
						Untere	Obere
B_FKK_SK	1,270	128	,207	1,5818	1,24584	-,88330	4,04692
	1,281	101,205	,203	1,5818	1,23502	-,86808	4,03170
B_FKK_I	-,413	128	,680	-,3516	,85186	-2,03717	1,33392
	-,417	101,970	,677	-,3516	,84236	-2,02245	1,31920
B_FKK_P	1,044	128	,298	1,1961	1,14541	-1,07024	3,46252
	1,149	124,711	,253	1,1961	1,04140	-,86497	3,25725
B_FKK_C	-1,599	128	,112	-1,9477	1,21829	-4,35825	,46293
	-1,592	97,231	,115	-1,9477	1,22355	-4,37600	,48067
B_FKK_SW	,674	128	,502	1,2302	1,82512	-2,38112	4,84149
	,674	98,542	,502	1,2302	1,82509	-2,39140	4,85177
B_FKK_PC	-,353	128	,724	-,7515	2,12597	-4,95812	3,45507
	-,376	117,273	,707	-,7515	1,99702	-4,70642	3,20337
B_SKI_PC	,574	128	,567	1,9817	3,45305	-4,85074	8,81416
	,591	107,316	,556	1,9817	3,35579	-4,67053	8,63395

Tab.30: SPSS-Ausdruck:T-Test bei unabhängigen Stichproben: B_= Messzeitpunkt t2; Primärskalen: FKK_SK (Selbstkonzept eigener Fähigkeiten), FKK_I (Internalität), FKK_P (Soziale Externalität), FKK_C (Fatalistische Externalität), Sekundärskalen: FKK_SW (Selbstwirksamkeit), FKK_PC (Externalität) Tertiärskala: FKK_SKI_PC (Internalität versus Externalität).

Um zu überprüfen, ob sich die beiden Untersuchungsgruppen zum Messzeitpunkt t2 signifikant voneinander unterscheiden, wird der T-Test für unabhängige

Stichproben durchgeführt, der zu den in Tabelle 30 dargestellten Ergebnissen führt.
Für den Messzeitpunkt t2 ergeben sich zwischen Patienten- und Risikopersonengruppe keine signifikanten Unterschiede in der Ausprägung aller FKK-Skalen, so dass feststeht, dass sich zum Messzeitpunkt t2 diese beiden Gruppen auch nicht mehr hinsichtlich der Skala „Fatalistische Externalität" unterscheiden.
Um diese Ergebnisse noch detaillierter zu hinterfragen, werden die Mittelwerte auf Itemebene ermittelt und einem Mittelwertsvergleich unterzogen. Es ergeben sich für Item 13 (p = .001) und 31 (p = .005) signifikante bzw. hochsignifikante Unterschiede zwischen Patienten (n = 82) und Risikopersonen (n = 48) zum Messzeitpunkt t1.
Bei den beiden Items handelt es sich um Fragen, die der Primärskala „Fatalistische Externalität" zuzuordnen sind.
Item 13: Vieles von dem, was in meinem Leben passiert, hängt vom Zufall ab.
Item 31: Es hängt vom Schicksal ab, ob ich krank werde oder nicht.
Bei beiden Fragen weisen die Risikopersonen niedrigere Werte auf als die Patienten. Dies bestätigt auch das Ergebnis auf Skalenebene.
Für den Messzeitpunkt t2 ergibt sich nur für Item 31 ein signifikanter Unterschied (p = .025) zwischen Patienten und Risikopersonen. Auch hier weisen die Risikopersonen niedrigere Werte auf als die Patienten. Dieses Ergebnis spiegelt sich auf Skalenebene zwar nicht wieder, aber der signifikante Unterschied auf Itemebene deutet auf eine entsprechende Tendenz hin.

8.3.5 FKK-Skalen und FVF

Da die Tatsache der Vererbung bzw. der familiären Belastung eine große Rolle bei diesem Krankheitsbild spielt, werden die Patienten und Risikopersonen miteinander verglichen, die zum einen im FVF das Item „familiäre Belastung" mit „nein" und zum anderen mit „ja" beantwortet haben.
Für die Patienten und Risikopersonen, die die familiäre Belastung nicht als Grund sahen, die Beratung aufzusuchen, ergeben sich im Mittelwertsvergleich auf FKK-Skalenebene nur für den Messzeitpunkt t1 signifikante Unterschiede auf der Skala „Fatalistische Externalität" (p = .038) und „Externalität"(p = .039). Die Risikopersonen weisen für die Skala „Fatalistische Externalität" und für die Skala „Externalität" niedrigere Werte als die Patienten auf. Für den Messzeitpunkt t2 ergeben sich hingegen keine signifikanten Hinweise.
Zusätzlich wird untersucht, ob sich diese Untersuchungsgruppen in ihrem Gesamtscore der Veränderungen durch die Beratung und der Anzahl der Untersuchungen vor und nach Beratung signifikant unterscheiden. Das hat sich allerdings nicht bewahrheitet. Begründet ist es dadurch, dass sich durch diese Konzentrierung auf das Item der familiären Belastung eine drastische Abnahme der

Stichprobe ergibt, d.h. für Patienten werden 19 Personen, für Risikopersonen nur 9 Personen in die Analyse mit einbezogen. Entsprechende Interpretationen sind demzufolge nur mit allergrößter Vorsicht vorzunehmen und weitere Auswertungen auf Itemebene erscheinen als nicht sinnvoll.
Die gleiche Analyse wird mit denjenigen Patienten und Risikopersonen durchgeführt, die die familiäre Belastung in ihrer Familie als Anlass für das Aufsuchen der Beratung sahen. Hier ergibt sich eine größere Stichprobe, nämlich die Patientengruppe mit 73 Personen und die Risikopersonengruppe mit 29 Personen. Es zeigt sich ein signifikanter Unterschied zwischen den beiden Gruppen auf dem 5%-Niveau auf der Skala „fatalistische Externalität" ($p = .022$) zum Messzeitpunkt t1. Auch hier haben die Risikopersonen niedrigere Werte als die Patienten. Des weiteren unterscheiden sich diese beiden Gruppen höchst signifikant ($p < .000$) in der Anzahl der Untersuchungen vor und nach Beratung. Die Patienten nehmen mehr Vorsorge- und Früherkennungsuntersuchungen in Anspruch als die Risikopersonen. Die Anzahl der Untersuchungen hat für die Risikopersonen leicht zugenommen, während sie für die Patienten fast konstant geblieben ist. Dieses Ergebnis zeigte sich bereits bei der Bearbeitung der Leitfrage 2.
Aufgrund der ausreichenden Stichprobengröße wird in diesem Fall eine Analyse auf Itemebene des FKK durchgeführt. Es ergeben sich signifikante Unterschiede für Item 13 ($p = .001$), Item 15 ($p = .037$), Item 18 ($p = .041$) und Item 31 ($p = .16$) für den Messzeitpunkt t1. Alle vier Items sind der Primärskala „Fatalistische Externalität" zuzuordnen. Die Items 13 und 31 sind bereits beim Vergleich aller Patienten und Risikopersonen durch Signifikanznachweis aufgefallen.
Item 13: Vieles von dem, was in meinem Leben passiert, hängt vom Zufall ab.
Item 31: Es hängt vom Schicksal ab, ob ich krank werde oder nicht.
Item 15: Ob ich einen Unfall habe oder nicht, ist vor allen Dingen Glückssache.
Item 18: Es ist für mich nicht gut, weit im voraus zu planen, da häufig das Schicksal dazwischen kommt.
Bei allen vier Items weisen die Risikopersonen niedrigere Werte auf als die Patienten, so dass die Auswertungen auf Skalenebene hierdurch bestätigt werden.
Für den Messzeitpunkt t2 ergibt sich nur für Item 13 ein knapper signifikanter Unterschied ($p = .048$) zwischen den beiden Untersuchungsgruppen, die die familiäre Belastung als Anlass für das Beratungsgespräch nahmen. Dieses Item spielt bereits bei der Analyse der gesamten Stichprobe eine Rolle, da es ebenfalls zu Messzeitpunkt t2 Patienten und Risikopersonen signifikant voneinander unterscheidet. Auch hier ergibt sich das gleiche Bild wie bereits oben erläutert: die Risikopersonen weisen für dieses Item niedrigere Werte auf als die Patientengruppe.

8.3.6 Vergleich der Kompetenz- und Kontrollüberzeugungen von Messzeitpunkt t1 und t2

Zusätzlich soll für die gesamte Untersuchungsgruppe überprüft werden, ob sich zwischen den Skalen des FKK zu den beiden Messzeitpunkten t1 und t2 eine signifikante Veränderung ergeben hat. Hierzu werden T-Tests bei gepaarten Stichproben durchgeführt, die sowohl für die Patienten als auch für die Risikopersonen keine Signifikanzen ergeben.

Patienten:

	Gepaarte Differenzen						
	Mittelwert	Standardfehler des Mittelwertes	95% Konfidenzintervall der Differenz		T	df	Sig. (2-seitig)
			Untere	Obere			
A_FKK_SK - B_FKK_SK	,6458	,66344	-,6888	1,9805	,973	47	,335
A_FKK_I - B_FKK_I	-,3750	,61355	-1,6093	,8593	-,611	47	,544
A_FKK_P - B_FKK_P	,3958	,67552	-,9631	1,7548	,586	47	,561
A_FKK_C - B_FKK_C	,2292	,74629	-1,2722	1,7305	,307	47	,760
A_FKK_SW - B_FKK_SW	,2708	,95592	-1,6522	2,1939	,283	47	,778
A_FKK_PC - B_FKK_PC	,6250	1,15571	-1,7000	2,9500	,541	47	,591
A_SKI_PC - B_SKI_PC	-,3542	1,61703	-3,6072	2,8989	-,219	47	,828

Tab.31: SPSS-Ausdruck:T-Test bei gepaarten Stichproben / Patienten – Vergleich FKK-Skalen zum Messzeitpunkt t1 und t2.

Risikopersonen:

	Gepaarte Differenzen						
	Mittelwert	Standardfehler des Mittelwertes	95% Konfidenzintervall der Differenz		T	df	Sig. (2-seitig)
			Untere	Obere			
A_FKK_SK - B_FKK_SK	-,4390	,51156	-1,4569	,5788	-,858	81	,393
A_FKK_I - B_FKK_I	,3171	,47645	-,6309	1,2651	,665	81	,508
A_FKK_P - B_FKK_P	-,5122	,46115	-1,4297	,4054	-1,1	81	,270
A_FKK_C - B_FKK_C	-,7317	,59584	-1,9172	,4538	-1,2	81	,223
A_FKK_SW - B_FKK_SW	-,1220	,80562	-1,7249	1,4810	-,151	81	,880
A_FKK_PC - B_FKK_PC	-1,2439	,88252	-2,9998	,5120	-1,4	81	,163
A_SKI_PC - B_SKI_PC	1,1220	1,43581	-1,7349	3,9788	,781	81	,437

Tab.32: SPSS-Ausdruck:T-Test bei gepaarten Stichproben / Risikopersonen – Vergleich FKK-Skalen zum Messzeitpunkt t1 und t2.

Die T-Tests für gepaarte Stichproben verdeutlichen, dass sich für beide Untersuchungsgruppen keine bedeutsamen Veränderungen in den Konstrukten der Kompetenz- und Kontrollüberzeugungen innerhalb eines Zeitraumes von ½ bis 1 Jahr ergeben haben. Folglich kann davon ausgegangen werden, dass sich sowohl für die Patienten als auch für die Risikopersonen im Laufe der Zeit kaum etwas in ihren Kompetenz- und Kontrollüberzeugungen verändert hat. Daraus kann gefolgert werden, dass auch die Beratung keinerlei Veränderungen in diesen Konstrukten bewirkt hat.

Rückblickend zeigen die Ergebnisse, dass besonders die Skala „Fatalistische Externalität" und die dazugehörenden Items die beiden Untersuchungsgruppen voneinander unterscheiden.

Die Risikopersonen sehen sowohl zum Messzeitpunkt t1 als auch ½ bis 1 Jahr später mehr Möglichkeiten, sich vor Pech zu schützen. Für sie spielt Glück eine noch geringere Rolle als für die Patienten.

Betrachtet man nur die vier Primärskalen des FKK, dann unterscheiden sich Risikopersonen und Patienten deutlich von der Normierungsstichprobe zum Messzeitpunkt t1. Beide Gruppen weichen signifikant von den Werten der Normierungsstichprobe in den Skalen „soziale Externalität" und „fatalistische Externalität" ab, was sich auf der Sekundärskala „Externalität" bestätigt.

Für den Messzeitpunkt t2 weisen die Risikopersonen signifikant abweichende Werte hinsichtlich der Normierungsstichprobe auf allen vier Primärskalen auf.

Betrachtet man die Skalen „Selbstkonzept eigener Fähigkeiten" und „Internalität", dann fällt auf, dass sich für die erste Primärskala signifikant höhere Werte für die Risikopersonen ergeben. Für die zweite Skala liegen dagegen signifikant niedrigere Werte vor. Dieses Ergebnis wird durch die mit der Normierungsstichprobe annähernd gleichen Werte auf der Sekundärskala „Selbstwirksamkeit" überdeckt. Die Risikopersonen sehen ½ bis 1 Jahr nach Beratung im Vergleich zur Normierungsstichprobe zwar mehr Handlungsmöglichkeiten, fühlen sich aber nicht in der Lage, diese Handlungen auch tatsächlich ausführen zu können. Dies ist allerdings in der Weise nicht nachzuvollziehen, wenn man nur die Sekundärskala „Selbstwirksamkeit" getrennt betrachtet. Für die Patienten zeigen sich die gleichen Werte bzw. signifikanten Abweichungen für t2 wie für Messzeitpunkt t1.

8.3.7 Zusammenhänge zwischen Kompetenz- und Kontrollüberzeugungen und Vorsorge- und Früherkennungsverhalten

Im folgenden wird überprüft, ob und welche Zusammenhänge zwischen den Konstrukten der Kompetenz- und Kontrollüberzeugungen in Bezug auf das Vorsorge- und Früherkennungsverhalten bestehen.

Zur Bearbeitung dieser Fragestellung werden der Gesamtscore der Veränderungen hinsichtlich Einstellung zur Gesundheit, Ernährung, Alkoholkonsum, Rau-

chen, Medikamenteneinnahme, sportliche Aktivitäten und Schlafgewohnheiten, die Anzahl der Untersuchungen vor und nach Beratung sowie die Mittelwerte der FKK-Skalen für die Messzeitpunkte t1 und t2 herangezogen.
Da es sich beim Gesamtscore der Veränderungen und der Anzahl der Untersuchungen vor und nach Beratung um keine Normalverteilung handelt, wird anstelle des Pearson-Koeffizienten die Rangkorrelation nach Spearman berechnet.
Bei der Gruppe der Risikopersonen gibt es keinerlei signifikante Korrelationen zwischen dem Gesamtscore der Veränderungen, der Anzahl der Untersuchungen vor und nach Beratung und den Mittelwerten der FKK-Skalen zu den Messzeitpunkten t1 und 2. Dies bedeutet, dass für die Risikopersonen die Kompetenz- und Kontrollüberzeugungen, die sich, wie bereits oben erläutert, nicht zwischen den beiden Messzeitpunkten verändert haben, auch keinen Einfluss auf das Vorsorge- und Früherkennungsverhalten vor und nach Beratung, sowie auf die gesundheitsbezogenen Veränderungen haben.
Für die Patientengruppe gibt die Tabelle 33 Aufschluss über die entsprechenden Zusammenhänge, wobei die Tabelle nur diejenigen Werte enthält, bei denen signifikante Korrelationen auftreten.

Spearman-Rho	A_FKK_I	A_FKK_C	A_FKK_PC	A_SKI_PC
Anzahl der Untersuchungen vor Beratung Korrelationskoeffizient Sig. (2-seitig) N	-,294* ,045 47	,465** ,001 47	,384** ,008 47	-,373** ,010 47
Anzahl der Untersuchungen nach Beratung Korrelationskoeffizient Sig. (2-seitig) N		,317* ,032 46	,295* ,047 46	-,361* ,014 46

* Korrelation ist auf dem Niveau von 0,05 signifikant (2-seitig)
** Korrelation ist auf dem Niveau von 0,01 signifikant (2-seitig)

Tab.33: Korrelation: Anzahl der Untersuchungen vor und nach Beratung; FKK_I (Internalität), FKK_C (fatalistische Externalität), FKK_PC (Externalität), SKI_PC (Internalität versus Externalität), A_ = Messzeitpunkt t1

Der Gesamtscore der Veränderungen korreliert nicht signifikant mit den FKK-Skalen zu Messzeitpunkt t1, was auch nicht überrascht, da davon auszugehen ist, dass ein Veränderungsprozess längere Zeit in Anspruch nimmt. Es ergeben sich signifikante Zusammenhänge der Anzahl der Untersuchungen vor Beratung mit den Primärskalen „Internalität" und „fatalistische Externalität" und auf der Sekundärskala „Externalität", sowie signifikante Zusammenhänge mit der Tertiärskala „Internalität versus Externalität". Ebenfalls signifikante Korrelationen zeigen sich zwischen der Anzahl der Untersuchungen nach Beratung mit den Skalen „fatalistische Externalität", „Externalität" und „Internalität versus Externalität" zu Messzeitpunkt t1.

Um nähere Aussagen über die festgestellten Korrelationen machen zu können, werden die Mittelwerte der betreffenden FKK-Skalen zum Messzeitpunkt t1 mit dem Gesamtscore und der Anzahl der Untersuchungen vor und nach Beratung verglichen. Dabei wird die Patientengruppe aufgeteilt in die eine Gruppe, deren Gesamtscore kleiner als zwei und in die andere, deren Gesamtscore größer als zwei ist. Für die Anzahl der Untersuchungen wird die Gruppe unterteilt in diejenigen, die weniger als drei Untersuchungen vor und nach Beratung durchgeführt haben und diejenigen, die mehr als drei Untersuchungen vor und nach Beratung in Anspruch genommen haben.

	A_FKK_I		A_FKK_C		A_FKK_PC		A_SKI_PC	
	MW	SD	MW	SD	MW	SD	MW	SD
Anzahl d. Untersuchungen vor Beratung < 3 N = 6	33,67	5,09	19,17	4,54	39,17	10,07	32,17	13,91
Anzahl d. Untersuchungen vor Beratung > 3 N = 35	30,40	4,7	25,74	6,58	49,69	10,14	12,91	13,9
Anzahl d. Untersuchungen nach Beratung < 3 N = 7	-		23,14	9,3	44,71	13,34	20,71	21,45
Anzahl d. Untersuchungen nach Beratung > 3 N = 34	-		25,47	6,2	49,53	10,27	13,18	14,61

Tab.34: Vergleich Mittelwerte FKK_I (Internalität), FKK_C (fatalistische Externalität), FKK_PC (Externalität), SKI_PC (Internalität versus Externalität) mit Anzahl der Untersuchungen vor Beratung < und > 3 und Anzahl der Untersuchungen nach Beratung < und > 3, A_ = Messzeitpunkt t1.

Hier zeigt sich, dass die Gruppe der Patienten, die vor und nach Beratung weniger als drei Untersuchungen haben durchführen lassen, extrem klein ist (n = 6 und n = 7), so dass Aussagen über statistische Zusammenhänge als nicht sinnvoll zu erachten sind.

Deshalb sollen nur die beiden Gruppen näher betrachtet werden, deren Untersuchungsanzahl vor und nach Beratung größer als drei ist. Im Zusammenhang mit der Anzahl der Untersuchungen vor Beratung treten negative Korrelationen für die Primärskala „Internalität" und die Tertiärskala „Internalität versus Externalität" auf. Für die Primärskala „fatalistische Externalität" und die Sekundärskala „Externalität" sind die Korrelationen positiv. Für die Anzahl der Untersuchungen nach Beratung treten keine Korrelationen mehr für die Skala „Internalität" auf, wohl aber für die Skalen „fatalistische Externalität", „Externalität" und „Internalität versus Externalität".

Dies bedeutet, dass die Patienten mit mehr als drei Untersuchungen vor und nach Beratung niedrigere Werte auf den Skalen „Internalität" und „Internalität versus Externalität haben im Vergleich zu den Patienten, die weniger als drei Untersuchungen durchführen ließen (siehe Tab. 34). Dies scheint auf den ersten Blick ein Widerspruch zu sein, da davon auszugehen ist, dass diejenigen mit einer höheren Untersuchungsanzahl auch höhere Werte auf den entsprechenden Skalen aufweisen. Dies würde für ein Erleben der eigenen Handlung als wirksam und effektiv und für eine Selbstbestimmung bezüglich wichtiger Ereignisse im Leben sprechen. Aber besonders die Interpretationen der Sekundärskala „Externalität" und, wenn auch mit Vorsicht der Tertiärskala „Internalität versus Externalität", machen deutlich, dass diese Patienten zwar mehr Untersuchungen durchführen lassen. Sie haben diese Maßnahmen aber nicht aus eigenem Antrieb ergriffen, sondern sie empfinden eine hohe Abhängigkeit von mächtigen Anderen (z.B. von den Ärzten) und damit verbunden eine große Hilflosigkeit, die mit einer großen Fremdbestimmung und geringerer Autonomie einhergehen.

Anschließend werden die Korrelationen für den Gesamtscore der Veränderungen, der Anzahl der Untersuchungen vor und nach Beratung und den FKK-Skalen zum Messzeitpunkt t2 berechnet. Tabelle 35 stellt diese Korrelationen dar. Der Gesamtscore der Veränderungen weist auf signifikante Zusammenhänge mit den FKK-Skalen „Selbstkonzept eigener Fähigkeiten", „Internalität", „soziale Externalität", „Selbstwirksamkeit", „Externalität" und „Internalität versus Externalität" hin, sowie auf Zusammenhänge mit der Anzahl der Untersuchungen vor Beratung für die Skalen „Internalität", „fatalistische Externalität" und „Externalität" hin zum Messzeitpunkt t2. Allerdings gibt es keine Korrelationen zwischen der Anzahl der Untersuchungen nach Beratung und den FKK-Skalen zum Messzeitpunkt t2.

Spearman-Rho	B_FKK_SK	B_FKK_I	B_FKK_C	B_FKK_SW	B_FKK_PC	B_SKI_PC
Gesamtscore v. Veränderungen Korrelationskoeffizient Sig. (2-seitig) N	-,358* ,014 46	-,393** ,007 46	,405** ,005 46	-,404** ,005 46	,357* ,015 46	-,424** ,003 46
Anzahl der Untersuchungen vor Beratung Korrelationskoeffizient Sig. (2-seitig) N		-,304* ,038 47	,359* ,013 47		,355* ,014 47	

* Korrelation ist auf dem Niveau von 0,05 signifikant (2-seitig)
** Korrelation ist auf dem Niveau von 0,01 signifikant (2-seitig)

Tab.35: Korrelation: Gesamtscore Anzahl der Untersuchungen vor Beratung – FKK_I (Internalität), FKK_C (fatalistische Externalität), FKK_PC (Externalität), SKI_PC (Internalität versus Externalität); B_ = Messzeitpunkt t2.

Um auch hier nähere Aussagen über die Korrelationen machen zu können, werden die Mittelwerte der FKK-Skalen zu Messzeitpunkt t2 mit dem Gesamtscore der Veränderungen kleiner und größer als 2, sowie die Anzahl der Untersuchungen vor Beratungen kleiner und größer als 3 verglichen.

	B_FKK_SK		B_FKK_I		B_FKK_C		B_FKK_SW		B_FKK_PC		B_SKI_PC	
	MW	SD	MW	SD	MW	SD	MW	SD	MW	SD	MW	SD
Gesamtscore d. Veränderungen < 2 N = 30	33,40	6,74	32,73	3,89	22,47	6,65	66,13	8,87	44,83	9,85	21,30	16,45
Gesamtscore d. Veränderungen > 2 N = 8	29,13	8,20	28,50	5,0	28,25	7,90	57,63	12,86	50,25	9,66	7,38	19,57
Anzahl d. Untersuchungen vor Beratung < 3 N = 6			36,17	4,88	18,17	6,0			37,67	9,31		
Anzahl d. Untersuchungen vor Beratung > 3 N = 34			30,80	4,07	25,34	6,21			48,91	9,23		

Tab. 36: Vergleich Mittelwerte FKK_SK (Selbstkonzept eigener Fähigkeiten), FKK_I (Internalität), F_C (fatalistische Externalität), FKK_SW (Selbstwirksamkeit) FKK_PC (Externalität), SKI_PC (Internalität versus Externalität) mit Gesamtscore der Veränderungen < und > 2 und mit Anzahl der Untersuchungen vor Beratung < und > 3, B_ = Messzeitpunkt t2.

Für die Patienten mit mehr als drei Untersuchungen vor Beratung ergibt sich für die FKK-Skalen zum Messzeitpunkt t2 ein ähnliches Bild wie zum Messzeitpunkt t1, abgesehen von der Tertiärskala, so dass hier nicht noch einmal darauf eingegangen wird.

Patienten, deren Gesamtscore der Veränderungen kleiner ist als zwei, weisen höhere Werte auf der Skala „Selbstkonzept eigener Fähigkeiten", „Internalität", „Selbstwirksamkeit" und „Internalität versus Externalität" auf. Diese höheren Werte sprechen für Selbstsicherheit, Sicherheit in neuartigen Situationen, für ein Erleben der eigenen Handlungen als effektiver, für eine aktive Handlungsfähigkeit und eine geringere Fremdbestimmung. Folglich kann dahingehend interpretiert werden, dass diese Patienten weniger Veränderungen durch die Beratung vorgenommen haben. Sie waren sich bereits vor der Beratung ihres Verhaltens im Umgang mit der Erkrankung so sicher, dass die Beratung für sie keine neuartige Situation bedeutete und sie demzufolge auch nicht dazu veranlasste, noch mehr Veränderungen vorzunehmen.

8.3.8 Zusammenfassung und Interpretation

Patienten und Risikopersonen unterscheiden sich hinsichtlich ihrer Kontroll- und Kompetenzüberzeugungen signifikant von der Normierungsstichprobe in den Skalen „soziale und fatalistische Externalität". Dieser Unterschied bildet sich

aufgrund der konzeptuellen Konstruktion des FKK konsequenterweise auf der Skala „Externalität" als die Summe der beiden Primärskalen ab.
Des weiteren bestehen signifikante intergruppale Unterschiede besonders bei der Primärskala „fatalistische Externalität" zum Messzeitpunkt t1. Dieses Ergebnis bestätigt sich auch mittels der Analyse auf Itemebene. Signifikante Unterschiede treten bei den Items auf, die alle der Skala „fatalistische Externalität" zuzuordnen sind. Diese Unterschiede auf dieser Skala zeigen sich für die weiteren Analysen auf Itemebene.
Zum Messzeitpunkt t2 ergeben sich zwischen den beiden Gruppen keine signifikanten Unterschiede mehr auf der Skalenebene des FKK, wohl aber auf Itemebene. Auch hier ist wieder das entsprechende Item der Skala „fatalistische Externalität" zuzuweisen, so dass davon ausgegangen werden kann, dass die Kontrollüberzeugung der fatalistischen Externalität ein zentrales Unterscheidungskriterium zwischen diesen beiden Personengruppen darstellt.

Der Vergleich mit der Normierungsstichprobe und die entsprechenden signifikanten Ergebnisse lassen darauf schließen, dass der FKK als diagnostisches Instrument für die Untersuchungsstichprobe zu werten ist. Für die Patientengruppe ergeben sich bei diesem Vergleich zu beiden Messzeitpunkten die gleichen signifikanten Unterschiede auf den Externalitätsskalen. Aufgrund der niedrigeren Werte sehen sich die Patienten als durchsetzungsfähiger, rationaler und weniger hilflos im Gegensatz zur Normierungsstichprobe. Dieser scheinbare Widerspruch lässt sich dahingehend auflösen, dass die Patienten durch ihre Erkrankung bereits „viel hinter sich gebracht" haben. Sie gehen rational mit ihrer Erkrankung um, um nicht in ein tiefes emotionales Loch zu fallen. Auf der anderen Seite sehen sie Ereignisse im Leben als weniger fremdverursacht an, so dass sie den Grund für ihre Erkrankung in sich selber sehen, ein Umstand, der durch die genetische Disposition auch zutrifft.
Für die Risikopersonen haben sich für den Messzeitpunkt t2 signifikante Unterschiede im Vergleich zur Normierungsstichprobe auf allen Skalen bis auf die Skala „Selbstwirksamkeit" ergeben. Dabei fällt auf, dass das „Selbstkonzept eigener Fähigkeiten" gestiegen und die „Internalität" gesunken ist, was für einen Ausgleich auf der Sekundärskala „Selbstwirksamkeit" als Summe dieser beiden Skalen sorgt. Die Risikopersonen sehen zwar viele Handlungsmöglichkeiten, sind aktiv und ideenreich, erreichen aber selten dieses Gewünschte oder Geplante bzw. können es nicht dementsprechend in die Tat umsetzen. Dies ist als ein Effekt zu werten, der sicherlich auch in Zusammenhang mit der genetischen Veranlagung dieser Erkrankung steht. In den Kompetenz- und Kontrollüberzeugungen bei den Risikopersonen haben sich im Laufe der Zeit Veränderungen ergeben, die aber in keinerlei Zusammenhang mit dem Vorsorgeverhalten stehen und sich auch nicht im Vergleich dieser Konstrukte zu den beiden Messzeitpunkten bestätigen.

Dies ist ein Ergebnis, das zu denken gibt und das demzufolge in der Beratung thematisiert bzw. hinterfragt werden sollte, so dass im letzten Teil der Arbeit darüber eingehend diskutiert und nach Lösungsmöglichkeiten gesucht wird.

Bei der Patientengruppe ergeben sich signifikante Zusammenhänge zwischen dem Vorsorgeverhalten, den gesundheitsbezogenen Veränderungen in Form des Gesamtscores der Veränderungen und den FKK-Skalen. Hier spielt auch hier wieder die Skala „fatalistische Externalität" eine zentrale Rolle. Patienten mit höheren Werten auf dieser Skala nehmen auch mehr Untersuchungen in Anspruch. Sie sind im Vergleich zu denjenigen Patienten mit weniger Untersuchungen weniger rational und sehen sich einer größeren Hilflosigkeit ausgeliefert, der sie nur dadurch begegnen können, dass sie mehr Untersuchungen in Anspruch nehmen. Patienten, die sich nicht so hilflos fühlen und keine so große Abhängigkeit von mächtigen Anderen wahrnehmen, lassen auch weniger Untersuchungen über sich ergehen, was darauf hindeuten könnte, dass diese Personen sich bereits besser mit ihrer Erkrankung arrangiert haben.

8.4 Dropout-Analyse

Gibt es Unterschiede zwischen Patienten und Risikopersonen der Teilnehmerstichprobe und denen, die an der zweiten Untersuchung zum Messzeitpunkt t2 nicht teilgenommen haben, so dass sich diese Nicht-Teilnahme erklären lässt?

Von den 43 Personen, die nicht an der zweiten Untersuchung (t2) teilgenommen haben, liegen Daten des PAT und FKK für t1 vor. Die Patienten der Dropout-Gruppe werden nachstehend als Pat/n.teilg. und die Risikopersonen als Rp/n.teilg. bezeichnet. Soziodemographische Variablen wie Alter, Geschlecht, Bildung, Familienstand, Kinder und Erwerbsfähigkeit, die subjektive Einschätzung der Beeinträchtigung im körperlichen, seelischen und sozialen Bereich, sowie Angaben zur Medikamenteneinnahme, Anzahl der Arztbesuche und Krankenhausaufenthalte im vergangenen Jahr werden überprüft. Des weiteren sollen die FKK-Skalen näher untersucht werden, um eventuell die Gründe für die Nicht-Teilnahme der Dropout-Gruppe zu finden bzw. zu erklären.

Patientengruppe (Pat/n.teilg.):
Die n = 18 Patienten sind im Durchschnitt 50 Jahre alt, überwiegend weiblichen Geschlechts, verheiratet oder in einer festen Partnerschaft lebend; sie verfügen über einen niedrigeren und mittleren Bildungsabschluss, haben Kinder und sind zur Hälfte erwerbsfähig.

		Häufigkeit	Anteil*
Alter (Jahre) Range			30 < .... < 62
AM			49,5
SD			9,3
Geschlecht	männlich	7	38,9 %
	weiblich	11	61,1 %
Familienstand	verheiratet/ feste Partnerschaft	16	88,9 %
	nicht verheiratet	2	11,1 %
Bildung	Hauptschule	6	33,3 %
	Mittlere Reife	6	33,3 %
	Abitur	3	16,7 %
	Hochschul-/Fachhochschulabschluss	2	11,2 %
Kinder		17	94,4 %
Erwerbsfähigkeit		9	50,0 %

Tab.37: Soziodemographische Merkmale der Patienten/n.teilg. / * Prozentangabe bezogen auf n = 18 (= 100 %).

Risikopersonengruppe (Rp/n.teilg.):
Die n = 25 Risikopersonen sind im Durchschnitt 37 Jahre alt, überwiegend weiblichen Geschlechts, verheiratet oder in einer festen Partnerschaft lebend; sie verfügen über einen mittleren und höheren Bildungsabschluss, haben zur Hälfte Kinder und sind überwiegend erwerbsfähig.

		Häufigkeit	Anteil*
Alter (Jahre) Range			25 < .... < 72
AM			36,9
SD			10,5
Geschlecht	männlich	7	28,0 %
	weiblich	18	72,0 %
Familienstand	verheiratet/ feste Partnerschaft	20	80,0 %
	nicht verheiratet	5	20,0 %
Bildung	Hauptschule	3	12,0 %
	Mittlere Reife	7	28,0 %
	Abitur	11	44,0 %
	Hochschul-/Fachhochschulabschluss	4	16,0 %
Kinder		14	56,0 %
Erwerbsfähigkeit (1xkeine Angabe)		24	96,0 %

Tab.38: Soziodemographische Merkmale der Risikopersonen/n.teilg. / * Prozentangabe bezogen auf n = 25 (= 100 %).

8.4.1 Soziodemographische Merkmale

Vergleicht man die beiden Patientengruppen – Patienten, die teilgenommen (Pat/teilg.) und Patienten, die nicht teilgenommen haben (Pat/n.teilg.) - miteinander, ist die Geschlechterverteilung in der Pat/teilg.-Gruppe ungefähr gleich, wohingegen der Anteil der Patientinnen der Pat/n.teilg.-Gruppe prozentual höher ist im Vergleich zu den Patienten/teilg. Des weiteren ist die Dropout-Gruppe (50 J.) etwas jünger als die Teilnehmergruppe (53 J.) Der Vergleich der beiden Risikopersonen-Gruppen (Rp/teil. und Rp/n.teilg.) lässt folgende Unterschiede erkennen: Die Rp/n.teilg.-Gruppe (Ende 30) ist jünger als die Rp/teilg.-Gruppe (Mitte 40). Bei der Dropout-Gruppe ist der Frauenanteil im Vergleich zu den männlichen Risikopersonen prozentual höher als bei der Teilnehmergruppe, jedoch nicht signifikant ($\chi2$-Test nach Fisher, p = .633). Die Dropout-Gruppe hat nur in knapp 50% der Fälle Kinder, im Gegensatz zu der Teilnehmergruppe, in der 76 % der Risikopersonen Kinder haben. Allerdings ist dieser Unterschied nicht signifikant ($\chi2$-Test nach Fisher, p = .078). Des weiteren sind die Risikopersonen der Dropout-Gruppe zu 96% erwerbsfähig im Gegensatz zur Teilnehmergruppe, die nur in 87 % der Fälle erwerbsfähig ist.

8.4.2 Subjektive Einschätzung der körperlichen, seelischen und sozialen Beeinträchtigung

Um weitere Hinweise für eine Nicht-Teilnahme zu erhalten, wird die Dropout-Gruppe mit der Teilnehmergruppe in Bezug auf die subjektive Einschätzung der körperlichen, seelischen und sozialen Beeinträchtigung verglichen. Die subjektive Einschätzung der körperlichen, seelischen und sozialen Beeinträchtigung ist Bestandteil des Patientenbogen PAT und wird auf einer Skala von 0 (gar nicht) bis 4 (extrem) angegeben. Die jeweiligen Skalenwerte werden addiert und bilden einen Summenwert, dessen Mittelwert für die jeweiligen Gruppen berechnet wird. Tabelle 39 gibt eine Übersicht über die prozentuale Häufigkeit der jeweiligen Einschätzungen.

Körperliche Beeinträchtigung:

	Gar nicht	geringfügig	deutlich	stark	extrem
Pat/teilg. (48=100%)	18,8 %	27,1 %	33,3 %	16,7 %	4,2 %
Pat/n.teilg. (18=100%)	33,3 %	11,1 %	33,3 %	22,2 %	
Rp/teilg. (82=100%)	52,4 %	35,4 %	11,0 %		1,2 %
Rp/n.teilg. (24=100%)	87,5 %	12,5 %			

Seelische Beeinträchtigung:

	Gar nicht	geringfügig	deutlich	stark	extrem
Pat/teilg. (47=100%)	27,7 %	38,3 %	25,5 %	6,4 %	2%
Pat/n.teilg. (17=100%)	35,3 %	47,1 %	5,9 %	11,8 %	
Rp/teilg. (80=100%)	50,0 %	36,3 %	10,0 %	3,8 %	
Rp/n.teilg. (23=100%)	56,5 %	43,5 %			

Soziale Beeinträchtigung:

	Gar nicht	geringfügig	deutlich	stark	extrem
Pat/teilg. (48=100%)	22,9 %	43,8 %	27,1 %	6,3 %	
Pat/n.teilg. (17=100%)	41,2 %	23,5 %	17,6 %	17,6 %	
Rp/teilg. (80=100%)	53,8 %	33,8 %	7,5 %	5,0 %	
Rp/n.teilg. (23=100%)	69,6 %	30,4 %			

Tab.39: Subjektive Einschätzung der körperlichen, seelischen und sozialen Beeinträchtigung.

Für den Vergleich der beiden Patientengruppen ergibt der χ^2-Test nach Fisher keinen signifikanten Unterschied in der Häufigkeit der Einschätzungen der körperlichen Beeinträchtigung (n = 66, p = .322), der psychischen Beeinträchtigung (n = 64, p = .552) und der sozialen Beeinträchtigung (n = 65, p = .208).
Zur Berechnung der Ausprägung der drei Beeinträchtigungsskalen und des Summenwerts wird auf den U-Test nach Mann und Whitney zurückgegriffen. Der U-Test weist für diese beiden Patienten-Gruppen keine signifikanten Unterschiede auf allen Skalen auf.

Beeinträchtigung		U-Test
körperlich	(n = 66)	.698
seelisch	(n = 64)	.348
sozial	(n = 65)	.655
Summenwert	(n = 66)	.392

Tab.40: Subjektive Einschätzung der Patienten

Für die beiden Risikopersonengruppen ergibt der χ^2-Test nach Fisher einen auf dem 1%-Niveau signifikanten Unterschied in der Häufigkeit der Einschätzung der körperlichen Beeinträchtigung (n = 106, p = .002), aber keine signifikanten

Unterschiede bei der psychischen (n = 103, p = .641) und der sozialen Beeinträchtigung (n = 103, p = .233).

Beeinträchtigung		U-Test
körperlich	(n = 106)	.002
seelisch	(n = 103)	.311
sozial	(n = 103)	.105
Summenwert	(n = 106)	.014

Tab.41: Subjektive Einschätzung der Risikopersonen

Die Berechnung der Ausprägung der Skalen ergibt für den U-Test einen auf dem 1%-Niveau signifikanten Unterschied bei der körperlichen Beeinträchtigung, einen auf dem 5%-Niveau signifikanten Unterschied für den Summenwert, dagegen keine signifikanten Unterschiede für die anderen Skalen. Die Risikopersonen der Teilnehmerstichprobe fühlten sich subjektiv körperlich beeinträchtigter als die Risikopersonen der Dropout-Gruppe. Das zeigt sich bereits an der tabellarischen Aufstellung, bei der 1,2 % der Risikopersonen die körperliche Beeinträchtigung als extrem einstufte, so dass diese „Ausreißer" Grund für die signifikanten Unterschiede sind.

8.4.3 Medikamenteneinnahme, Arztbesuche und Krankenhausaufenthalte

Als weitere Fragestellungen des Patientenbogen PAT werden die Items der Medikamenteneinnahme, die Anzahl der Arztbesuche und der Krankenhausaufenthalte im vergangenen Jahr vor dem Beratungsgespräch für die Analyse herangezogen und die Dropout-Gruppe mit der Untersuchungsgruppe verglichen.
Hinsichtlich der Medikamenteneinnahme ergibt der χ^2-Test nach Fisher sowohl für die Patienten der Teilnehmer- und der Dropout-Gruppe (n = 64, p= .570), als auch für die Risikopersonen der beiden Gruppen (n = 107, p = .168) keinen signifikanten Unterschied. Für die Krankenhausaufenthalte im vergangenen Jahr ergibt der χ^2-Test nach Fisher für die Patienten der Teilnehmer- und Dropout-Gruppe ebenso wie für die Risikopersonen der beiden Gruppen (n = 106, p = .772) ebenfalls keinen signifikanten Unterschied (n = 64, p = .583). Hinsichtlich der Anzahl der Arztbesuche im vergangenen Jahr ist nach Berechnung des U-Tests kein signifikanter Unterschied zwischen den Patienten der Teilnehmer- und Dropout-Gruppe (n = 66, p = .126) und für die Risikopersonen der beiden Gruppen (n = 107, p = .488) festzustellen. Zusammenfassend lässt sich festhalten, dass sich durch die Variablen Medikamenteneinnahme, die Anzahl der Arztbesuche und der Krankenhausaufenthalte kein signifikanter Unterschied zwischen der Untersuchungsstichprobe und der Dropout-Gruppe feststellen und somit keine Erklärung der Nicht-Teilnahme finden lässt.

8.4.4 Vergleich der Kompetenz- und Kontrollüberzeugungen der Dropout-Gruppe mit der Normierungsstichprobe zum Messzeitpunkt t1

Als letzte Auswertung der Dropout-Analyse soll der Vergleich der FKK-Skalen der Dropout- und Teilnehmergruppe zum Messzeitpunkt t1 dargestellt werden. Zuerst wird die Dropout-Gruppe mit der Normierungsstichprobe verglichen. Die Mittelwerte bzw. T-Werte der Patienten als auch der Risikopersonen der Dropout-Gruppe befinden sich innerhalb der Vertrauensgrenzen mittlerer Skalenausprägung bis auf die Tertiärskala „Internalität versus Externalität". Hier weisen die Risikopersonen der Dropout-Gruppe Werte auf, die außerhalb dieser Vertrauensgrenzen liegen. Abbildung 18 veranschaulicht die T-Werte der einzelnen FKK-Skalen in Bezug auf die Normierungsstichprobe. Auffallend ist, dass sowohl Risikopersonen als auch Patienten höhere Werte auf der ersten Primärskala „Selbstkonzept eigener Fähigkeiten" und der Tertiärskala „Internalität versus Externalität" zeigen. Für die Skala „Selbstwirksamkeit" haben die beiden Gruppen, ebenso wie die bereits dargestellten Untersuchungsgruppen, ähnliche Werte. In den übrigen Skalen zeichnen sich beide Dropout-Gruppen durch niedrigere Werte im Vergleich zur Normierungsstichprobe aus. Wenn man allein die Abbildung 18 betrachtet und mit den beiden Abbildungen 16 und 17 für die Untersuchungsgruppen vergleicht, ergibt sich ein ähnliches Bild hinsichtlich der Abweichungen von der Normierungsstichprobe.

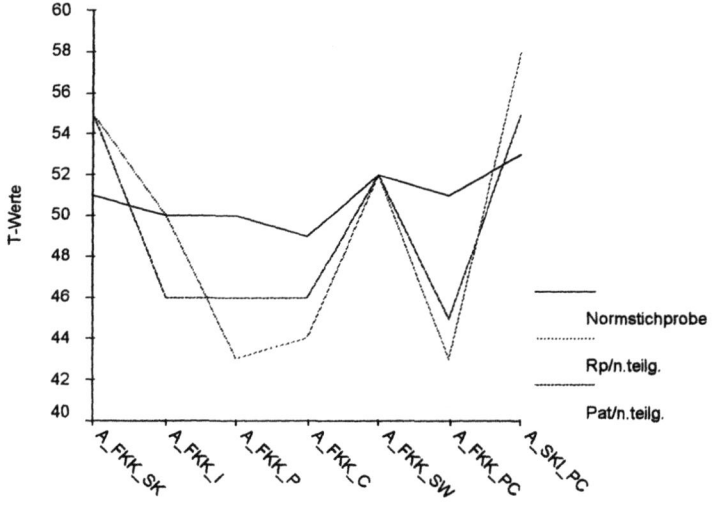

Abb. 18: T-Werte der FKK-Skalen zum Messzeitpunkt t1.

Um auch hier diese Abweichungen näher zu untersuchen, werden zuerst die Mittelwerte der FKK-Skalen zum Messzeitpunkt t1 für beide Dropout-Gruppen ermittelt und daran anschließend für Risikopersonen- und Patientengruppe getrennt mit den Mittelwerten der Normierungsstichprobe verglichen.

	Status	N	Mittelwert	Standardabweichung	Standardfehler des Mittelwertes
A_FKK_SK	Risikoperson/n.teilg.	25	33,5200	5,94503	1,18901
	Patient/n.teilg.	18	33,6667	6,44433	1,51894
A_FKK_I	Risikoperson/n.teilg.	25	31,5200	4,23399	,84680
	Patient/n.teilg.	18	30,3333	4,11597	,97014
A_FKK_P	Risikoperson/n.teilg.	25	21,6000	5,49242	1,09848
	Patient/n.teilg.	18	24,0000	4,67786	1,10258
A_FKK_C	Risikoperson/n.teilg.	25	22,8400	5,65450	1,13090
	Patient/n.teilg.	18	24,4444	6,87042	1,61937
A_FKK_SW	Risikoperson/n.teilg.	25	65,0400	8,60465	1,72093
	Patient/n.teilg.	18	64,0000	9,56095	2,25354
A_FKK_PC	Risikoperson/n.teilg.	25	44,4400	9,85765	1,97153
	Patient/n.teilg.	18	48,4444	10,2740	2,42161
A_SKI_PC	Risikoperson/n.teilg.	25	20,6000	15,0471	3,00943
	Patient/n.teilg.	18	15,5556	17,6209	4,15329

Tab.42: SPSS-Ausdruck: Mittelwerte – Gruppenstatistik: A_ = Messzeitpunkt t1; Primärskalen: FKK_SK (Selbstkonzept eigener Fähigkeiten), FKK_I (Internalität), FKK_P (Soziale Externalität), FKK_C (Fatalistische Externalität), Sekundärskalen: FKK_SW (Selbstwirksamkeit), FKK_PC (Externalität), Tertiärskala: FKK_SKI_PC (Internalität versus Externalität).

Für die Gruppe der Risikopersonen/n.teilg. stellt Tabelle 43 die Werte für den Vergleich mit der Normierungsstichprobe dar.
Es zeigen sich zwischen Risikopersonengruppe/n.teilg. und Normierungsstichprobe signifikante bis höchst signifikante Unterschiede auf den Skalen „soziale Externalität", „fatalistische Externalität" und daraus sich ergebende Signifikanzen auf den Skalen „Externalität" und „Internalität versus Externalität". Diese signifikanten Unterschiede auf den oben bezeichneten Skalen treten auch bei den Risikopersonen der Untersuchungsstichprobe auf.
Für die Patientengruppe/n.teilg. ist der Vergleich mit der Normierungsstichprobe in Tabelle 44 abgebildet.
Hier treten signifikante Unterschiede zwischen Patientengruppe und Normierungsstichprobe nur im Bereich der FKK-Skala „Internalität". Dies unterscheidet die Patienten der Dropout-Gruppe von der Untersuchungsgruppe, bei der signifikante Unterschiede auf den Skalen „soziale Externalität", „fatalistische Externalität" und „Externalität" auftreten, aber keine Unterschiede auf der Skala „Internalität".

FKK-Skalen	Sig. (2-seitig)
A_FKK_SK	.186
A_FKK_I	.309
A_FKK_P	.000
A_FFK_C	.002
A_FKK_SW	.630
A_FKK_PC	.000
A_SKI_PC	.005

Tab.43: T-Test mit der Risikopersonengruppe /n.teilg. mit entsprechenden Testwerten der Normierungsstichprobe zum Messzeitpunkt t1.

FKK-Skalen	Sig. (2-seitig)
A_FKK_SK	.261
A_FKK_I	.048
A_FKK_P	.074
A_FFK_C	.164
A_FKK_SW	.930
A_FKK_PC	.077
A_SKI_PC	.320

Tab.44: T-Test mit der Patientengruppe /n.teilg. mit entsprechenden Testwerten der Normierungsstichprobe zum Messzeitpunkt t1.

Die Patienten der Dropout-Gruppe bestimmen im Vergleich zur Normierungsstichprobe noch weniger über wichtige Ereignisse in ihrem Leben, sehen Erfolge als wenig abhängig von eigener Anstrengung und persönlichem Einsatz und erleben demzufolge ihre eigenen Handlungen als wenig effektiv. Für beide Gruppen fällt auf, wie dies auch bei der Untersuchungsstichprobe der Fall ist, dass die Skala „Selbstkonzept eigener Fähigkeiten" höhere Werte und die Skala „Internalität" niedrigere Werte zeigen, so dass dieser Tatbestand durch die Summierung der Werte für die Sekundärskala „Selbstwirksamkeit" überdeckt wird und beide Gruppen im gleichen Wertebereich wie die Normstichprobe liegen.

8.4.5 Kompetenz- und Kontrollüberzeugungen der Dropout-Gruppe

Auch für die Dropout-Gruppe soll überprüft werden, ob sich Risikopersonen/n.teilg. und Patienten/n.teilg. signifikant in der Ausprägung der FKK-Skalen unterscheiden.

	T	df	Sig. (2-seitig)	Mittlere Differenz	Standardfehler der Differenz	95% Konfidenzintervall der Differenz	
						Untere	Obere
A_FKK_SK	-,077	41	,939	-,1467	1,90325	-3,99035	3,69702
	-,076	34,927	,940	-,1467	1,92897	-4,06297	3,76964
A_FKK_I	,917	41	,364	1,1867	1,29381	-1,42624	3,79957
	,922	37,396	,363	1,1867	1,28773	-1,42159	3,79492
A_FKK_P	-1,502	41	,141	-2,4000	1,59824	-5,62771	,82771
	-1,542	39,754	,131	-2,4000	1,55639	-5,54619	,74619
A_FKK_C	-,839	41	,406	-1,6044	1,91275	-5,46733	2,25844
	-,812	32,200	,423	-1,6044	1,97517	-5,62676	2,41787
A_FKK_SW	,373	41	,711	1,0400	2,78625	-4,58695	6,66695
	,367	34,338	,716	1,0400	2,83549	-4,72033	6,80033
A_FKK_PC	-1,291	41	,204	-4,0044	3,10122	-10,26748	2,25859
	-1,282	35,849	,208	-4,0044	3,12268	-10,33846	2,32957
A_SKI_PC	1,010	41	,319	5,0444	4,99667	-5,04653	15,13542
	,984	33,078	,332	5,0444	5,12898	-5,38961	15,47850

Tab.45: SPSS-Ausdruck: T-Test bei unabhängigen Stichproben; A_ = Messzeitpunkt t1; Primärskalen: FKK-SK (Selbstkonzept eigener Fähigkeiten) FKK_I (Internalität), FKK_P (Soziale Externalität), FKK_C (Fatalistische Externalität), Sekundärskalen: FKK_SW (Selbstwirksamkeit), FKK_PC (Externalität), Tertiärskala: FKK_SKI_PC (Internalität versus Externalität).

Der T-Test bei unabhängigen Stichproben ergibt keine signifikanten Unterschiede auf allen Skalen. Zwischen den beiden Dropout-Gruppen treten keinerlei Unterschiede in der Ausprägung der FKK-Skalen auf. Im Gegensatz zu der Untersuchungsstichprobe, die sich in der Primärskala „fatalistische Externalität" signifikant unterscheidet.

8.4.6 Vergleich der Kompetenz- und Kontrollüberzeugungen der Teilnehmer- und Dropout-Gruppe

In einer weiteren Analyse werden die FKK-Skalenmittelwerte der Dropout-Gruppe mit denjenigen der Untersuchungsgruppe verglichen. Tabelle 46 und 47 stellen die Daten für die beiden Risikopersonengruppen dar.

Es ergeben sich keine signifikanten Unterschiede in Bezug auf die FKK-Skalen für diese beiden Gruppen. Demzufolge lässt sich aufgrund dieser Ergebnisse des Vergleichs der FKK-Skalen eine Nicht-Teilnahme der Risikopersonen der Dropout-Gruppe auf Skalenebene des FKK nicht erklären.

	Status	N	Mittelwert	Standardab-weichung	Standardfehler des Mittelwertes
A_FKK_SK	Risikoperson/teilg.	82	33,122	7,1860	,7935
	Risikoperson/n.teilg.	25	33,520	5,9450	1,1890
A_FKK_I	Risikoperson/teilg.	82	31,548	5,5135	,6088
	Risikoperson/n.teilg.	25	31,520	4,2339	,8468
A_FKK_P	Risikoperson/teilg.	82	23,975	7,0745	,7812
	Risikoperson/n.teilg.	25	21,600	5,4924	1,0984
A_FKK_C	Risikoperson/teilg.	82	21,841	6,9964	,7726
	Risikoperson/n.teilg.	25	22,840	5,6545	1,1309
A_FKK_SW	Risikoperson/teilg.	82	64,670	11,1555	1,2319
	Risikoperson/n.teilg.	25	65,040	8,6046	1,7209
A_FKK_PC	Risikoperson/teilg.	82	45,817	13,2442	1,4625
	Risikoperson/n.teilg.	25	44,440	9,8576	1,9715
A_SKI_PC	Risikoperson/teilg.	82	18,853	21,2161	2,3429
	Risikoperson/n.teilg.	25	20,600	15,0471	3,0094

Tab.46: Gruppenstatistik - Mittelwerte der FKK_SK (Selbstkonzept eigener Fähigkeiten), FKK_I (Internalität), FKK_C (fatalistische Externalität), FKK_SW (Selbstwirksamkeit) FKK_PC (Externalität), SKI_PC (Internalität versus Externalität) für Risikopersonen der Teilnehmer- und der Dropout-Gruppe, A_ = Messzeitpunkt t1.

	T	df	Sig. (2-seitig)	Mittlere Differenz	Standardfehler der Differenz	95% Konfidenzintervall der Differenz	
						Untere	Obere
A_FKK_SK	-,252	105	,802	-,3980	1,58142	-3,53372	2,73762
	-,278	47,359	,782	-,3980	1,42950	-3,27326	2,47717
A_FKK_I	,024	105	,981	,0288	1,19911	-2,34884	2,40640
	,028	51,177	,978	,0288	1,04297	-2,06489	2,12245
A_FKK_P	1,541	105	,126	2,3756	1,54114	-,68018	5,43140
	1,762	50,585	,084	2,3756	1,34797	-,33109	5,08231
A_FKK_C	-,651	105	,516	-,9985	1,53376	-4,03969	2,04262
	-,729	48,502	,469	-,9985	1,36963	-3,75162	1,75455
A_FKK_SW	-,152	105	,879	-,3693	2,42778	-5,18310	4,44457
	-,174	50,936	,862	-,3693	2,11642	-4,61829	3,87975
A_FKK_PC	,480	105	,632	1,3771	2,86743	-4,30852	7,06267
	,561	52,935	,577	1,3771	2,45481	-3,54679	6,30094
A_SKI_PC	-,383	105	,703	-1,7463	4,56349	-10,79491	7,30222
	-,458	55,833	,649	-1,7463	3,81392	-9,38705	5,89437

Tab.47: SPSS-Ausdruck:T-Test bei unabhängigen Stichproben: Primärskalen: FKK_SK: Selbstkonzept eigener Fähigkeiten; FKK_I: Internalität; FKK_P: Soziale Externalität; FKK_C: Fatalistische Externalität; Sekundärskalen: FKK_SW: Selbstwirksamkeit; FKK_PC: Externalität; Tertiärskala: FKK_SKI_PC: Internalität versus Externalität für Messzeitpunkt t1 für Risikopersonen der Teilnehmer- und Dropout-Gruppe.

Im Anschluss daran werden die beiden Patientengruppen miteinander verglichen (siehe Tab. 48 und 49). Der T-Test zeigt keine signifikanten Unterschiede zwischen den beiden Patientengruppen auf FKK-Skalenebene, so dass auch hier auf der Ebene der FKK-Skalen auf eine Erklärung der Nicht-Teilnahme der Patientengruppe nicht geschlossen werden kann.

Status		N	Mittelwert	Standardabweichung	Standardfehler des Mittelwertes
A_FKK_SK	Patient/teilg.	48	32,625	6,5837	,9502
	Patient/n.teilg.	18	33,666	6,4443	1,5189
A_FKK_I	Patient/teilg.	48	31,208	4,7667	,6880
	Patient/n.teilg.	18	30,333	4,1159	,9701
A_FKK_P	Patient/teilg.	48	23,687	5,4505	,7867
	Patient/n.teilg.	18	24,000	4,6778	1,1025
A_FKK_C	Patient/teilg.	48	24,750	6,8989	,9957
	Patient/n.teilg.	18	24,444	6,8704	1,6193
A_FKK_SW	Patient/teilg.	48	63,833	9,3429	1,3485
	Patient/n.teilg.	18	64,000	9,5609	2,2535
A_FKK_PC	Patient/teilg.	48	48,437	10,8841	1,5709
	Patient/n.teilg.	18	48,444	10,2740	2,4216
A_SKI_PC	Patient/teilg.	48	15,395	16,5294	2,3858
	Patient/n.teilg.	18	15,555	17,6209	4,1532

Tab.48: Gruppenstatistik - Mittelwerte der FKK_SK (Selbstkonzept eigener Fähigkeiten), FKK_I (Internalität), F_C (fatalistische Externalität), FKK_SW (Selbstwirksamkeit) FKK_PC (Externalität), SKI_PC (Internalität versus Externalität) für Patienten der Teilnehmer- und der Dropout-Gruppe, A_ = Messzeitpunkt t1.

	T	df	Sig. (2-seitig)	Mittlere Differenz	Standardfehler der Differenz	95% Konfidenzintervall der Differenz	
						Untere	Obere
A_FKK_SK	-,576	64	,567	-1,0417	1,80950	-4,65655	2,57322
	-,581	31,184	,565	-1,0417	1,79171	-4,69501	2,61168
A_FKK_I	,688	64	,494	,8750	1,27216	-1,66643	3,41643
	,736	35,182	,467	,8750	1,18935	-1,53905	3,28905
A_FKK_P	-,215	64	,830	-,3125	1,45280	-3,21479	2,58979
	-,231	35,398	,819	-,3125	1,35448	-3,06114	2,43614
A_FKK_C	,160	64	,873	,3056	1,90468	-3,49948	4,11059
	,161	30,699	,873	,3056	1,90104	-3,57318	4,18429
A_FKK_SW	-,064	64	,949	-,1667	2,59840	-5,35367	5,02423
	-,063	29,965	,950	-,1667	2,62621	-5,53037	5,19703
A_FKK_PC	-,002	64	,998	-,0069	2,96436	-5,92893	5,91504
	-,002	32,254	,998	-,0069	2,88655	-5,88485	5,87096
A_SKI_PC	-,034	64	,973	-,1597	4,65054	-9,45024	9,13080
	-,033	28,931	,974	-,1597	4,78978	-9,95693	9,63749

Tab.49: SPSS-Ausdruck:T-Test bei unabhängigen Stichproben: Primärskalen: FKK_SK (Selbstkonzept eigener Fähigkeiten), FKK_I (Internalität), FKK_P (Soziale Externalität), FKK_C (Fatalistische Externalität), Sekundärskalen: FKK_SW (Selbstwirksamkeit,) FKK_PC (Externalität), Tertiärskala: FKK_SKI_PC (Internalität versus Externalität) für Patienten der Teilnehmer- und Dropout-Gruppe, A_ = Messzeitpunkt t1.

8.4.7 Zusammenfassung und Interpretation

Die soziodemografischen Parameter wie Bildung und Familienstand liefern keine Ansätze, durch die sich der Dropout erklären ließe. Die Patienten der Dropout-Gruppe sind etwas jünger und der Frauenanteil ist höher. Das Alter der Risikopersonen-Gruppen könnte insofern eine Rolle spielen, dass mit Mitte 40 die Familienplanung abgeschlossen ist und die Teilnehmergruppe sich informieren wollte, ob ihre Kinder von der vererbbaren Krebserkrankung betroffen sind. Für die Dropout-Gruppe, in der nur ca. die Hälfte der Risikopersonen Kinder haben, würde dies bedeuten, dass auf der einen Seite die Familienplanung mit Mitte 30 noch nicht abgeschlossen ist und eine eventuelle Beeinflussung der Familienplanung durch die Beratung nicht erwünscht bzw. vielleicht sogar befürchtet wird. Auf der anderen Seite sehen kinderlose Risikopersonen keinen Grund, sich für die genetischen Hintergründe der Erkrankung zu interessieren, da sie die Erkrankung auch nicht weiter vererbt haben können.

Auffällig ist die fast 100%ige Erwerbsfähigkeit der Risikopersonen der Dropout-Gruppe im Gegensatz zur Teilnehmergruppe mit 87 %. Dies steht in Einklang mit der erhöhten subjektiven Einschätzung der körperlichen Beeinträchtigung der Teilnehmergruppe. Eventuell waren sie aufgrund ihrer körperlichen Befindlichkeit eher bereit, an der Studie teilzunehmen. Wie bereits erwähnt, sind bei den Risikopersonen der Teilnehmergruppe Extremwerte auf der Skala der körperlichen Beeinträchtigung aufgetreten, so dass sich dieser Unterschied zwischen den beiden Gruppen hierdurch erklären lässt. Ein Grund für diese Extremausprägungen ist jedoch nicht zu finden. Des weiteren lassen sich keine erklärenden Hinweise für eine Nicht-Teilnahme in Bezug auf Medikamenteneinnahme, Arztbesuche und Krankenhausaufenthalte finden.

Die Analyse und der Vergleich auf Skalenebene des FKK ergibt keine signifikanten Unterschiede zwischen der Teilnehmer- und der Dropout-Gruppe. Dies bedeutet, dass Kontrollüberzeugungen und Kompetenzerwartungen keine Erklärung für eine Nicht-Teilnahme darstellen, da sich die beiden Gruppen in den Ausprägungen dieser Kognitionen nicht wesentlich voneinander unterscheiden.

Der Vergleich mit der Normierungsstichprobe kommt für die Risikopersonen der Dropout-Gruppe zu ähnlichen Ergebnissen wie für diejenigen der Teilnehmergruppe. Die Werte der Risikopersonen der Dropout-Gruppe für die Tertiärskala „Internalität versus Externalität" liegen jedoch über den Werten der Normierungsstichprobe außerhalb der Vertrauensgrenzen. Dies spricht für eine extrem geringe Fremdbestimmung und eine hohe Autonomie, die gegen eine Teilnahme an einer weiteren Untersuchung sprechen könnte. Da aber auch die Risikopersonen der Teilnehmergruppe höhere, aber in den Vertrauensgrenzen liegende Werte auf dieser Skala aufweisen, lässt sich eine Nicht-Teilnahme durch diese Skalenwerte nur schwer interpretieren, zumal noch einmal darauf hingewiesen werden muss, dass laut Krampen die Tertiärskala aufgrund ihrer konzeptuellen Unschärfe nur mit Vorsicht zu interpretieren ist.

Die Patienten der Dropout-Gruppe weichen nur in der Skala „Internalität" von der Normierungsstichprobe ab. Das unterscheidet sie von den Patienten der Teilnehmergruppe. Da diese Patienten ihre eigenen Handlungen als weniger effektiv sehen, könnte dies als Grund dafür interpretiert werden, dass sie für sich keinen Nutzen in der Teilnahme an der Studie sahen.

9 Zusammenfassung, Diskussion und Ausblick

9.1 Zusammenfassung

Die zentrale Frage dieser Arbeit lautete, ob sich durch eine humangenetisch/klinische Beratung das Gesundheitsverhalten von HNPCC-Patienten und Risikopersonen verändert und ob sich diese beiden Personengruppen in ihrem Verhalten, aber auch in ihren Kontroll- und Kompetenzüberzeugungen unterscheiden. Des weiteren sollte überprüft werden, welche Rolle diese Kompetenz- und Kontrollüberzeugungen für das jeweilige Gesundheitsverhalten spielen. Dabei wurde Gesundheitsverhalten bei HNPCC als intensive Vorsorge- und Früherkennung operationalisiert. Die Ergebnisse der einzelnen Leitfragen wurden bereits an entsprechender Stelle ausführlich dargestellt, so dass jetzt nur auf die wichtigsten Aspekte eingegangen wird.

Die Ergebnisse weisen darauf hin, dass ½ bis 1 Jahr nach Beratung die Anzahl der in der Beratung empfohlenen Vorsorge- und Früherkennungsmaßnahmen nicht wesentlich gestiegen ist. Es zeigt sich jedoch, dass sich beide Untersuchungsgruppen in ihrem jeweiligen Gesundheitsverhalten unterscheiden, d.h. die Patienten nahmen vor und nach Beratung mehr Vorsorgemaßnahmen in Anspruch als die Risikopersonen. Dabei erweisen sich die Untersuchungen Koloskopie und die sich daraus ergebende Entfernung von Polypen sowie Spezialuntersuchungen (Computertomographie, Röntgen etc.) als diejenigen Maßnahmen, die hauptsächlich von den Patienten ergriffen werden. Die höhere Anzahl der Vorsorgeuntersuchungen auf Seiten der Patienten war auch zu erwarten, da diese bereits erkrankt sind und sich in einem entsprechenden engmaschigen Nachsorge- bzw. Früherkennungsprogramm befinden.

Hinsichtlich der Ausprägung ihrer Kompetenz- und Kontrollüberzeugungen unterscheiden sich die beiden Untersuchungsgruppen. Hierbei liegt das Hauptaugenmerk auf den Ausprägungen der Primärskalen, da diese nach Krampen (1991) auswertungstechnisch und konzeptuell unabhängig sind und demzufolge eine klarere Interpretation erfolgen kann. Besonders die externale Kontrollüberzeugung und explizit die fatalistische Externalität scheinen eine zentrale Rolle zu spielen, so dass sich Patienten in ihren generalisierten Kontrollüberzeugungen als fatalistischer erwiesen haben als die Risikopersonen. Dies steht sicherlich auch in Zusammenhang mit der bereits ausgebrochenen Erkrankung und der Befürchtung eines Rezidivs.

Die Risikopersonen sollten eigentlich in erster Linie von der Beratung und den Vorsorgeempfehlungen profitieren. Für sie handelt es sich bei diesen Untersuchungen, insbesondere der Koloskopie, um eine reine Vorsorge, da das Entstehen einer Krebserkrankung tatsächlich verhindert werden kann. Im Gegensatz zu anderen bekannten Screening-Verfahren wie z.B. der Mammographie, bei der ein positiver Befund oftmals mit einem bösartigen Tumor gleichzusetzen ist,

wird bei der Koloskopie bereits eine Vorstufe einer Krebserkrankung in Form von Polypen erkannt und entfernt. Die Ergebnisse zeigen jedoch, dass sich im Vorsorgeverhalten der Risikopersonen kein signifikanter Anstieg zu vermerken ist.
Ein Einfluss der Kompetenz- und Kontrollüberzeugungen auf das Vorsorgeverhalten der Risikopersonen zu beiden Messzeitpunkten lässt sich ebenfalls nicht feststellen. Somit kann behauptet werden, dass die Beratung bzw. die Zeit nach Beratung in keinem Zusammenhang mit den Kompetenz- und Kontrollüberzeugungen der Risikopersonen zu stehen scheint. Über die Hälfte gibt zwar an, dass sich durch das Beratungsgespräch die Einstellung zur Gesundheit geändert hat, was sich jedoch nicht, wie bereits erwähnt, in einer Veränderung der Kompetenz- und Kontrollüberzeugungen niederschlägt. Es ist deshalb davon auszugehen, dass andere Faktoren, die nicht im Rahmen dieser Arbeit erfasst wurden, eine Rolle zu spielen scheinen.
Den Patienten wird in der Beratung versucht zu verdeutlichen, dass sie nach einer engmaschigen Nachsorge nach fünf Jahren keineswegs als geheilt gelten, sondern dass diese Nachsorge in ein intensives und lebenslanges Vorsorgeprogramm übergeht. Aber auch für die Patienten ergeben sich durch die Beratung keine signifikanten Veränderungen in der Nachsorge bzw. Vorsorge.
Allerdings zeigen sich deutliche Zusammenhänge zwischen Vorsorge- und Früherkennungsverhalten und den externalen Kontrollüberzeugungen zum ersten Messzeitpunkt. Für den zweiten Messzeitpunkt stellt sich die Befundlage jedoch etwas unübersichtlicher dar. Es gibt keine deutlichen Zusammenhänge mit dem Vorsorgeverhalten nach Beratung, wohl aber mit den gesundheitsbezogenen Veränderungen hinsichtlich Ernährung, Schlafgewohnheiten etc.
Patienten, die innerhalb ihrer Gruppe fatalistischer sind, nahmen mehr Untersuchungen vor der Beratung in Anspruch als diejenigen, die nicht so fatalistisch sind. Dieser Zusammenhang zeigt sich nicht für die Untersuchungen nach Beratung. Für den Zeitpunkt nach Beratung ergeben sich für die fatalistischeren Patienten nur gesundheitsbezogene Veränderungen in Bezug auf Ernährung, Schlaf etc. im Gegensatz zu denjenigen Patienten, die in ihren externalen Kontrollüberzeugungen noch geringere Ausprägungen zeigen. Bei der Patientengruppe scheint folglich die Externalität als generalisierte Erwartung vorzuherrschen, dass das Leben und damit zusammenhängende Ereignisse sowohl von anderen Menschen als auch von Schicksal, Glück, Pech und dem Zufall abhängen. Das führt dazu, dass sich aufgrund der genetischen Veranlagung, die sich den Patienten als ein nicht zufälliges Ereignis darstellt, eine höhere Inanspruchnahme der Vorsorge ergibt. Man könnte allerdings behaupten, dass diese genetische Veranlagung eine „Laune der Natur", sozusagen vom Schicksal vorgegeben sei. Der Unterschied besteht jedoch darin, dass diese „Laune der Natur" sich in den Genen der betroffenen Person befindet und kein Ereignis ist, das der Person wie

z.B. durch ein Unfall oder eine durch Viren und Bakterien hervorgerufene Krankheit von außen zustößt.
Die Zunahme der gesundheitsbezogenen Veränderungen könnte des weiteren dahingehend interpretiert werden, dass diese Patienten trotz ihrer fatalistischeren Einstellung die gesundheitsbezogenen Veränderungen als Kompensationsmaßnahmen sehen, um mit ihrer Hilflosigkeit und Hoffnungslosigkeit, die unweigerlich mit einer Krebserkrankung einhergehen, zurecht zu kommen. Somit würde dem Gesundheitsverhalten dieser Patienten eine bewältigungsstrategische Bedeutung zukommen, was im Rahmen weiterführender Untersuchung überprüft werden müsste. Die Ergebnisse des FKK deuten demzufolge darauf hin, dass das Konstrukt der Hoffnungslosigkeit, das explizit in dem zugrunde liegenden handlungstheoretischen Partialmodell der Persönlichkeit integriert ist, zu einer verstärkten Handlungsaktivität führt. Patienten mit einer fatalistischeren Einstellung nehmen mehr Untersuchungen in Anspruch, so dass eine größere Hoffnungslosigkeit zu einer höheren Handlungsaktivität führt.

Als Fazit kann postuliert werden, dass sich der FKK als wenig aussagekräftig für die Gruppe der Risikopersonen erweist, um im Rahmen des differenzierten Erwartungs-Wert-Modells zu prognostizieren und zu erklären, welchen Einfluss Kompetenz- und Kontrollüberzeugungen auf das Vorsorgeverhalten nehmen. Auch für die Gruppe der Patienten ergibt sich ein widersprüchliches Bild, so dass davon ausgegangen wird, dass die Beratung keinen wesentlichen Einfluss auf das Vorsorge- und Früherkennungsverhalten nimmt.

Aus diesem Grund lassen sich auch keine spezifischen Hypothesen hinsichtlich des Gesundheitsverhaltens von HNPCC-Patienten und Risikopersonen aus den vier Fragenkomplexen ableiten. Des weiteren kann auch das Modell der Vorsorge- und Früherkennungsmaßnahmen, das in Kap. 4.4.2.1 vorgestellt wurde, nicht angewendet werden.

Im Gegensatz dazu ergibt der Vergleich mit der Normierungsstichprobe und den jeweiligen Untersuchungsgruppen bedeutsame Ergebnisse. Auf eine kritische Betrachtungsweise des Vergleichs mit der Normierungsstichprobe wird in Kap. 9.2.3 eingegangen. Beide Untersuchungsgruppen erweisen sich als noch weniger schicksalsgläubig als die Normstichprobe. Dies lässt sich durch die Tatsache der genetischen Erkrankung erklären, die, wie bereits oben erwähnt, kein „externes" Schicksal darstellt, sondern in den betroffenen Personen als genetische Fehlregulation, sozusagen als angeborenes Merkmal zu finden ist. Es hat sich als vorteilhaft erwiesen, dass der FKK zwischen sozialer und fatalistischer Externalität differenziert, so dass das Abhängigkeitsgefühl von anderen Menschen und die Abhängigkeit von äußeren Umständen im Sinne einer fatalistischen Einstellung getrennt betrachtet werden. Sowohl Patienten als auch Risikopersonen weisen deutliche Unterschiede auf diesen Externalitätsskalen auf, wobei ihre Werte unterhalb der Normwerte lagen. Dies deutet darauf hin, dass diese reduzierte Externalität als Hinweis für eine geringere Hoffnungslosigkeit und demzufolge für ein Fehlen einer depressiven Entwicklung bei dieser Untersuchungsgruppe zu werten ist. Ein Tatbestand, der auf den ersten Blick widersprüchlich zu sein scheint, da in der Literatur eingehend über eine Depressivität bei Krebserkrankungen referiert wurde (siehe hierzu Muthny, 1990; Heim & Perrez, 1994). Allerdings darf man nicht vergessen, dass die meisten Patienten dieser Stichprobe ihre Erkrankung in medizinischer Hinsicht relativ gut überstanden haben und deshalb guter Hoffnung sind. Zum zweiten sind die Risikopersonen und Patienten auf eigene Veranlassung und eigenem Antrieb zum Beratungsgespräch gekommen. Dies spricht gegen eine depressive Haltung.

Die höheren Werte für das Selbstkonzept eigener Fähigkeiten im Vergleich zur Normierungsstichprobe weisen auf eine selegierte Stichprobe hin, die sich aus eigener Initiative an die Beratungssprechstunde gewandt hat. Diese Eigeninitiative ist dabei mehr bei den Risikopersonen als bei den Patienten zu finden und spricht demzufolge auch wiederum für die höheren externalen Kontrollüberzeugungen der Patienten.

Die Möglichkeit einer Dropout-Analyse schien ein positiver Effekt dieser Untersuchung zu sein.
Es ergeben sich im Zusammenhang mit psychologischen Studien nur sehr wenig Möglichkeiten, diejenigen Personen näher befragen zu können, die eigentlich an einer solchen Untersuchung nicht teilnehmen möchten. Dieser positive Aspekt wird allerdings relativiert durch die Tatsache, dass es keine Hinweise in Bezug auf Kompetenz- und Kontrollüberzeugungen gibt, die eine Nicht-Teilnahme erklären können. Aber vielleicht erklärt bereits das jüngere Alter der Risikopersonen und ihre höhere Kinderlosigkeit eine Nicht-Teilnahme (siehe Kap. 8.4.7).

9.2 Kritische Reflexion der Methodik

Bei der Interpretation der Ergebnisse stellte sich heraus, dass sie zum Teil nicht eindeutig, wenn nicht sogar widersprüchlich sind. So erweist sich der FKK zwar als bedeutsam für eine Diagnostik in Abgrenzung zur Normierungsstichprobe. In Bezug auf den Verlauf bzw. den Effekt der Beratung sind die Ergebnisse eher dürftig, besonders hinsichtlich der Risikopersonengruppe als eigentliche Hauptzielgruppe der humangenetisch/klinischen Beratung. Ob dies allerdings nur im Zusammenhang mit den Messinstrumenten zu sehen ist, ist fraglich. Eine andere Erklärungsmöglichkeit liegt in dem Beratungsgespräch. Vielleicht sorgt die Beratung nicht für eine verständliche Aufklärung der Patienten und Risikopersonen, sondern stiftet eher Verwirrung. Deshalb setze ich mich in Kap. 9.4 eingehend mit der Beratungssituation auseinander. Des weiteren können auch in der Zeit zwischen Beratung und zweiter Befragung Ereignisse und Gegebenheiten eingetreten sein, die nichts mit der Beratung zu tun haben und die auch nicht nachzuvollziehen, geschweige denn zu kontrollieren sind.

Im folgenden soll nun auf die einzelnen Messinstrumente im Zusammenhang mit dieser Untersuchung näher eingegangen werden.

9.2.1 Kritische Anmerkungen zum Fragebogen zum Vorsorge- und Früherkennungsverhalten (FVF)

Das Gesundheitsverhalten der HNPCC-Patienten und Risikopersonen wurde mit Hilfe des Fragebogen zum Vorsorge- und Früherkennungsverhalten erfasst und als Vorsorgeverhalten in Form von Koloskopie, Ultraschall-, Urin- und Spezialuntersuchungen definiert. Die Ergebnisse zeigen jedoch, dass sich hier keine signifikanten Veränderungen vor und nach Beratung für Patienten und Risikopersonen zeigen. Veränderungen durch die Beratung ergeben sich für die Risikopersonen nur hinsichtlich der Einstellung zur Gesundheit. Was aber unter „Einstellung zur Gesundheit" gemeint ist, bleibt unklar. Die Zusammenstellung der verschiedenen Theorien und Modelle zum Thema Gesundheit zeigten, dass es sich um einen sehr vielschichtigen Begriff handelt. Des weiteren ist unklar, was sich überhaupt hinter dem Begriff der Einstellung verbirgt. Allerdings kann im Rahmen dieser Arbeit nicht näher darauf eingegangen werden, so dass dieses Thema der Einstellungsforschung vorbehalten ist.
Ein Nachteil des FVF liegt ohne Zweifel darin, dass die Vorsorgemaßnahmen vor und nach Beratung in einem Messinstrument erhoben wurden. Der Zeitfaktor kann hier eine wesentliche Rolle spielen. Die Befragung zum Vorsorgeverhalten fand ½ bis 1 Jahr nach Beratung statt. Inwieweit und ob sich die Untersuchungsteilnehmer an ihr Gesundheitsverhalten vor der Beratung noch genau erinnern konnten, ist fraglich. Des weiteren kann auch die soziale Erwünschtheit als Phänomen eines „braven und gehorsamen" Ratsuchenden ausschlaggebend für die Beantwortung der jeweiligen Fragen sein. Günstiger wäre hier auf jeden Fall die Befragung zum Vorsorgeverhalten unmittelbar vor dem Beratungsgespräch gewesen.

9.2.2 Kritische Anmerkungen zum Fragebogen zu Kompetenz- und Kontrollüberzeugungen (FKK)

Der FKK als empirisches Instrument des handlungstheoretischen Partialmodells der Persönlichkeit von Krampen bezieht sich auf alltägliches Verhalten und nicht explizit auf Gesundheitsverhalten. Aus diesem Grund wurde er für diese Untersuchung herangezogen, da Gesundheit nach salutogenetischer Sicht Bestandteil des alltäglichen Lebens ist. Es ging nicht nur darum, wie Menschen mit Krankheiten umgehen, sondern wie sie sich im täglichen Leben verhalten. Daraus sollten Rückschlüsse auf den Umgang mit neuen Situationen wie das Beratungsgespräch gezogen werden. Ein weiterer Grund war, dass sich die Untersuchungsgruppe sowohl aus Patienten als auch aus gesunden Personen zusammen-

setzt. Deshalb war es wichtig, Krankheit nicht in den Vordergrund zu stellen. Der FKK erfüllt diese Bedingungen, da neben Fragen zum alltäglichen Leben auch krankheitsrelevante Aspekte mit berücksichtigt werden.
Ein weiterer Vorteil dieses theoretischen Modells ist, dass die Kompetenzerwartung als Selbstwirksamkeit differenzierter betrachtet und die Überzeugung, Handlungsmöglichkeiten zu haben sowie die Fähigkeit, diese auch auszuführen, streng getrennt werden. Dies war auch das besondere Anliegen von Krampen (2000), der auf die Vermischung von Kontrollüberzeugungen als Handlungs-Ergebnis-Erwartung und Kompetenzüberzeugung als Situations-Handlungs-Erwartung bei der Erfassung bzw. Bildung von Selbstwirksamkeitsskalen (vgl. Schwarzer, 1981) hingewiesen und dieses Vorgehen kritisiert hat. Die strenge Trennung dieser beiden generalisierten Erwartungshaltungen wird auch bei den beiden Untersuchungsgruppen deutlich, so dassw sich besonders die „fatalistische Externalität" im Gegensatz zur „sozialen Externalität" als bedeutungsvoll erweist.
Neben den oben angesprochenen Persönlichkeitsdimensionen erfasst der FKK auch handlungstheoretische Aspekte, die sich im Zusammenwirken von Persönlichkeitsmerkmalen und dem Umgang mit Handlungssituationen ergeben. Allerdings zeigen sich bei der hier vorliegenden Untersuchung keine derartigen Zusammenhänge, so dass sich bei den beiden Untersuchungsgruppen keinerlei Rückschlüsse des Einflusses der Persönlichkeit auf das von der Beratung empfohlene Vorsorgeverhalten ziehen lassen. Ob die Gründe hierfür allein in der Erfassung durch den FKK liegen, sei dahingestellt.
Auch hier wäre es sicherlich vorteilhafter gewesen, den FKK unmittelbar vor Beratung an die Untersuchungsteilnehmer auszugeben. Dagegen spricht allerdings die relative Stabilität der handlungstheoretischen Persönlichkeitsmerkmale, so dass mit keiner großen Veränderung bei den FKK-Skalen vor Beratung zu rechnen ist. Allerdings bezieht sich Krampen (1991) auf zwei Interventionsstudien, bei denen Veränderungen besonders auf der Skala „Selbstkonzept eigener Fähigkeiten" und „Internalität" durch Interventionsmaßnahmen (Autogenes Training und Gesprächstherapie) aufgetreten sind. Hierbei handelt es sich aber um längerfristige Interventionen. Im Gegensatz dazu stellt die Beratung eine einmalige Intervention dar, die sicherlich zu keinem unmittelbaren Effekt führt, sondern erst über einen bestimmten Zeitraum (½ bis 1 Jahr nach Beratung) Wirkung zeigen kann.

9.2.3   Kritische Anmerkungen zur Stichprobe

Auf die Untersuchungsteilnehmer als selegierte Stichprobe wurde bereits hingewiesen. Die Ratsuchenden meldeten sich aus Eigeninitiative oder auf Empfehlung ihres Arztes für die Beratungssprechstunde in der Chirurgischen Klinik. Dabei werden diejenigen Patienten und Risikopersonen, die sich aus irgendwelchen Gründen nicht zu einer Beratung entschließen können, nicht erfasst. Im Gegensatz zu anderen Ländern ist es in Deutschland Institutionen wie z.B. Krankenhäusern oder auch Arztpraxen untersagt, Patienten und Risikopersonen direkt anzuschreiben und die Möglichkeit einer humangenetisch/klinischen Beratung anzubieten. Folglich befindet man sich als Untersucher in einer passiven Situation und ist auf das „Engagement" Betroffener angewiesen. Eine richtige Aufklärungs- und Öffentlichkeitsarbeit könnte dafür sorgen, dass sich mehr Betroffene angesprochen fühlen, so dass auch mit einer größeren Untersuchungsstichprobe zu rechnen ist. Ob sich dann Betroffene und ihre Familienangehörigen letztendlich zu einer Beratung entschließen, sei dahingestellt. Es ist davon auszugehen, dass immer ein entsprechendes Maß an Eigeninitiative notwendig ist, um sich für eine solche Beratung zu entscheiden.

Diese Feststellung leitet über zu einem weiteren Kritikpunkt in Zusammenhang mit der Stichprobengröße. Der Vergleich der Untersuchungsgruppe mit der Normierungsstichprobe zeigt zum Teil sehr signifikante Unterschiede zwischen den Gruppen. In Bezug auf den FKK ist die Normierungsstichprobe (N = 2028) um ein Vielfaches größer als die hier vorliegende Stichprobe. Diese Tatsache muss bei einem Vergleich dieser beiden Gruppen mit bedacht werden. Es bleibt zu vermuten, dass sich eine größere Stichprobe von Patienten und Risikopersonen den Werten der Normierungsstichprobe annähert.

9.2.4 Kritische Anmerkungen zum Untersuchungsdesign

Auf eine Kritik am Untersuchungsdesign wurde bereits mehrfach hingewiesen. Bei der hier vorliegenden Unersuchung handelt es sich nicht um eine lehrbuchhafte Prä-Post-Messung. Daten des FKK und Angaben zum Vorsorge- und Früherkennungsverhalten unmittelbar vor Beratung liegen nicht vor. Leider war dies aus organisatorischen Gründen nicht möglich. Die Untersuchungsteilnehmer bekamen den FKK zwar unmittelbar nach der Beratung mit nach Hause, schickten ihn aber im Durchschnitt erst nach zwei bis drei Wochen zurück. Eventuell sind aufgrund dieser Zeitspanne Verzerrungen in den Ergebnissen eingetreten, die in keinem Zusammenhang mit der Beratung zu sehen sind. Das Setting zu Hause ist nicht kontrollierbar und wahrscheinlich auch von Person zu Person unterschiedlich. Weiterhin ist auch nicht auszuschließen, dass eine andere Person als der Untersuchungsteilnehmer die Fragebogen ausfüllt.

Diesem Tatbestand wurde jetzt in den weiteren Forschungstätigkeiten innerhalb dieses Projektes Rechnung getragen und eine postalische Befragung der Ratsuchenden vor dem Beratungsgespräch initiiert, was sicherlich auch Nachteile hat. Auch hier lässt sich das Untersuchungssetting nicht kontrollieren (siehe oben). Es handelt sich zwar um eine Befragung vor der Intervention. Jedoch bleibt die Frage offen, unter welchen Bedingungen die Untersuchungspersonen die Fragebogen zu Hause ausfüllen. Am methodisch „saubersten" wäre ein Untersuchungsdesign, das eine Befragung direkt vor Ort vorsieht, so dass eine Kontrollierbarkeit des Settings möglich ist.

9.3 Bezug zu den in Kapitel 3 bis 5 vorgestellten Theorien und Modellen

Im theoretischen Teil wurden sehr ausführlich verschiedene Modelle und Konzepte zum Thema Gesundheit und Gesundheitsverhalten vorgestellt. Diese detaillierten Ausführungen sollten den Gegensatz verdeutlichen, der zwischen Theorie und Praxis besteht. Es wurde mehrfach auf die salutogenetische Sichtweise hingewiesen, die Voraussetzung für einen angemessenen Umgang mit Patienten und ihren Angehörigen ist. Im Gegensatz dazu wurde deutlich, dass es im praktischen Umgang mit Gesundheit anders aussieht. Dieser Widerspruch zeichnet auch die vorliegende Untersuchung aus. Deshalb möchte ich noch einmal auf die Definition von Gesundheit zurückkommen, die ich bereits in Kap. 3.2 für HNPCC-Patienten und Risikopersonen als sehr wichtig bezeichnet habe, die aber auf diese Weise durch die Beratung keinesfalls vermittelt wird.

„In diesem Sinne ist die Gesundheit als ein wesentlicher Bestandteil des alltäglichen Lebens zu verstehen und nicht als vorrangiges Lebensziel. Gesundheit steht für ein positives Konzept, das die Bedeutung sozialer und individueller Ressourcen für die Gesundheit ebenso betont wie die körperlichen Fähigkeiten" (Ottawa-Charta, 1986, 1999).

Gesundheitsverhalten hat demnach genau diese Definition zum Ziel, was sich in den vorgestellten Modellen zu diesem Thema, wie bereits erwähnt, nur bedingt nachvollziehen lässt. Die Theorie bezieht sich nur auf Verhalten bzw. Verhaltensintentionen, so dass Emotionen nicht berücksichtigt werden. Dies wurde bereits in der kritischen Stellungnahme zu diesen Modellen deutlich. Allein bei der Theorie der Schutzmotivation wird Angst mit einbezogen. Angst meint aber hier, die Angst vor einer Erkrankung und ihren Folgen. Demzufolge muss Angst geschürt werden, um Gesundheit zu erhalten und Gesundheitsverhalten zu fördern. Auf diese Weise entsprechen diese Modelle einer pathogenetischen Sichtweise. Dass jedoch angstmachende Informationen nicht ausreichen, entsprechendes Gesundheitsverhalten zu initiieren und zu verändern, wurde in zahlreichen Untersuchungen nachgewiesen, so dass hier nicht näher darauf eingegangen wird. Beim handlungstheoretischen Partialmodell der Persönlichkeit stehen Emotionen ebenfalls nicht im Vordergrund. Krampen betont aber, dass Emotionen berücksichtigt werden, dadurch dass die modellübergreifenden Persönlichkeitsdimensionen wie Vertrauen und Hoffnungslosigkeit mit einbezogen sind. Es kann folglich postuliert werden, dass sich im Vergleich zu den vorgestellten Modellen des Gesundheitsverhaltens das Modell von Krampen als das umfassendste Konzept herausstellt. Es betont nicht nur die rationale Sichtweise, sondern zieht ebenfalls die emotionale Seite des Handelns in Betracht. Demzufolge

ist es von allen vorgestellten Modellen dem salutogenetischen Ansatz am nächsten, obwohl es nicht explizit auf Krankheiten fokussiert.
Dies steht in Einklang mit dem Modell der Salutogenese von Antonovsky (1979), das einen Umgang mit Gesundheit konzipiert, der sich auf die Ressourcen und die emotionalen Befindlichkeiten eines Individuum bezieht. Allerdings handelt es sich bei diesem Modell um ein Konzept, das als theoretische Basis dient, jedoch in der Praxis keinerlei Anwendung findet. Aus diesem Grund bezeichnen es Bengel et al. (2001) auch als Metatheorie. Dieser Feststellung ist meiner Meinung nach nur zuzustimmen.
Der Grund für eine Vernachlässigung salutogenetischer Aspekte mag darin liegen, dass die Operationalisierung des Gesundheitsverhaltens als Vorsorge- und Früherkennungsverhalten für den wissenschaftlichen und forschungsmethodischen Umgang mit dieser Thematik einfacher ist. Aber auch im praktischen Umgang mit Patienten und Risikopersonen ist es einfacher, zeitsparender und damit kostengünstiger, nur gesundheitsrelevante Informationen weiterzugeben. Demzufolge werden Faktoren wie emotionale Befindlichkeiten und individuelle Ressourcen vernachlässigt.
Antonovsky versucht mit seinem salutogenetischen Modell, diese Diskrepanz aufzulösen. Für ihn spielt das Kohärenzgefühl eine wesentliche Rolle für die Gesundheit eines Individuums. Viele Autoren sehen Parallelen zwischen dem Konstrukt der Selbstwirksamkeit und dem Kohärenzgefühl. Das Kohärenzgefühl von Antonovsky (1979) setzt sich aus drei Komponenten, der Verstehbarkeit, der Handhabbarkeit und der Bedeutsamkeit zusammen. Alle drei Komponenten sind sehr komplex und beinhalten meiner Meinung nach jede für sich Elemente der Kompetenz- und Kontrollüberzeugungen. Um sein Modell empirisch zu untermauern, entwickelte Antonovsky den SOC, einen Fragebogen, der das Kohärenzgefühl erfassen soll. Hier zeigt sich meines Erachtens eine Diskrepanz zu dem theoretischen Kohärenzgefühl, das von Antonovsky als der Glaube an ein verständliches, bedeutungsvolles und beeinflussbares Leben bezeichnet wird und der Umsetzung in einen Fragebogen. Im Gegensatz dazu definiert Krampen das Selbstkonzept eigener Fähigkeiten (Selbstwirksamkeit) als eine Situations-Ergebnis-Erwartung, die empirisch zu erfassen ist. Das Kohärenzgefühl und sein dahinterstehendes Modell basieren im Gegensatz zu Krampen nicht auf einer theoretischen Annahme, sondern beinhaltet Auszüge verschiedener Theorien, zu denen auch die Konstrukte der Selbstwirksamkeit und Kontrollüberzeugungen zählen.
Sowohl das Kohärenzgefühl von Antonosky als auch die Selbstwirksamkeit von Krampen zeigen Zusammenhänge mit anderen Konstrukten wie Optimismus und Kontrollüberzeugungen sensu Rotter, aber auch Depressivität und Hoffnungslosigkeit. Allerdings grenzt sich Antonovsky mehrfach und deutlich von individualpsychologischen Konzepten wie Selbstwirksamkeit ab und betont, dass das Kohärenzgefühl keine Persönlichkeitseigenschaft ist. Im Gegensatz da-

zu sieht Krampen Kompetenz- und Kontrollüberzeugungen als generalisierte Erwartungen in Form von Persönlichkeitsmerkmalen. Ein Vergleich beider Konzepte ist deshalb nur sehr schwierig. Jedoch schließt das eine das andere nicht aus
Das salutogenetische Modell kann meines Erachtens als eine allgemeine Sichtweise bzw. als Grundeinstellung verstanden werden, die die Förderung von Gesundheit in der Übernahme von Eigenverantwortung für die individuelle Gesundheit sieht. Diese salutogenetische Haltung ist für den Behandlungsplan wichtig, weil sie ein besseres Arzt-Patient-Verhältnis ermöglicht, in der der Patient als autonomer Partner fungiert. Der Arzt tut nur das, was der Patient sich wünscht. Er gibt sich selbst und dem Patienten Zeit, um gemeinsam mit ihm herauszufinden, welche verschiedenen Entwicklungen möglich sind und wie diese in das Leben des Patienten einbezogen werden können. Genauere Analysen der Lebensgeschichte, des soziokulturellen Hintergrunds, der vorhandenen Ressourcen und der bis jetzt gebrauchten Bewältigungsstrategien beinhalten die salutogenetische Fragestellung. In dieser Hinsicht gehen alle Früherkennungs- und Gesundheitsförderprogramme an der Idee der Salutogenese vorbei, da sie vorher schon wissen, was für andere Menschen gut und richtig ist.

9.4 Empfehlungen für die humangenetisch/klinische Beratung

Da sich herausstellte, dass die Beratung nicht den gewünschten Effekt einer deutlichen Zunahme der Vorsorge- und Früherkennungsmaßnahmen nach der Beratung gezeigt hat, ist zu überlegen, ob das Beratungsgespräch in der jetzigen Form geeignet ist, Patienten und Risikopersonen in ihrem Gesundheitsverhalten zu unterstützen und zu stärken.
Die Beratung, wie sie jetzt praktiziert wird, folgt der pathogenetischen Tradition in Form eines Risikofaktorenmodells, d.h. sie stellt die genetischen Bedingungen der Erkrankung in den Vordergrund und bietet eine reine Informationsvermittlung über die Vorsorge- und Früherkennungsmaßnahmen an. Die Ratsuchenden können zwar jederzeit Wissens- und Verständnisfragen stellen. Dies geschieht allerdings meiner Erfahrung nach in den wenigsten Fällen. Emotionale Faktoren oder die gefühlsmäßige Befindlichkeit werden wie bei allen Präventionsprogrammen nur in Ausnahmefällen angesprochen. Aber bereits eine reine Informationsvermittlung kann zu Schwierigkeiten führen. Bei HNPCC handelt es sich besonders in Anbetracht der genetischen Grundlagen um ein sehr kompliziertes Thema, das von Laien, deren Kenntnis über Genetik über das Schulwissen nicht hinausgeht, nur schwer zu verstehen ist. Es stellt sich daher die Frage, ob diese Informationen überhaupt verstanden werden, um in den Familien entsprechend weitergegeben zu werden. Was nicht richtig verstanden wird, kann auch nicht adäquat weitergeleitet werden. Aus diesem Grund habe ich in Kap. 9.2 auf die Möglichkeit hingewiesen, dass die nicht eindeutigen Ergebnisse kei-

neswegs nur auf die Messinstrumente und deren Einsatz zurückzuführen sind. Vielleicht ist auch die aktuelle Beratung der Grund für diese Widersprüche.
Eine Gesundheitsberatung in salutogenetischer Hinsicht impliziert eine individuelle Beratung, in der auf biographische und soziale Gegebenheiten sowie auf Befürchtungen und Ängste der Ratsuchenden eingegangen wird. Es gibt Menschen, die über ihre „kranken oder defekten Gene" nicht Bescheid wissen wollen. Das sind auch diejenigen Personen, die um ihr Risiko wissen, die sich aber bewusst gegen eine entsprechende Beratung und genetische Diagnostik entscheiden. Sie befürchten Einbußen in ihrer Lebensqualität, denn das Wissen um eine Anlageträgerschaft macht Angst und ruft Unsicherheit hervor.
Des weiteren wird bei solchen Beratungen immer davon ausgegangen, dass die Ratsuchenden, wenn sie über ein erhöhtes Risiko Bescheid wissen, auch alles unternehmen werden, um das Entstehen der Krankheit zu verhindern. Aber gerade bei der Koloskopie handelt es sich um eine eher unangenehme Untersuchung. Viele Betroffene haben Angst vor dieser Untersuchung, sowohl vor den eventuellen Schmerzen, als auch vor dem Ergebnis. Werden z.B. bei einer Risikoperson in jungen Jahren bereits Polypen gefunden, dann kann sie davon ausgehen, Anlageträger für HNPCC zu sein. Auch eine Koloskopie ist mit Risiken und Komplikationen verbunden. Sie sind zwar selten, können aber trotzdem in Form von Darmblutungen und einer damit verbundenen Operation auftreten. Ratsuchende sollten deshalb als eigenverantwortliche Individuen betrachtet werden, die sich auch gegen eine Vorsorge entscheiden können. Die Bemerkung, die man schon mehrfach im Kindesalter zu hören bekommen hat: „Du brauchst bzw. Sie brauchen keine Angst zu haben!" ist meiner Meinung nach unsinnig und völlig fehl am Platze, reduziert sie doch den Ratsuchenden auf ein unmündiges Individuum, das keinerlei Eigenverantwortung zeigen kann oder darf. Wird ein Ratsuchender in einer humangenetisch/klinischen Beratung wie in jedem anderen medizinischen Setting auch als eigenverantwortlicher Partner betrachtet, erhöht sich meines Erachtens die Wahrscheinlichkeit, dass er seine Meinung ändert und nach einem mehr oder weniger langen Überlegungsprozess die Vorsorgemaßnahmen in Angriff nimmt. Hier gilt es, dem Ratsuchenden bei seinen Überlegungen, zur Seite zu stehen, ohne ihn jedoch beeinflussen zu wollen. Selbstverständlich muss den Risikofamilien die Notwendigkeit der Vorsorgeuntersuchungen nahegelegt werden. Auf der anderen Seite müssen aber auch die individuellen Ressourcen gestärkt werden. Besonders mit Hinblick auf die Selbstwirksamkeit, die sowohl bei den Patienten als auch bei den Risikopersonen in der vorliegenden Untersuchung hoch war, muss diesen Personen vermittelt werden, dass sich auch bei einer genetisch bedingten Erkrankung Handlungsmöglichkeiten finden und die entsprechenden Handlungen durchführen lassen. Im Sinne eines Gesundheitsbewusstseins, das Faltermeier (1991) als Grundvoraussetzung für Gesundheitsverhalten deklariert hat, müssen die jeweilige Lebenserfahrung, die sozialen Hintergründe und entsprechende Bewälti-

gungsstrategien explizit thematisiert werden. Aber auch kulturelle Gegebenheiten und Unterschiede sollten Berücksichtigung finden. Wie ist z.B. mit einer jungen, unverheirateten türkischen Frau umzugehen, die mit ihrem Vater und ihren Brüdern in die Beratung kommt? Selbstverständlich muss sie auf die Vorsorgeuntersuchungen einschließlich der gynäkologischen Untersuchung hingewiesen werden. Eine Information, die sich mit ihrem kulturellen Hintergrund eventuell nicht vereinbaren lässt. Hier sind der Beratung eindeutig Grenzen gesetzt.

Des weiteren darf meiner Meinung nach auch nicht vergessen werden, dass bei HNPCC die Erkrankungsrate bei „nur" 60 bis 80 % liegt. D.h. es gibt Anlageträger, die nicht krank werden. Warum diese Personen nicht erkranken, ist ungewiss. Hier trifft die Fragestellung von Antonovsky genau den Punkt. Warum werden Menschen krank und andere bleiben unter den gleichen Bedingungen und Belastungen gesund? Es gibt keine wissenschaftlichen Beweise, ob bzw. welche Rolle zum Beispiel Ernährung, Sport etc. für das Ausbrechen von HNPCC spielt. In der aktuellen Beratungssituation wird nicht explizit auf allgemeine Gesundheitsfragen eingegangen. Es sei denn, der Ratsuchende stellt diesbezügliche Fragen. In diesem Fall wird dann darauf hingewiesen, dass eine gesunde Ernährung z.B. sicherlich nicht schadet, aber sonst keinen wesentlichen Einfluss auf das Entstehen bzw. das Verhindern der Erkrankung nimmt. Hier wäre ebenfalls eine Möglichkeit, die Betroffenen in ihren Handlungsmöglichkeiten bzw. in der aktiven Ausführung ihrer Handlungen zu unterstützen und solche Faktoren als aktiven Beitrag des Betroffenen zur Krankheitsvermeidung zu betonen. Auf diese Weise haben die Betroffenen das Gefühl, aktiv für ihre Gesundheit etwas zu tun, sie auch entsprechend kontrollieren zu können und nicht nur der Genetik hilflos ausgeliefert zu sein.

Für die Beteiligung mehrerer, mit zu berücksichtigender Faktoren spricht auch, dass aus meiner Erfahrung im Umgang mit HNPCC-Risikofamilien und den sich daraus ergebenden Gesprächen deutlich wurde, dass weniger die Krankheit oder die Gefahr einer solchen Erkrankung als Stressfaktor erlebt wird. Vielmehr sorgen andere Lebensumstände wie z.B. Familien- und Ehekrisen, berufliche Probleme, aber auch unverarbeitete Kindheitstraumata für eine eingeschränkte körperliche und seelische Befindlichkeit. Rein subjektiv und spekulativ könnte die Behauptung aufgestellt werden, dass ein Ausbrechen auch einer genetisch bedingten Erkrankung von mehreren psychologischen Faktoren abhängig ist, die individuell unterschiedlich ausgeprägt sind, die aber Einfluss auf die individuelle Gesundheit und den Umgang mit derselben nehmen können.

Dies zu beweisen, kann nicht Gegenstand dieser Arbeit sein. Es ist aber ein Phänomen, dem gerade bei einer genetischen Erkrankung, bei der nur die Symptome, aber nicht die eigentliche Ursache beseitigt werden können, mehr Beachtung geschenkt werden sollte. Die Entdeckung genetisch bedingter Erkrankungen nimmt in der letzten Zeit aufgrund der technischen Fortschritte in diesem

Bereich rasant zu. Ein Ende dieses Forschungsprozesses ist noch lange nicht in Sicht, so dass sich über kurz oder lang die Fragestellung von Antonosky auch hier sicherlich nicht umgehen lässt.

Zum Schluss möchte ich kurz skizzieren, wie meiner Meinung nach eine humangenetisch/klinische Beratung bei HNPCC, aber auch bei jeder anderen genetisch bedingten Erkrankung aussehen sollte: In einem ersten Gespräch werden den Ratsuchenden die entsprechenden Informationen und die sich daraus ergebenden Probleme vermittelt. Diese Informationsvermittlung sollte gut strukturiert und leicht verständlich sein. Vorstellbar wäre das Erarbeiten eines Manuals, das in einer anschaulichen Art und Weise über HNPCC und die genetischen Hintergründe informiert, z.B. in Form von Bildern und graphischen Darstellungen. Daran anschließend sollte den Ratsuchenden genügend Zeit gelassen werden, über die Beratung nachzudenken und eventuelle Fragestellungen zu entwickeln. In einem zweiten Gespräch wird auf die individuelle und soziale Situation des Ratsuchenden eingegangen. Es muss hinterfragt werden, ob er alle Informationen richtig verstanden hat, und welche Möglichkeiten für ihn bestehen, diese Informationen in der Familie weiterzugeben. Bei allen diesen Fragestellungen muss jedoch die emotionale Befindlichkeit des Ratsuchenden im Vordergrund stehen und auch sie immer hinterfragt werden. Besonders die Frage nach in der Vergangenheit erfolgreichen Bewältigungsstrategien soll dem Ratsuchenden helfen, mit dieser Erkrankung zu leben, ohne dass die Lebensqualität zu sehr eingeschränkt ist.

Entscheidet er sich gegen die Vorsorge- und Früherkennungsmaßnahmen und gegen eine genetische Testung, so ist der Ratsuchende und seine Entscheidung als ein für seine Gesundheit eigenverantwortlicher Mensch zu akzeptieren und zu respektieren. Selbstverständlich ist ein solcher Beratungsprozess zeitaufwendig und demzufolge auch kostenintensiv. Aber er würde den Interessen der Ratsuchenden gerecht werden.

Im Augenblick findet die humangenetisch/klinische Beratung bei HNPCC innerhalb eines von der Deutschen Krebshilfe geförderten Forschungsprojektes statt. Vorgesehen ist allerdings, dass sie in Zukunft von den Krankenkassen übernommen werden soll. In Zeiten der Kostenersparnis und der Kürzungen insbesondere auf dem Gesundheitsfaktor ist abzusehen, dass auch hier der Rotstift angesetzt und eine Beratung in einem solchen Umfang nicht finanziert wird. Deshalb wird ein salutogenetisches Modell einer humangenetisch/klinischen Beratung Theorie und Wunschvorstellung bleiben, die sich leider nicht ohne weiteres in die Praxis umsetzen lässt.

10 Literatur

Abel, T. (1992). Konzept und Messung gesundheitsrelevanter Lebensstile. Prävention, 15, 123-128.

Abel, T. (1997). Gesundheitsverhaltensforschung und Public Health: Paradigmatische Anforderungen und ihre Umsetzung am Beispiel gesundheitsrelevanter Lebensstile. In R. Weitkunat, J. Haisch & M. Kessler (Hrsg.), Public Health und Gesundheitspsychologie: Konzepte, Methoden, Prävention, Versorgung, Politik (56-67). Bern, Göttingen, Toronto, Seattle: Verlag Hans Huber.

Allmer, H. (1989). Gesundheitsbezogene Intentions- und Vorsatzbildung. In D. Rüdiger, W. Nöldner, D. Haug & E. Kopp (Hrsg.), Gesundheitspsychologie – Konzepte und empirische Beiträge (21-30). Regensburg: S. Roederer Verlag.

Antonovsky, A. (1979). Health, stress, and coping. San Francisco, Washington. London: Jossey Bass Publishers.

Antonovsky, A. (1987). Unraveling the mystery of health. London: Jossey Bass.

Ajzen, I. & Fishbein, M. (1980). Understanding attitudes and predicting social behavior. Englewood-Cliffs, NJ: Prentice Hall.

Ajzen, I. & Madden, T.J. (1986). Prediction of goal-directed behavior: attitudes, intentions, and perceived behavioral control. Journal of Experimental Social Psychology, 22, 453-474.

Ajzen, I. (1988). Attitudes, personality, and behavior. Milton Keynes: CA: Open University Press.

Ajzen, I. (1991). The theory of planned behavior. Organizational Behavior and Human Decision Processes, 50, 179-211.

Aktan-Collan, K., Haukkala, A., Mecklin, J.-P., Uutela, A. & Kääriäinen, H. (2001). Psychological consequences of predictive genetic testing for hereditary non-polyposis colorectal cancer (HNPCC): a prospective follow-up study. International Journal of Cancer, 93, 608-611.

Bandura, A. (1977a) Self-efficacy: Toward a unifying theory of behavioral change. Psychological Review, 84, 191-215.

Bandura, A. (1977b). Social learning theory. Englewood Cliffs, N.J.: Prentice-Hall.

Bandura, A. (1986). Social foundations of thought and action. Englewood Cliffs, N.J.: Prentice Hall.

Bandura, A. (1997). Self-efficacy: The exercise of control. New York: Freeman & Company.

Bandura, A. (1992). Self-efficacy mechanisms in psychobiologic functioning. In R. Schwarzer (Ed.), Self-efficacy. Thought control of action (355-394). Washington, Philadelphia, London: Hemisphere Publishing Corporation.

Bandura, A., Taylor, C.B., Williams, S.L., Mefford, I.N. & Barchas, J.D. (1985). Catecholmine secretion as a function of perceived coping self-efficacy. Journal of Consulting and Clinical Psychology, 53, 406-414.

Baum, A., Friedman, A.L. & Zakowski, S.G. (1997). Stress and genetic testing for disease risk. Health Psychology, 16, No. 1, 8-19.

Becker, H.M. (1974). The health belief model and personal health behavior. Thorofare, NJ: Slack.

Belz-Merk, M. (1995). Gesundheit ist Alles und alles ist Gesundheit. Europäische Hochschulschriften, Reihe VI, Psychologie, Bd.524. Frankfurt a.M., Berlin: Peter Lang, Europäischer Verlag der Wissenschaften.

Bengel, J. (1993). Gesundheit, Risikowahrnehmung und Vorsorgeverhalten. Göttingen: Hogrefe.

Bengel, J. & Belz-Merk, M. (1997). Subjektive Gesundheitsvorstellungen. In R. Schwarzer (Hrsg.), Gesundheitspsychologie (23-41). Göttingen: Hogrefe.

Bengel, J., Strittmatter, R., & Willmann, H. (2001). Was erhält Menschen gesund? In Forschung und Praxis der Gesundheitsförderung, Band 6. Köln: Bundeszentrale für gesundheitliche Aufklärung (BzgA).

Cacioppo, J. & Petty, R. (Eds.) (1983). Social psychophysiology. New York: Guilford Press.

Cappelli, M., Surh, L., Walker, M. Korneluck, Y., Humphreys, L., Verma, S., Hunter, A., Allson, J. & Logan, D. (2001). Psychological and social predictors of decisions about genetic testing for breast cancer in high-risk women. Psychology, Health and Medicine, 6, 321-333.

Dlugosch, G.E. (1994). Modelle in der Gesundheitspsychologie. In P. Schwenkmezger & L.R. Schmidt (Hrsg.), Lehrbuch der Gesundheitspsychologie (101-117). Stuttgart: Enke Verlag.

Durkheim, E. (1967). Individuelle und kollektive Vorstellungen. In E. Durkheim (Hrsg.), Soziologie und Philosophie (45-82). Frankfurt: Suhrkamp.

Durkheim, E. (Hrsg.) (1967). Soziologie und Philosophie Frankfurt: Suhrkamp.

Eggert, D. (1974). Eysenck-Persönlichkeits-Inventar (EPI). Göttingen: Hogrefe.

Engel, G.L. (1979). Die Notwendigkeit eines neuen medizinischen Modells: Eine Herausforderung der Biomedizin. In H. Keupp (Hrsg.), Normalität und Abweichung: Fortsetzung einer notwendigen Kontroverse. Fortschritte der klinischen Psychologie (17) (63-85). München, Wien, Baltimore: Urban & Schwarzenberg.

Esplen, M.J., Madlensky, L., Butler, K., McKinnon, W., Bapat, B. Aronson, M. & Gallinger, S. (2001). Motivations and psychosocial impact of genetic testing for HNPCC. American Journal of Medical Genetics, 103, 9-15.

Fahrenberg, J., Hampel, R., & Selg, H. (1984). Das Freiburger Persönlichkeitsinventar (FPI). Göttingen: Hogrefe.

Faller, H. (1997). Genetische Testung bei familiärem Brustkrebs – psychosoziale Forschung und zukünftige Strategien. Zeitschrift für Medizinische Psychologie, 3-4, 109-116.

Faltermeier, T. (1991). Subjektive Theorie von Gesundheit: Stand der Forschung und Bedeutung für die Praxis. In U. Flick (Hrsg.), Alltagswissen über Gesundheit und Krankheit: subjektive Theorien und soziale Repräsentationen (45-58). Heidelberg: Asanger.

Faltermeier, T. (1994). Gesundheitsbewußtsein und Gesundheitshandeln. Weinheim: Beltz PsychologieVerlagsUnion.

Fishbein M. & Ajzen, I. (1975). Belief, attitude, intention and behavior: An introduction to theory and research. Reading, MA: Addison-Wesley.

Flick, U. (Hrsg.) (1991). Alltagswissen über Gesundheit und Krankheit: subjektive Theorien und soziale Repräsentationen. Heidelberg: Asanger.

Flick, U. (1997). Gesundheitsvorstellungen im Alltag: Forschungsansätze und ihre Bedeutung für Psychologie und Gesundheitswissenschaften. In R. Weitkunat, J. Haisch & M. Kessler (Hrsg.), Public Health und Gesundheitspsychologie: Konzepte, Methoden, Prävention, Versorgung, Politik (191-200). Bern, Göttingen, Toronto, Seattle: Verlag Hans Huber.

Frey, D. & Greif, S. (Hrsg.) (1983). Sozialpsychologie. München: Urban & Schwarzenberg.

Fuchs, R., Hahn, A., Jerusalem, M., Leppin, A., Mittag, W. & Schwarzer, R. (1989). Auf dem Weg zu einer sozialkognitiven Theorie des Gesundheitsverhaltens. Arbeitsberichte des Instituts für Psychologie. Freie Universität Berlin.

Giardiello, F.M. (1997). Genetic testing in hereditary colorectal cancer. Journal of the American Medical Association, 278, 1278-1281.
Greif, S. (1983). Handlungstheoretische Ansätze. In D. Frey & S. Greif (Hrsg.), Sozialpsychologie (88-99). München: Urban & Schwarzenberg.
Haisch, J., Weitkunat, R. & Kessler, M. (1997a). Prävention in Public Health und Gesundheitspsychologie. In R. Weitkunat, J. Haisch & M. Kessler (Hrsg.), Public Health und Gesundheitspsychologie: Konzepte, Methoden, Prävention, Versorgung, Politik (115-118). Bern, Göttingen, Toronto, Seattle: Verlag Hans Huber.
Haisch, J., Kessler, M. & Weitkunat, R. (1997b). Zum Verhältnis von Public Health und Gesundheitspsychologie. In R. Weitkunat, J. Haisch & M. Kessler (Hrsg.), Public Health und Gesundheitspsychologie: Konzepte, Methoden, Prävention, Versorgung, Politik (15-20). Bern, Göttingen, Toronto, Seattle: Verlag Hans Huber.
Harris, D.M. & Guten, S. (1979). Health protective behavior. An explanatory study. Journal of Health and Social Behavior, 20 (1), 17-29.
Hartkamp, N. (1996). Patientenfragebogen PAT. Düsseldorf: Klinisches Institut für Psychosomatische Medizin und Psychotherapie, Universitätsklinikum Heinrich-Heine-Universität.
Heckhausen, H. (1985). Komponenten der Intention und ihre Handlungsfehler. München: Max-Planck-Institut für Psychologische Forschung.
Heckhausen, H. (1989). Motivation und Handeln. Berlin: Springer.
Heim, E. & Perrez, M. (Hrsg.) (1994). Krankheitsverarbeitung. Göttingen: Hogrefe.
Henderson, B.J. & Maguire, B.T. (1998). Lay representations of genetic disease, and predictive testing. Journal of Health Psychology, Vol. 3(2), 233-241.
Herzlich, C. (1973). Health and illness. A social psychological analysis. London, New York: Academic Press
Höwer, S. (1999). Modifizierter Patientenfragebogen PAT im Rahmen des Forschungsprojekts „Familiärer Dickdarmkrebs" (Deutsche Krebshilfe). Düsseldorf: Klinisches Institut für Psychosomatische Medizin und Psychotherapie, Universitätsklinikum Heinrich-Heine-Universität.
Höwer, S. (2000) Fragebogen zum Vorsorge- und Früherkennungsverhalten. Deutsche Krebshilfe: Familiärer Dickdarmkrebs (HNPCC), unveröffentl.
Hornung, R. (1997). Determinanten des Gesundheitsverhaltens. In R. Weitkunat, J. Haisch & M. Kessler, (Hrsg.), Public Health und Gesundheitspsychologie: Konzepte, Methoden, Prävention, Versorgung, Politik (29-40). Bern, Göttingen, Toronto, Seattle: Verlag Hans Huber.
Hurrelmann, K. (1991). Sozialisation und Gesundheit: somatische, psychische und soziale Risikofaktoren im Lebenslauf. Weinheim, München: Juventa-Verlag.
Hurrelmann, K. & Laaser, U. (Hrsg.) (1998). Handbuch Gesundheitswissenschaften. Weinheim, München: Juventa Verlag.
Hurrelmann, K. & Laaser, U. (Hrsg.) (1993). Gesundheitswissenschaften. Handbuch für Lehre, Forschung und Praxis, Weinheim: Beltz.
Kasl, S.V. & Cobb, S. (1966). Health behavior, illness behavior, and sick role behavior. Archives of Environmental Health, 12, 246-266.
Keller, M. (2000). Gendiagnostik von hereditären Tumordispositionserkrankungen: Psychosoziale Aspekte. Zeitschrift für Psychosomatische Medizin, 46, 80-97.
Keller, M. & Jost, R. (2003). Genetische Beratung für Familien mit erblichem Darmkrebs: Verändern sich Belastung und Wahrnehmung? Zeitschrift für Medizinische Psychologie, 4, 157-165.

Keupp, H (Hrsg.) (1979). Normalität und Abweichung: Fortsetzung einer notwendigen Kontroverse. Fortschritte der klinischen Psychologie (17). München, Wien, Baltimore: Urban & Schwarzenberg.

Koos, E.L. (1954). The Health of Regionville. What the people thought and did about it. New York: Columbia University Press.

Krampen, G. (1981). IPC-Fragebogen zu Kontrollüberzeugungen. Göttingen: Hogrefe.

Krampen, G. (1982). Differentialpsychologie der Kontrollüberzeugungung. Göttingen, Toronto, Zürich: Hogrefe.

Krampen, G. (1987, 2000). Handlungstheoretische Persönlichkeitspsychologie. Göttingen: Hogrefe.

Krampen, G. (1989). Diagnostik von Attributionen und Kontrollüberzeugungen. Göttingen, Toronto, Zürich: Hogrefe.

Krampen, G. (1990). Entwicklung politischer Handlungsorientierungen im Jugendalter. Göttingen: Hogrefe.

Krampen, G. (1991). Fragebogen zu Kompetenz- und Kontrollüberzeugungen (FKK). Göttingen, Toronto, Zürich: Hogrefe.

Krampen, G. & Fischer, M. (1988). Kontrollüberzeugungen in der Alkoholismusforschung. Zeitschrift für Klinische Psychologie, Psychopathologie und Psychotherapie, 36, 100-117.

Kuhl, J. (1983). Motivation, Konflikt und Handlungskontrolle. Berlin: Springer.

Laaser, U. & Hurrelmann, K. (1998). Gesundheitsförderung und Krankheitsprävention. In K. Hurrelmann, U. Laaser (Hrsg.), Handbuch Gesundheitswissenschaften (395-424). Weinheim, München: Juventa Verlag.

Lazarus, R.S. (1991). Emotion and adaptation. London: Oxford University Press.

Lerman, C., Narod, S. & Schulman, K. (1996). BRCA1 testing in families with hereditary breast-ovarian cancer. A prospective study of patient decision making and outcomes. Journal of the American Medical Association, 275, 1885-1892.

Levenson, H. (1972). Distinctions within the concept of internal-external control: Development of a new scale. Proceedings of the 80th Annual Convention of the APA, Vol. 7, 261-262.

Levenson, H. (1974). Activism and powerful others. Journal of Personality Assessment, 38, 377-383.

Maddux, J.E. & Rogers, R.W. (1983). Protection Motivation and Self-Efficacy: A revised theory of fear appeals and attitude change. Journal of Experimental Social Psychology, 19, 469-479.

Mangold, E., Friedl, W., Propping, P. (2001): Erbliches kolorektales Karzinom: Prädiktive Diagnostik und genetische Beratung. Praxis, 90, 490-496.

Maschewsky-Schneider, U. (1997). Krebsprävention. In R. Weitkunat, J. Haisch, & M. Kessler (Hrsg.), Public Health und Gesundheitspsychologie: Konzepte, Methoden, Prävention, Versorgung, Politik (303-312). Bern, Göttingen, Toronto, Seattle: Verlag Hans Huber.

Matarazzo, J.D. (1980). Behavioral Health and Behavioral Medicine. Frontiers for a new health psychology. American Psychologist, 35, No.9, 807-817.

Mead, G.H. (1950). Mind, self and society. Chicago: Univ.Press.

Mielke, R. (1982). Locus of control. Ein Überblick über den Forschungsgegenstand. In R. Mielke (Hrsg.), Interne/externe Kontrollüberzeugung. Theoretische und empirische Arbeiten zum Locus of Control-Konstrukt (15-42). Bern, Stuttgart, Wien: Hans Huber Verlag.

Miller, G.A., Galanter, E. & Pribram, K.H. (1960). Plans and the structure of behavior. New York: Holt. (1973: deutsch).
Möslein, G. (2001). Hereditäres non-polypöses kolorektales Karzinom (HNPCC): Chirurgische Aspekte. Praxis, 90, 483-489.
Moscovici, S. (1961). La Psychoanalyse. Son image et son public. Étude sur la représentation sociale de la psychoanalyse. Paris: Presses Universitaires de France.
Mussmann, C., Kraft, U., Thalmann, K. & Muheim, M. (1993). Die Gesundheit gesunder Personen. Eine qualitative Studie. Zürich: Eidgenössische Technische Hochschule Zürich; Institut für Arbeitspsychologie.
Muthny, F.A. (Hrsg.) (1990). Krankheitsverarbeitung: Hintergrundtheorien, klinische Erfassung und empirische Ergebnisse. Berlin, Heidelberg, New York: Springer.
Nöldner, W. (1989). Gesundheitspsychologie – Grundlagen und Forschungskonzepte. In D. Rüdiger, W. Nöldner, D. Haug & E. Kopp (Hrsg.), Gesundheitspsychologie – Konzepte und empirische Beiträge (11-20). Regensburg: S. Roderer Verlag.
Ottawa-Charta (1986, 1999). Suchmaschine-Internet: google.de: Ottawa-Charta.
Parsons, T. (1975). Gesellschaften. Evolutionäre und komparative Perspektiven. Frankfurt a.M.: Suhrkamp.
Parsons, T. (1978). Action theory and the human condition. New York: The Free Press.
Raedle, J., Trojan, J., Brieger, A., Weber, N., Schafer, D., Plotz, G., Staib-Sebler, E., Kriener, S., Lorenz, M. & Zeuzem, S. (2001). Bethesda Guidelines: Relation to Microsatellite Instability and MLH1 Promoter Methylation in Patients with Colorectal Cancer. Annals of Internal Medicine, 135, 566-576.
Reeve, J., Owens, G. & Winship, I.M. (2000). Psychological impact of predictive testing for colonic cancer. Journal of Health Psychology, Vol. 5 (1), 99-108.
Rippetoe, P.A. & Rogers, R.W. (1987). Effects of components of protection-motivation theory on adaptive and maladaptive coping with a health threat. Journal of Personality and Social Psychology, 52 (3), 596-604.
Rogers, C.R. (1972). Die klientenbezogene Gesprächstherapie. (Original: 1951). München: Kindler.
Rogers, R.W. (1975). A protection motivation theory of fear appeals and attitude change. Journal of Psychology, 81, 93-114.
Rogers, R.W. (1983). Cognitive and physiological processes in fear appeals and attitude change: A revised theory of protection motivation. In J. Cacioppo & R. Petty (Eds.), Social psychophysiology (153-176). New York: Guilford Press.
Rosenstock, I.M. (1974). The health belief model and preventive health behavior. Health Education Monographs, 2, 354-386.
Rotter, J.B. (1954, 1973). Social learning and clinical psychology. Englewood Cliffs; NY: Prentice Hall.
Rotter, J.B. (1966). Generalized expectancies for internal versus external control of reinforcement. Psychological Monographs, 80, 1, (whole) No. 609.
Rotter, J.B. (1975). Some problems and misconceptions related to the construct of internal versus external control of reinforcement. Journal of Consulting and Clinical Psychology, 43, 56-67.
Rotter, J.B. & Hochreich, D.J. (1979). Persönlichkeit. Theorien, Messung, Forschung. Berlin, Heidelberg, New York: Springer Verlag.
Rotter, J.B. (1982). The development and application of social learning theory: New York, NY: Praeger.

Rüdiger, D., Nöldner, W., Haug, D. & Kopp, E. (Hrsg.) (1989). Gesundheitspsychologie – Konzepte und empirische Beiträge. Regensburg: S. Roderer Verlag.

Sangha, O. (1997). Qualitätssicherung und Evaluation. In R. Weitkunat, J. Haisch, J. & M. Kessler (Hrsg,), Public Health und Gesundheitspsychologie: Konzepte, Methoden, Prävention, Versorgung, Politik (100-106). Bern, Göttingen, Toronto, Seattle: Verlag Hans Huber.

Schneewind, K.A., Schröder, G. & Cattell, J.B. (1983). Der 16-Persönlichkeits-Faktoren-Test (16PF). Bern: Huber.

Schneewind, K.A. (1989). Eindimensionale Skalen zur Erfassung von Kontrollüberzeugungen bei Erwachsenen und Kindern. In G. Krampen (Hrsg.), Diagnostik von Attributionen und Kontrollüberzeugungen (80-92). Göttingen: Hogrefe.

Schröder, H. (1992) (Hrsg.). Psychosoziale Prävention und Gesundheitsförderung. Regensburg: S. Roderer Verlag.

Schwartz, M.D., Taylor, K.L., Willard, K.S., Siegel, J.E., Lamdan, R.M. & Moran, K. (1999). Distress, personality, and mammography utilization among women with a family history of breast cancer. Health Psychology, 18, 327-332.

Schwarzer, R. (1981). Streß, Angst und Hilflosigkeit. Stuttgart: Kohlhammer.

Schwarzer, R. (1989). Überlegungen zu einer sozialkognitiven Theorie des Gesundheitsverhaltens. In D. Rüdiger, W. Nöldner, D. Haug & E. Kopp (Hrsg.), Gesundheitspsychologie – Konzepte und empirische Beiträge (21-30). Regensburg: S. Roederer Verlag.

Schwarzer, R. (Ed.) (1992). Self-efficacy. Thought control of action. Washington, Philadelphia, London: Hemisphere Publishing Corporation.

Schwarzer, R. (1992). Self-efficacy in the adoption and maintenance of health behavior: Theoretical approaches and a new model. In R. Schwarzer (Ed.), Self-efficacy. Thought control of action (217-244). Washington, Philadelphia, London: Hemisphere Publishing Corporation.

Schwarzer, R. (1994). Optimism, vulnerability, and self-beliefs as health-related cognitions: A systematic overview. Psychology and Health, 9, 161-180.

Schwarzer, R. (1996): Psychologie des Gesundheitsverhaltens. Göttingen: Hogrefe.

Schwarzer, R. (Hrsg.) (1997). Gesundheitspsychologie. Göttingen: Hogrefe.

Schwarzer, R. & Renner, B. (1997). Risikoeinschätzung und Optimismus. In R. Schwarzer (Hrsg.), Gesundheitspsychologie (43-66). Göttingen: Hogrefe.

Shaw, J.S. & Bassi, K.L. (2001). Lay attitudes toward genetic testing for susceptibility to inherited diseases. Journal of Health Psychology, Vol 6(4), 405-423.

Sigerist, H.E. (1941). Medicine and human welfare. New Haven: Yale University Press.

SPSS Inc. (2001). SPSS for Windows, Version 11.0. Chicago, Ill.: SPSS Inc.

Statistisches Bundesamt Deutschland (2002, 2003). www.statistik-bund.de.

Stone, G.C., Cohen, F. & Adler, N.E. (1979). Health Psychology – a Handbook. San Francisco: Jossey-Bass Publishers.

Strittmatter, R. (1995). Alltagswissen über Gesundheit und gesundheitliche Protektivfaktoren. Frankfurt a.M.: Peter Lang.

Stroebe, W. & Stroebe, M.S. (1998). Lehrbuch der Gesundheitspsychologie. Ein sozialpsychologischer Ansatz. Frankfurt a.M.: Verlag Dietmar Klotz.

Strunz, U. (2003). Forever young. Das Erfolgsprogramm. München: Gräfe und Unzer Verlag.

Taylor, S.E., Lichtman, R.R. & Wood, J.V. (1984). Attributions, Beliefs about control, an adjustment to breast cancer. Journal of Personality and Social Psychology, 46, No.3, 489-502.

Taylor, S.E. (1990). Health Psychology. The Science and the field. American Psychologist, 45, No.1, 40-50.

Tolman, E.C. (1938). The determinants of behaviour at a choice point. Psychological Review, 45, 1-41.

Troschke v., J. (1998). Gesundheits- und Krankheitsverhalten. In K. Hurrelmann & U. Laaser (Hrsg.), Handbuch Gesundheitswissenschaften (371-394). Weinheim, München: Juventa Verlag.

Udris, I., Kraft, U., Muheim, M., Mussmann, C.& Rimann, M. (1992). Ressourcen der Salutogenese. In H. Schröder (Hrsg.), Psychosoziale Prävention und Gesundheitsförderung (85-103). Regensburg: S. Roderer Verlag.

Überla, K. & Weitkunat, R. (1997). Zum Konzept „Öffentliche Gesundheit". In R. Weitkunat, J. Haisch & M. Kessler (Hrsg.), Public Health und Gesundheitspsychologie: Konzepte, Methoden, Prävention, Versorgung, Politik (25-28). Bern, Göttingen, Toronto, Seattle: Verlag Hans Huber.

Universitätsklinikum Düsseldorf (2004). Einfach fit. Mehr Spaß und Wohlbefinden durch Bewegung. Düsseldorf: Wiedemeier & Martin, Agentur für Wissenschafts- und Fachkommunikation GmbH.

Vasen, H.F.A., Watson, Pl., Mecklin, J.-P. & Lynch, H.T. (1999). New clinical criteria for hereditary nonpolyposis colorectal cancer (HNPCC, Lynch syndrome) proposed by the International Collaborative Group on HNPCC. Gastroenterology, 116 (6), 1453-1456.

Vogt, I. (1993). Psychologische Grundlagen der Gesundheitswisssenschaften. In K. Hurrelmann & U. Laaser (Hrsg.), Gesundheitswissenschaften. Handbuch für Lehre, Forschung und Praxis (46-62). Weinheim: Beltz.

Weiner, B. (1980). A cognitive (attribution)-emotion-action model of motivated behavior: An analysis of judgements of help giving. Journal of Personality and Social Psychology, 39, 186-200.

Weiner, B. (1986). An attributional theory of motivation and emotion. Berlin: Springer.

Weiner, B. (1988). Motivationspsychologie. (2. Aufl.). München: PsychologieVerlagsUnion

Weinstein, N.D. (1980). Unrealistic optimism about future life events. Journal of Personality and Social Psychology, 39 (5), 806-820.

Weinstein, N.D. (1982). Unrealistic Optimism about susceptibility to health problems. Journal of Behavioral Medicine, 5 (4), 441-460.

Weitkunat, R., Haisch, J. & Kessler, M. (Hrsg.) (1997). Public Health und Gesundheitspsychologie: Konzepte, Methoden, Prävention, Versorgung, Politik. Bern, Göttingen, Toronto, Seattle: Verlag Hans Huber.

World Health Organization (WHO) (1995, 1998). www.who.int/archives/hfa/history.htm

World Health Organization (1946). World Health Constitution. Genf: World Health Organization.

Worringen, U., Faller, H. & das Konsortium Hereditäres Mamma- und Ovarialkarzinom (2003). Prädiktoren der Untersuchungsintention bei hereditärem Mamma- und Ovarialkarzinomrisiko. Zeitschrift für Medizinische Psychologie, 4, 149-156.

11 Anhang: Items der vier Primärskalen des FKK

1. Skala: Selbstkonzept eigener Fähigkeiten (FKK-SK):

Nr. 04: Mehrdeutige Situationen mag ich nicht, da ich nicht weiß, wie ich mich verhalten soll.
Nr. 08: Ich weiß oft nicht, wie ich meine Wünsche verwirklichen soll.
Nr. 12: Ich kenne viele Möglichkeiten, mich vor Erkrankungen zu schützen.
Nr. 16: In unklaren oder gefährlichen Situationen weiß ich immer, was ich tun kann.
Nr. 20: Manchmal weiß ich überhaupt nicht, was ich in einer Situation machen soll.
Nr. 24: Auch in schwierigen Situationen fallen mir immer viele Handlungsalternativen ein.
Nr. 32: Für die Lösung von Problemen fallen mir immer viele Möglichkeiten ein.

2. Skala: Internalität (FKK-I):

Nr. 01: Es hängt hauptsächlich von mir ab, ob sich andere Menschen nach meinen Wünschen richten oder nicht.
Nr. 05: Ob ich einen Unfall habe oder nicht, hängt alleine von mir und meinem Verhalten ab.
Nr. 06: Wenn ich Pläne schmiede, bin ich mir ganz sicher, dass das Geplante auch Wirklichkeit wird.
Nr. 11: Ich kann mich am besten selbst durch mein Verhalten vor Krankheiten schützen.
Nr. 23: Ich kann sehr viel von dem, was in meinem Leben passiert, selbst bestimmen.
Nr. 25: Gewöhnlich kann ich meine Interessen selbst vertreten und erreiche dabei das, was ich will.
Nr. 27: Wenn ich bekomme, was ich will, so ist das immer eine Folge meiner Anstrengung und meines persönlichen Einsatzes.
Nr. 30: Mein Lebenslauf und mein Alltag werden alleine durch mein Verhalten und meine Wünsche bestimmt.

3. Skala: Soziale Externalität (FKK-P):

Nr. 03: Ich habe das Gefühl, das vieles von dem, was in meinem Leben passiert, von anderen Menschen abhängt.
Nr. 10: Andere Menschen verhindern oft die Verwirklichung meiner Pläne.

Nr. 14: Mein Leben und Alltag werden in vielen Bereich von anderen Menschen bestimmt.
Nr. 17: Ich habe nur geringe Möglichkeiten, meine Interessen gegen andere Leute durchzusetzen.
Nr. 19: Um das zu bekommen, was ich will, muss ich zu anderen Menschen freundlich und zuvorkommend sein.
Nr. 22: Mein Wohlbefinden hängt in starkem Maße vom Verhalten anderer Menschen ab.
Nr. 26: Ob ich einen Unfall habe oder nicht, hängt in starkem Maße vom Verhalten anderer ab.
Nr. 29: Damit meine Pläne eine Chance haben, richte ich mich beim Planen nach den Wünschen anderer Leute.

4. Skala: Fatalistische Externalität (FKK-C):

Nr. 02: Zufällige Geschehnisse bestimmen einen großen Teil meines Lebens und Alltags.
Nr. 07: Ich habe oft einfach keine Möglichkeiten, mich vor Pech zu schützen.
Nr. 09: Wenn ich bekomme, was ich will, so spielt Glück meistens auch eine Rolle.
Nr. 13: Vieles von dem, was in meinem Leben passiert, hängt vom Zufall ab.
Nr. 15: Ob ich einen Unfall habe oder nicht, ist vor allem Glückssache.
Nr. 18: Es ist für mich nicht gut, weit im voraus zu planen, da häufig das Schicksal dazwischen kommt.
Nr. 21: Es ist reiner Zufall, wenn sich andere Menschen einmal nach meinen Wünschen richten.
Nr. 31: Es hängt vom Schicksal ab, ob ich krank werde oder nicht.

Danksagung

Mein Dank gilt

Herrn Prof. Dr. Rudolf Miller (FernUniversität Hagen) für seine Geduld und intensive Betreuung; Herrn Prof. Dr. Luciano Alberti (Klinisches Institut für Psychosomatische Medizin und Psychotherapie des Universitätsklinikums der Heinrich-Heine-Universität Düsseldorf) für sein Verständnis, seine wertvollen Tipps und zahlreichen Anregungen; Herrn PD Dr. Norbert Schmitz (Klinik für Psychosomatische Medizin und Psychotherapie der Heinrich-Heine-Universität Düsseldorf) für seine Unterstützung in statistischen Fragen.

Ganz besonders danken möchte ich aber meiner Tochter Britta für das Ertragen meiner Ungeduld und die klaglose Unterstützung in allen Lebenslagen und meinem Lebensgefährten Klas Reese für sein Interesse, für die vielen Diskussionen, die mich letztendlich weiterbrachten, und für seine motivierenden Aufmunterungen. Ihr beide habt mir sehr geholfen!

Beiträge zur Sozialpsychologie

Herausgegeben von Helmut E. Lück und Rudolf Miller

Diese Schriftenreihe veröffentlicht Originalbeiträge (Monographien und Aufsatzsammlungen) zu aktuellen Themen der Sozialpsychologie. Gemeinsam ist den Beiträgen das Interesse an einem besseren Verständnis der dynamischen Prozesse menschlichen Handelns unter Berücksichtigung gesellschaftlicher, sozialgeschichtlicher bzw. methodenkritischer Aspekte.

Anschrift der Herausgeber: Prof. Dr. Helmut E. Lück und Prof. Dr. Dr. h.c. Rudolf Miller, FernUniversität, Institut für Psychologie, Postfach 940, D-58084 Hagen.

Band 1   Birgit Lambertz: Stimmungsverläufe in Freundschaften unter Erwachsenen. Zusammenhänge und Veränderungen im Erleben von freundschaftsbezogenen Stimmungen bei erwachsenen Freundespaaren. 1999.

Band 2   Jochen Maurer: Freundschaftskonzepte und kognitive Differenziertheit. 1999.

Band 3   Manfred Wolf: Oral Health Locus of Control. Eine sozialpsychologisch-epidemiologische Untersuchung gesundheitlichen Handelns unter besonderer Berücksichtigung alternativmedizinischer Heilmethoden. 2002.

Band 4   Johannes Schaub: Freundschaftsnetzwerke in den neuen Bundesländern. Eine vergleichende empirische Untersuchung. 2002.

Band 5   Hans B. Lüttke: Gehorsam und Gewissen. Die moralische Handlungskompetenz des Menschen aus Sicht des Milgram-Experimentes. 2003.

Band 6   Marcel Baumgärtler: Wissenschaftstheoretische und multidisziplinäre Auseinandersetzung mit dem Verhältnis von Wissenschaft und Praxis. Plädoyer für ein strategisch eklektisches Vorgehen im Bereich der praxisorientierten Psychologie. 2005.

Band 7   Heide Schmidtmann: Gruppenbasiertes Lernen in virtuellen Seminaren. 2005.

Band 8   Sybille Höwer: Gesundheitsverhalten bei vererbbarem Darmkrebs HNPCC (Hereditary Non-Polyposis Colorectal Cancer). Unter besonderer Berücksichtigung von Kontroll- und Kompetenzüberzeugungen. Eine sozialpsychologische Studie im Rahmen des von der Deutschen Krebshilfe geförderten Forschungsprojekts „Familiärer Darmkrebs". 2005.

www.peterlang.de

Judith Heizer

Manchmal am liebsten davonfliegen

Eine qualitativ-empirische Studie zur Lebenssituation krebskranker Frauen in ihrer individuellen, soziokulturellen und gesellschaftspolitischen Relevanz

Frankfurt am Main, Berlin, Bern, Bruxelles, New York, Oxford, Wien, 2004. 337 S.
Europäische Hochschulschriften: Reihe 6, Psychologie. Bd. 719
ISBN 3-631-51648-7 · br. € 56.50*

Wir wissen noch zu wenig über die Dynamik des langsamen Sterbens, um hier kompetent und damit wirklich hilfreich zu sein. Doch wenn wir etwas über den Zustand onkologischer PatientInnen erfahren wollen, müssen wir lernen, ihnen zuzuhören. Das Wissen um Defizite impliziert die Möglichkeit, es besser zu machen. Das Bemühen, diese Menschen wirklich ernst zu nehmen, bringt uns einer wirklichen Begleitung einen Schritt näher. In berührenden Begegnungen schildern vier krebskranke Frauen ihre Erlebnisse im Zuge ihrer Erkrankung. Sie machen deutlich, dass unsere Bemühungen in diesem Bereich noch lange nicht ausreichen, um ihren Bedürfnissen in dieser schwierigen Lebenssituation zu entsprechen. Was sich aus diesen Gesprächen für den Umgang mit Krebskranken ergibt, wird hier in einer in dieser Form einzigartigen Auseinandersetzung sowohl in Methode wie auch Ausarbeitung vorgelegt.

Aus dem Inhalt: Psychoonkologie, Lebensqualität, Palliative Care · Qualitativ-empirische Forschung · Abwehrmechanismen im Zuge onkologischer Erkrankungen · Wünsche und Bedürfnisse · ÄrztInnen-PatientInnen-Beziehung · Offene und gelungene Kommunikation · Individueller Ausdruck von Bedürftigkeit · Soziale Faktoren · Ineffizienz derzeitiger psychologischer Betreuungsmodelle · Auswirkungen psychosozialer Interventionen auf Lebensqualität und Überlebenszeit onkologischer PatientInnen und die daraus resultierende Forderung nach einem verbesserten und bedürfnisorientierten Zugang zu dieser Form der Unterstützung · Psychoonkologie als pädagogische Disziplin

Frankfurt am Main · Berlin · Bern · Bruxelles · New York · Oxford · Wien
Auslieferung: Verlag Peter Lang AG
Moosstr. 1, CH-2542 Pieterlen
Telefax 00 41 (0) 32 / 376 17 27

*inklusive der in Deutschland gültigen Mehrwertsteuer
Preisänderungen vorbehalten
Homepage http://www.peterlang.de